・腎臓内科医のための・

腎移植の診かた

[編著] 今井直彦 聖マリアンナ医科大学横浜市西部病院
腎臓・高血圧内科主任医長

中外医学社

●執筆者 (執筆順)

今井 直彦	聖マリアンナ医科大学横浜市西部病院腎臓・高血圧内科
谷澤 雅彦	聖マリアンナ医科大学腎臓・高血圧内科
佐々木秀郎	聖マリアンナ医科大学腎泌尿器外科講師
力石 辰也	聖マリアンナ医科大学腎泌尿器外科教授
河原崎宏雄	稲城市立病院腎臓内科部長
中澤 龍斗	聖マリアンナ医科大学腎泌尿器外科講師
松井 勝臣	聖マリアンナ医科大学横浜市西部病院腎臓・高血圧内科
内田 大介	川崎市立多摩病院腎臓・高血圧内科
小池 淳樹	聖マリアンナ医科大学病理学(診断病理)/川崎市立多摩病院病理診断科教授, 東京女子医科大学腎臓小児科非常勤講師
服部 元史	東京女子医科大学腎臓小児科教授
山内 淳司	横浜市立大学附属病院腎臓・高血圧内科
櫻井 裕子	聖マリアンナ医科大学移植医療支援室

序

　腎移植は泌尿器科医だけのものでありました．しかし，いまや泌尿器科医と腎臓内科医が共有していくものとなりつつあります．そして，今後は今以上に腎臓内科医が腎移植に携わることが求められるでしょう．この本は，腎臓内科医が泌尿器科医と協力して腎移植患者を診るために必要な知識をまとめた入門の書です．初学者を対象として，わかりやすく，そして読みやすくしてありますので医師のみならず腎移植医療に携わるすべての医療関係者の方の役に立つものとなっています．

　各章の執筆は，聖マリアンナ医科大学の腎臓高血圧内科と泌尿器科の先生を中心に多大な御協力を頂きました．そして，その内容に関しましては各章でなるべく重複がないように編集させて頂きました．レシピエントとドナーの両者に同じように重きをおき，腎臓内科医が特に重要な役割を果たす術前評価と移植外来を行う上で必要な知識に重点をあてています．

　腎臓病の領域の中で何故か腎移植だけは"食わずぎらい"をされていることが少なくありません．米国の腎臓内科フェローも最初は同様です．しかし"慢性腎臓病患者が免疫抑制薬を内服しているだけ（もちろん実際は異なります）"などと指導医より言われて移植外来をするうちに苦手意識を克服していきます．本書をきっかけに腎移植に興味を持ち，腎臓内科医が積極的に腎移植医療に携われる施設にて腎移植の研修を受けられる先生が一人でも増えることにつながれば幸いです．

　この本の出版にあたりましては門川俊明先生（慶応義塾大学医学部医学教育統括センター教授）より多大なる御厚意を頂いております．そしてまた，私の所属しております聖マリアンナ医科大学の柴垣有吾先生（腎臓高血圧内科教授）や力石辰也先生（泌尿器科教授）をはじめとした先生方よりこの本の内容には多大なフィードバックを頂戴しました．

　最後になりますが，本書の最初から最後までおつきあい頂いた企画部の鈴木真美子氏，そして丁寧に編集をして頂いた編集部の高橋洋一氏に，この場をお借りして御礼を申し上げます．

2015年7月

今井直彦

目　次

1章　腎移植とは　〈今井直彦〉　1

腎移植の種類 …………………………………………………………… 3
　　1. 生体腎移植と献腎移植 ………………………………………… 3
　　2. 血液型適合腎移植と血液型不適合腎移植 …………………… 4
腎移植の成績 …………………………………………………………… 7
　　1. 生着率 …………………………………………………………… 7
　　2. 生存率 …………………………………………………………… 8
腎臓内科医の果たす役割 ……………………………………………… 10

2章　術前評価　13

1. 生体腎移植ドナーの評価 ……………………〈今井直彦〉　13
ドナーになれる人 ……………………………………………………… 14
ドナーの評価 …………………………………………………………… 15
ドナーへの適切な情報提供 …………………………………………… 15
　　1. 手術のリスク …………………………………………………… 15
　　2. 予後のリスク …………………………………………………… 17
ドナーの自発性の確認と自主性の尊重 ……………………………… 19
■ドナーの医学的評価 ………………………………………………… 21
アムステルダムフォーラムガイドライン …………………………… 21
医学的評価の進め方 …………………………………………………… 22
　　1. ドナーの腎臓の評価 …………………………………………… 23
　　2. ドナーの腎臓以外の評価 ……………………………………… 26

2. 生体腎移植レシピエントの評価 ……………〈谷澤雅彦〉　37
移植のオプション提示と術前評価の開始 …………………………… 37
　　1. 移植のオプション提示の時期 ………………………………… 38
　　2. 術前評価開始の時期 …………………………………………… 39

i

腎移植の適応 ……………………………………………………… 39
　　　　　1. 倫理・社会的評価 ………………………………………… 40
　　　　　2. 精神的評価 ………………………………………………… 42
　　　　　3. 医学的評価 ………………………………………………… 42
　　　術前評価の実際 …………………………………………………… 48

3. 組織適合性とクロスマッチ ……………〈佐々木秀郎　力石辰也〉　52
　　　HLAとは ………………………………………………………… 52
　　　組織適合性検査（HLAタイピングと抗体検査）………………… 53
　　　　　1. HLAタイピングについて ………………………………… 53
　　　　　2. 抗体検査について ………………………………………… 54

3章　先行的腎移植（PEKT）　〈今井直彦〉　60

　　なぜ先行的腎移植か ………………………………………………… 60
　　本邦および世界での先行的献腎移植の現状 ……………………… 60
　　先行的献腎移植はいつするのがよいか …………………………… 63
　　先行的腎移植は誰のためか ………………………………………… 64
　　先行的腎移植の準備 ………………………………………………… 64
　　透析期間と移植後の予後 …………………………………………… 66
　　先行的腎移植の予後はなぜよいか ………………………………… 67

4章　ABO血液型不適合腎移植　〈河原崎宏雄〉　70

　　ABO血液型とは ……………………………………………………… 70
　　ABO血液型抗原と拒絶反応 ………………………………………… 71
　　ABO血液型のタイピング …………………………………………… 72
　　ABO血液型不適合腎移植と腎生着率 ……………………………… 72
　　ABO血液型不適合の術前治療の実際 ……………………………… 73
　　　　　1. 抗血液型抗体の産生抑制：免疫抑制薬，リツキシマブ/脾摘 …… 73
　　　　　2. 抗血液型抗体の除去：アフェレシス …………………… 74

5章 既存抗体陽性の腎移植 〈河原崎宏雄〉 77

- HLA と HLA 型 …………………………………………………… 77
- 抗 HLA 抗体の検出：HLA のタイピングと抗体検査 ……………… 79
- HLA の一致と腎生着率 …………………………………………… 80
- 抗ドナー特異抗体：DSA（donor specific antibody）とは ………… 81
- DSA 陽性と腎生着率 ……………………………………………… 82
- 既存抗体陽性例の術前治療の実際 ………………………………… 84

6章 免疫抑制薬について 〈谷澤雅彦〉 88

- 免疫抑制薬の変遷と移植成績 ……………………………………… 88
- 免疫抑制療法の基本 ………………………………………………… 91
    1. 導入療法 ……………………………………………………… 91
    2. 維持療法 ……………………………………………………… 91
- 各論 …………………………………………………………………… 95
    1. 抗体製剤 ……………………………………………………… 95
    2. ステロイド …………………………………………………… 97
    3. カルシニューリン阻害薬（CNI）…………………………… 97
    4. 代謝拮抗薬 …………………………………………………… 101
    5. mTOR 阻害薬 ………………………………………………… 104

7章 腎移植レシピエントの周術期管理 〈中澤龍斗〉 110

- 生体腎移植 …………………………………………………………… 110
    1. ABO 適合生体腎移植 ………………………………………… 110
    2. ABO 不適合生体腎移植 ……………………………………… 114
- 献腎移植 ……………………………………………………………… 116
    1. 術前の管理 …………………………………………………… 116
    2. 術中・術後の管理 …………………………………………… 116

8章 移植腎機能障害 〈松井勝臣〉 119

移植後の時期および発症様式による分類 ……………………………… 122
 1. 移植直後（術後〜1週間以内） ……………………………… 122
 2. 移植後早期（1週間〜3カ月以内） ………………………… 124
 3. 移植後後期（3〜6カ月以降）に急激に血清クレアチニン値が
  上昇 ……………………………………………………………… 125
 4. 移植後後期（3〜6カ月以降）で徐々に血清クレアチニン値が
  上昇 ……………………………………………………………… 126

9章 拒絶反応（その治療を中心に） 〈今井直彦〉 129

拒絶反応の分類 ……………………………………………………………… 129
T細胞性拒絶反応と抗体関連型拒絶反応 ………………………………… 130
拒絶反応：各論 ……………………………………………………………… 131
 1. 超急性拒絶反応 ………………………………………………… 131
 2. 促進型急性拒絶反応 …………………………………………… 131
 3. 急性拒絶反応 …………………………………………………… 131
 4. 慢性拒絶反応 …………………………………………………… 136

10章 移植外来 139

1. 腎移植ドナーのフォロー 〈今井直彦〉 139
増えているハイリスクドナー ……………………………………………… 140
ドナー外来での腎臓内科医の役割 ………………………………………… 141
 1. 腎機能障害 ……………………………………………………… 141
 2. 高血圧 …………………………………………………………… 144
 3. 蛋白尿 …………………………………………………………… 144
 4. 糖尿病 …………………………………………………………… 144
 5. CVDの予防 ……………………………………………………… 146
 6. 精神面の健康とQOL …………………………………………… 147

2. 腎移植レシピエントのフォロー …………………………………… 151
a. 一般的な内科管理 ………………………………〈河原崎宏雄〉 151
生活習慣病の管理 ………………………………………… 151
1. 高血圧 …………………………………………… 151
2. 新規発症移植後糖尿病 ……………………………… 152
3. 脂質異常症 ………………………………………… 153
4. 高尿酸血症 ………………………………………… 154
5. 肥満 ……………………………………………… 155
貧血の管理 ………………………………………………… 155
CKD-MBD の管理 ………………………………………… 156
1. 高カルシウム血症 …………………………………… 156
2. 低リン血症 ………………………………………… 157

b. 再発腎炎 ……………………………………………〈松井勝臣〉 162
原疾患と再発腎炎 ………………………………………… 162
■各論 ……………………………………………………… 165
IgA 腎症 …………………………………………………… 165
巣状分節性糸球体硬化症 …………………………………… 166
膜性腎症 …………………………………………………… 168
膜性増殖性糸球体腎炎 ……………………………………… 169
1. MPGN I 型 ………………………………………… 169
2. MPGN II 型（DDD）………………………………… 169
ANCA 関連血管炎 ………………………………………… 169
抗 GBM 型腎炎 …………………………………………… 170
ループス腎炎 ……………………………………………… 170
hemolytic uremic syndrome（HUS）……………………… 171
1. 移植前の介入 ……………………………………… 172
2. 移植後の介入 ……………………………………… 172

c. 感染症 ………………………………………………〈内田大介〉 176
common is common …………………………………………… 177
移植患者へのアプローチ …………………………………… 178
1. 移植後からの期間 …………………………………… 178
2. 微生物の曝露源 …………………………………… 180
3. 予防内服の有無 …………………………………… 180
■各論 ……………………………………………………… 181

目次

　　細菌感染症 ·· 181
　　　　1. 尿路感染症 ·· 181
　　　　2. 呼吸器感染症 ·· 181
　　　　3. 創部感染症 ·· 182
　　ウイルス感染症 ·· 185
　　　　1. 単純ヘルペスウイルス（HSV）··· 185
　　　　2. 水痘・帯状疱疹ウイルス（VZV）··· 185
　　　　3. サイトメガロウイルス（CMV）··· 186
　　　　4. EBウイルス（EBV）·· 190
　　　　5. BKウイルス（BKV）·· 190
　　　　6. 肝炎ウイルス ·· 192
　　真菌感染症 ·· 196
　　　　1. ニューモシスチス肺炎 ·· 196
　　ワクチン接種について ·· 199
d. 悪性腫瘍 ···〈今井直彦〉204
　　疫学 ··· 204
　　悪性腫瘍の由来 ··· 205
　　危険因子 ·· 206
　　発がんリスクと発がん率 ··· 208
　　予防 ··· 210
　　早期発見とスクリーニングの重要性 ··· 211
　　治療 ··· 212
e. 腎移植患者の妊娠 ··〈今井直彦〉216
　　妊孕性の回復 ··· 217
　　妊娠のリスク ··· 219
　　　　1. 妊娠が腎機能に与える影響 ·· 219
　　　　2. 腎機能が妊娠に与える影響 ·· 220
　　妊娠中の内科的管理 ·· 220
　　　　1. 高血圧 ·· 220
　　　　2. 糖尿病 ·· 221
　　　　3. 貧血 ·· 221
　　　　4. 感染症 ·· 221
　　妊娠を許可する条件 ·· 221
　　妊娠と免疫抑制薬 ·· 222

11章 バンフ分類 〈小池淳樹　服部元史〉 227

拒絶反応の考え方とバンフ分類 …………………………………………… 227
最新バンフ分類—Banff 2013—による拒絶反応の診断 ……………… 228
 1．カテゴリー 2：AMR ……………………………………………… 228
 2．カテゴリー 3，4：Borderline，TCMR ………………………… 230
拒絶反応と鑑別を要する移植腎障害 ……………………………………… 233
 1．カルシニューリン阻害薬の腎障害 ……………………………… 234
 2．BK ウイルス腎症 ………………………………………………… 235

12章 献腎移植 〈山内淳司〉 237

献腎移植の統計 ……………………………………………………………… 237
 1．件数 ………………………………………………………………… 237
 2．成績 ………………………………………………………………… 239
 3．待機期間 …………………………………………………………… 239
登録の実際について ………………………………………………………… 241
 1．登録の適応 ………………………………………………………… 241
 2．献腎移植希望登録の流れ ………………………………………… 242
 3．登録申請に必要な検査と医学的情報 …………………………… 243
レシピエントの評価と検査 ………………………………………………… 243
献腎移植登録期間中のフォローアップ …………………………………… 243
レシピエントの選択基準 …………………………………………………… 244
献腎移植手術前後の流れ …………………………………………………… 245
献腎ドナーの適応基準 ……………………………………………………… 245
 1．活動性感染症 ……………………………………………………… 245
 2．悪性腫瘍 …………………………………………………………… 245
 3．腎機能 ……………………………………………………………… 246
 4．年齢 ………………………………………………………………… 246

13章 レシピエント腎移植コーディネーター 〈櫻井裕子〉 251

- まだまだ足りないレシピエント移植コーディネーター ……… 251
- 術前の役割:生体腎移植希望の場合 ……………………………… 253
  - 1. 情報提供 ………………………………………………… 254
  - 2. 面談 …………………………………………………… 254
  - 3. 検査立案・スケジュール管理 …………………………… 255
  - 4. 各部署との調整 ………………………………………… 255
  - 5. 患者指導 ………………………………………………… 256
- 術前の役割:献腎移植希望の場合 ………………………………… 256
  - 1. 情報提供 ………………………………………………… 257
  - 2. 面談 …………………………………………………… 258
  - 3. 検査立案・スケジュール管理 …………………………… 258
  - 4. 各部署との調整 ………………………………………… 258
- 術後の役割 …………………………………………………………… 258
  - 1. 問診 …………………………………………………… 259
  - 2. 医師の診察 ……………………………………………… 259
  - 3. 処方監査・服薬指導 …………………………………… 260
  - 4. 栄養指導,運動指導 …………………………………… 260

索 引 …………………………………………………………………… 263

コラム等目次

1章
- 臓器移植法の改正で献腎移植は増えたか……………………………… 6
- 移植患者の生命予後について…………………………………………… 6
- 腎移植と医療経済………………………………………………………… 9
- 腎移植の患者の負担……………………………………………………… 10

2章
- ドナー評価の倫理的基準と医学的基準………………………………… 13
- 本邦における腎ドナーの周術期死亡…………………………………… 16
- 腎提供による腎機能の低下について…………………………………… 16
- ドナーの予後研究は比較対照群が大事………………………………… 19
- 評価に伴うリスクについて……………………………………………… 19
- 夫婦間の生体腎移植と自発性の問題…………………………………… 20
- 年齢と腎機能のカットオフ値…………………………………………… 24
- 高齢化するドナー………………………………………………………… 27
- 高齢ドナーの問題点……………………………………………………… 28
- ドナー交換腎移植について……………………………………………… 31
- オプション提示の時期の実際…………………………………………… 38
- 腎移植を受けるにあたって申請しておくべき医療費助成制度……… 41
- 動脈硬化を有するレシピエントへの腎移植…………………………… 45
- CVDのスクリーニングを誰にどこまでするか………………………… 45
- 腎移植前のワクチン接種………………………………………………… 47
- CREG（cross reactive group）について……………………………… 58

3章
- 先行的腎移植の実際……………………………………………………… 64
- 先行的腎移植のメリットおよびデメリット…………………………… 65
- 先行的献腎移植…………………………………………………………… 67

4章
- A型抗原…………………………………………………………………… 71
- 腎移植における血液型の組み合わせ…………………………………… 71
- 脱感作療法について……………………………………………………… 72
- 抗A・B抗体価について………………………………………………… 75
- 腎移植手術前日の抗体除去療法について……………………………… 75

目 次

- 免疫学的順応（accommodation）とは ……………………………… 75

5章
- HLA class Ⅰ，Ⅱ と DSA ………………………………………… 78
- ハプロタイプおよび遺伝子型などについて ……………………… 78
- 抗 HLA 抗体 ………………………………………………………… 82
- de novo DSA 産生の予防 …………………………………………… 82
- non-HLA 抗体 ……………………………………………………… 82
- MFI 値の問題点と MESF ………………………………………… 85
- IVIG による脱感作 ………………………………………………… 85

6章
- 腎臓内科医ははじめから腎移植に関与していた ………………… 89
- 免疫抑制薬の減量 …………………………………………………… 92
- 免疫抑制薬はどこで何を"抑制"しているのかを意識する ……… 92
- 米国と本邦の免疫抑制療法のトレンドの違い …………………… 94
- 免疫抑制薬の TDM ………………………………………………… 94
- ベラタセプトについて ……………………………………………… 97
- タクロリムスの徐放性製剤 ………………………………………… 98
- Symphony 研究 ……………………………………………………… 99
- CNI の内服ができないとき ………………………………………… 100
- CNI と腎障害について ……………………………………………… 100
- 食事の影響 …………………………………………………………… 101
- シクロスポリンとの併用 …………………………………………… 103
- Symphony 試験における mTOR 阻害薬 …………………………… 105
- A2309 試験と ZEUS 試験 …………………………………………… 106
- 免疫抑制薬の共通する副作用/特徴的な副作用 …………………… 106
- de novo DSA（新規発生の抗ドナー抗体）を防ぐために ………… 107

7章
- 大量輸液の注意点 …………………………………………………… 111

8章
- SGF，DGF，PNF について ………………………………………… 119
- 正常な移植後の経過 ………………………………………………… 120
- 腎移植後は定期的にスクリーニング検査をする ………………… 121
- 移植腎周囲の液体貯留 ……………………………………………… 123
- 移植後の血圧目標 …………………………………………………… 124

9章
- 抗ヒト胸腺細胞ウサギ免疫グロブリン（サイモグロブリン）と感染症予防 ……… 133
  - なぜ急性T細胞性拒絶反応の予防が重要か ……… 133
  - ボーダーライン変化について ……… 133
  - 抗体関連型拒絶反応の診断とC4d染色 ……… 134

10章
- ドナーを見失わないために ……… 140
- ドナーのCKDは本当にCKDか ……… 142
  - 肥満ドナーについて ……… 148
  - ドナーはいつ妊娠するべきか ……… 148
  - ドナーのデータベースの構築 ……… 149
  - スタチン製剤とカルシニューリン阻害薬の相互作用 ……… 154
  - ヘモグロビンの目標値について ……… 156
  - 腎移植とFGF23 ……… 157
  - 移植後の骨病変について ……… 158
  - 禁煙指導を続ける ……… 159
  - 移植後の蛋白尿はどこからきているか？ ……… 163
  - FSGSとリツキシマブ ……… 167
  - 病歴聴取の重要性 ……… 167
  - FSGSの再発とコロンビア分類 ……… 167
  - 遺伝性FSGSは再発するか？ ……… 168
  - Alport症候群と腎移植 ……… 170
  - aHUSと補体制御因子 ……… 171
  - net state of immunosuppressionについて ……… 176
  - 腎移植患者で抗菌薬を使用する際に注意するべきこと ……… 177
  - 移植患者の感染症診療の注意点 ……… 178
  - 2LMNSについて ……… 182
  - CMV感染とCMV感染症 ……… 188
  - CMVアンチゲネミア法 ……… 188
  - CMV感染症の早期投与法と予防投与法 ……… 188
  - late onsetのCMV感染症 ……… 189
  - BKウイルス腎症は予防が大事 ……… 192
  - BKウイルスによる尿管狭窄 ……… 192
  - インターフェロン療法について ……… 195

目 次

- 肝炎ウイルスと免疫抑制薬 …………………………………………… 196
- PCP の予防 ……………………………………………………………… 198
- 両側肺陰影をみたら BAL をする …………………………………… 198
- 本邦独自のデータベースの重要性 …………………………………… 205
- ドナー由来の悪性腫瘍について ……………………………………… 206
- 発がん率と発がんの標準化罹患率について ………………………… 208
- 透析患者との比較 ……………………………………………………… 210
- 移植後リンパ球増殖症（PTLD）について ………………………… 212
- データベースについて ………………………………………………… 216
- 男性不妊について ……………………………………………………… 218
- 避妊カウンセリングの重要性 ………………………………………… 218
- 免疫抑制薬は本当に安全か …………………………………………… 223
- 妊娠中の移植腎生検，拒絶反応とその治療 ………………………… 223

11章
- 移植後期間と急性・慢性 ……………………………………………… 228
- 移植腎生検から拒絶反応を診断するコツ …………………………… 233

12章
- 増えない臓器提供 ……………………………………………………… 238
- 2種類の臓器提供：脳死下臓器提供と心停止下臓器提供 ………… 239
- 臓器提供の意思表示について ………………………………………… 241
- 親族優先提供について ………………………………………………… 241
- 先行的献腎移植の登録 ………………………………………………… 242
- マージナルドナー ……………………………………………………… 246
- 膵腎同時移植について ………………………………………………… 247

13章
- 米国のレシピエント移植コーディネーター ………………………… 252
- 食事療法について ……………………………………………………… 260

Chapter 1 腎移植とは

> **Point**
> ① 腎移植は腎代替療法の第 1 選択である．
> ② 腎移植には生体腎移植と献腎移植とがあり，本邦ではそのほとんどが生体腎移植である．
> ③ 生体腎移植の約 3 割を血液型不適合腎移植が占める．
> ④ 腎移植の成績（生着率および生存率）は年々向上している．
> ⑤ 腎移植医療の発展には腎臓内科医の協力が不可欠である．

はじめに

　腎移植は末期腎不全患者の腎代替療法の 1 つである．末期腎不全患者に対する腎代替療法には透析療法である血液透析と腹膜透析，そして腎移植の 3 つのオプションがあるが（図 1），腎移植は透析療法と比較してさまざまな観点から優れた治療オプションである（表 1）．具体的には，①生命予後がよい，②生活の質がよい，③食事や飲水の制限が少ない，④より健康に感じるなどがあげられる．つまり 3 つあるオプションの 1 つという位置づけではなく，本来むしろ第 1 選択である．腎移植の件数は右肩上がりに年々増加している（図 2）．2012 年の腎移植件数は 1,610 例であった[1]．しかし本邦においては諸外国（欧米はもちろんのこと同じアジア諸国の韓国）と比べて腎移植が腎代替療法として選択される割合がまだ有意に少ないのが現状である[2,3]（図 3）．

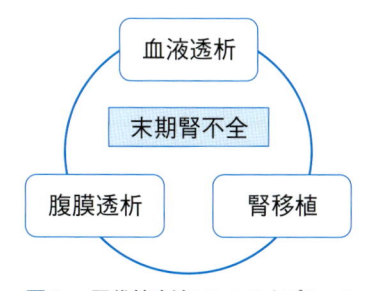

● 図 1 ● 腎代替療法: 3 つのオプション

1章 腎移植とは

● 表1 ● 3つの腎代替療法の比較

	血液透析	腹膜透析	腎移植
腎機能	悪いまま（貧血・骨代謝異常・アミロイド沈着・動脈硬化・低栄養などの問題は十分の解決ができない）		かなり正常に近い
必要な薬剤	慢性腎不全の諸問題に対する薬剤（貧血・骨代謝異常・高血圧など）		
生命予後	移植に比べ悪い		優れている
心筋梗塞・心不全・脳梗塞の合併症	多い		透析に比べ少ない
生活の質	移植に比べ悪い		優れている
生活の制限	多い（週3回，1回4時間程度の通院治療）	やや多い（透析液交換・装置のセットアップの手間）	ほとんどない
社会復帰率	低い		高い
食事・飲水の制限	多い（蛋白・水・塩分・カリウム・リン）	やや多い（水・塩分・リン）	少ない
手術の内容	バスキュラーアクセス（シャント）（小手術・局所麻酔）	腹膜透析カテーテル挿入（中規模手術）	腎移植術（大規模手術・全身麻酔）
通院回数	週に3回	月に1〜2程度	移植後1年以降は月に1回

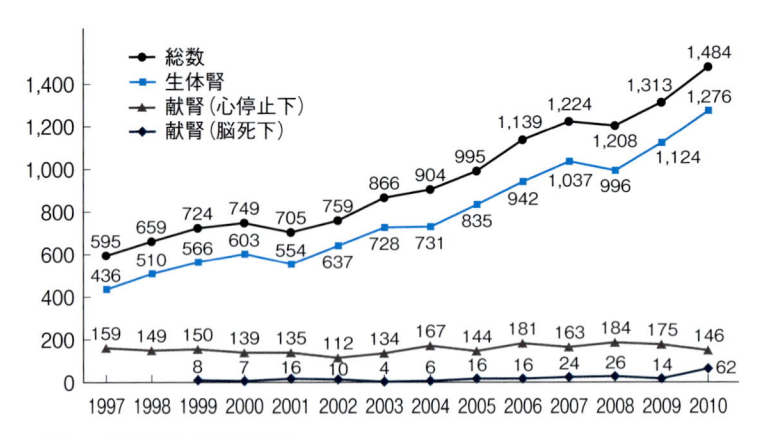

● 図2 ● 腎移植数の年次別推移
（日本移植学会. 臓器移植ファクトブック 2013. 2014. p.1-55）[1]

2

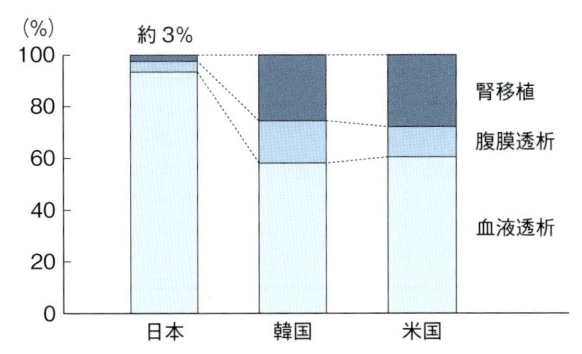

● 図3 ● 腎代替療法に占める腎移植の割合

腎移植の種類

1. 生体腎移植と献腎移植

　腎移植は親，子，兄弟などの血縁者や配偶者から腎臓の提供を受ける生体腎移植と，亡くなった方から腎臓の提供を受ける献腎移植の2つに大きく分けることができる（図4）．生体腎移植と献腎移植のそれぞれに長所と短所がある（表2）．レシピエントにとっては，移植腎の生着率，移植後の生存率，ABO不適合腎移植が施行できるなどすべての点において生体腎移植がよい．本邦ではこの生体腎移植が全体の9割近くを占めている[1]（図5）．

　生体腎移植のドナーとレシピエントの関係に着目してみると，親子間移植と夫婦間

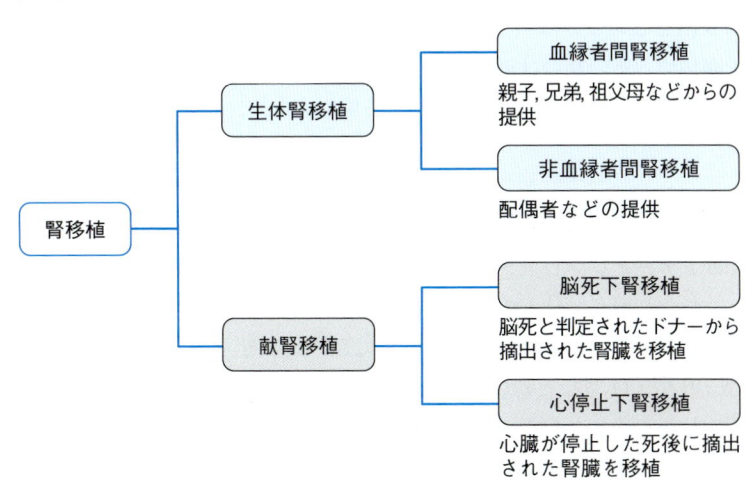

● 図4 ● 腎移植の種類

● 表2 ● 生体腎移植と献腎移植の長所と短所

	長所	短所
生体腎移植	計画的な手術が行える 患者の長期予後に優れる 前処置が必要な場合も行える （血液型不適合など）	生体ドナーが必要である ドナーの長期的なフォローも必要となる
献腎移植	生体ドナーを必要としない	数がきわめて少ない 生体腎移植と比べて成績が悪い

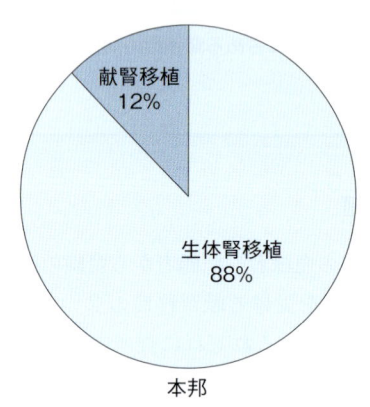

● 図5 ● 腎移植に占める生体腎移植の割合（日本移植学会．臓器移植ファクトブック 2013. 2014. p.1-55)[1]

移植で約8割をしめている[4]．大きな特徴として近年，夫婦間移植が非常に増えており，親子間移植とその割合は近づきつつある（図6)[4]．配偶者の透析からの解放は自由に旅行に行けるなど夫婦のQOLを高める側面もあり，今後さらに増加するものと思われる．

2．血液型適合腎移植と血液型不適合腎移植

かつてはドナーとレシピエントの血液型が一致していないと生体腎移植を受けられなかった．しかし現在ではどのような血液型の組み合わせでも生体腎移植が受けられるようになっている．つまり輸血が不可能な組み合わせ（例；A型からB型，AB型からA型・B型・O型など）である血液型不適合腎移植であっても生体腎移植が可能である．しかし残念ながら，献腎移植では抗体除去療法や脱感作療法などの前処置が行えないため，血液型の一致が絶対条件となっている．本邦がパイオニアの役割を果たしてきたこの血液型不適合腎移植は，年々，その数も増え，今や国内の生体腎移

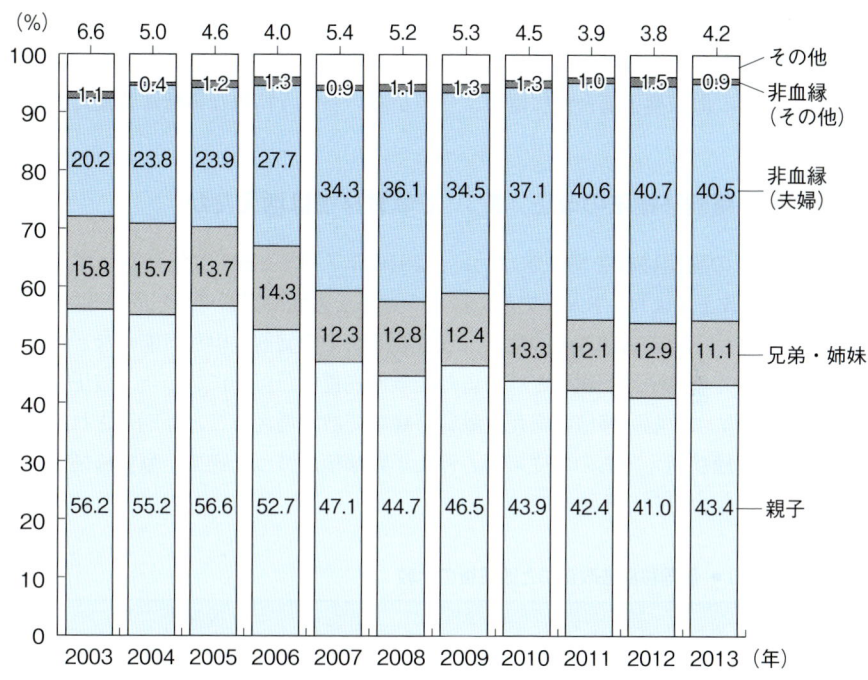

● 図6 ● ドナーとレシピエントとの関係
（日本移植学会・日本臨床腎移植学会. 移植. 2014; 49: 240-60）[4]

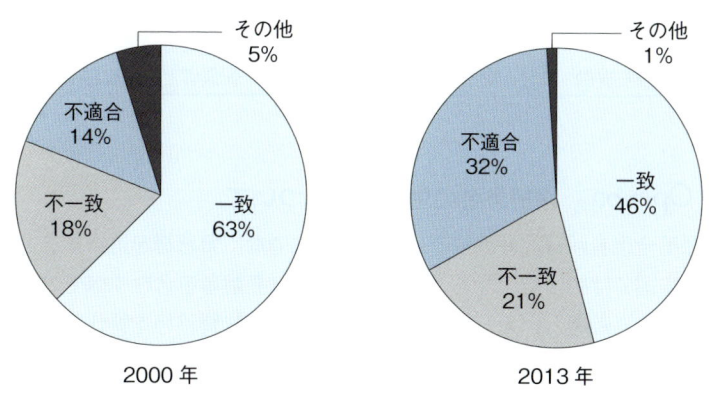

● 図7 ● 増えているABO血液型不適合移植
（日本移植学会・日本臨床腎移植学会. 移植. 2014; 49: 240-60）[4]

植の約30％を占めるようになっている（図7）[4]．移植先進国といわれる米国でさえ，血液型不適合腎移植はほとんどされていない．本邦では生体腎移植のドナーが親族に限られるため，血液型不適合腎移植のニーズが高いという特殊な事情が背景にある．

Column 臓器移植法の改正（表3）で献腎移植は増えたか

　脳死下での臓器移植を増やすために，2010年7月17日に改正臓器移植法が施行された．改正により，本人が生前に拒否の意思を書面や口頭で示していなければ，本人の意志が不明でも家族の同意によって脳死下での臓器提供が可能になった．その他，提供の年齢制限が緩和され，また親族優先提供が可能になった．改正臓器移植法の施行により脳死移植が増え，献腎移植の総数が増えることが期待されたが，脳死下腎移植が増えたものの従来の心停止下腎移植が減った結果，献腎移植の総数は増えていない（むしろ減っている）．

● 表3 ● 臓器移植法改正前と改正後の比較

	改正前	改正後
脳死判定・臓器提供の要件	本人が生前に書面で提供の意思表示をしており，家族が拒否しないか家族がいない場合に限る	本人の意思が不明でも，生前に拒否していない限り家族が同意すれば可能
提供の年齢制限	15歳以上に限る	全年齢で可能（生後12週未満は除く）
親族優先提供	認めない	配偶者と親子に限り認める

Expert Opinion 移植患者の生命予後について

　末期腎不全患者が腎代替療法として透析療法でなく腎移植を選択すると，その平均余命は米国では約3倍となる[5]（表4）．これは高齢者を含むすべての年齢層にみられており，高齢者といえども可能であれば積極的に腎移植を腎代替療法として選択するべきである．透析療法の成績が世界で最もよい本邦においてさえ腎移植の成績は透析療法に勝る．腎代替療法の第1選択として腎移植が推奨される所以である．

1章 腎移植とは

● 表4 ● 健常人，透析患者，移植患者の平均余命の比較
（日本透析医学会．わが国の慢性透析療法の現況 2005[6] など）

年齢	健常人（米国）	透析（米国）	移植（米国）	透析（日本）
0〜14	72.8	16.0	57.6	—
15〜19	59.4	19.0	45.5	—
20〜24	54.6	16.2	41.6	—
25〜29	49.9	14.2	37.7	—
30〜34	45.1	12.6	33.7	25.8
35〜39	40.4	11.2	30.1	22.4
40〜44	35.8	9.7	26.4	19.3
45〜49	31.4	8.3	22.8	16.1
50〜54	27.1	7.1	19.7	13.6
55〜59	23.1	6.1	16.7	11.2
60〜64	19.2	5.1	14.0	9.0
65〜69	15.5	4.3	11.7	7.2
70〜74	12.2	3.6	9.7	5.6
75〜79	9.2	3.1	8.2	4.4
80〜84	6.7	2.5	—	3.4
85〜	3.5	2.0	—	2.6

腎移植の成績

1．生着率

　腎移植患者の生命予後および移植腎の生着率は1980年代のシクロスポリンの導入をはじめとした免疫抑制薬の進歩とともに改善している．2000〜2004年では，生体腎移植で1年および5年生着率はそれぞれ約97％，91％となっている[1]．同様に，2000〜2004年における献腎移植の1年および5年生着率はそれぞれ約90％，79％となっている[1]．このように短期的な生着率が著明に改善しているにもかかわらず，20年といった長期的な生着率はそれほど改善していないことが大きな課題となっていた．しかし2000年以降の成績は良好であり大きな改善が期待されている（**図8**）[1]．

　短期的な生着率が著明に改善した理由として急性拒絶反応の減少があげられる．急性拒絶反応は移植後1年以内にみられることが最も多い．しかし，免疫抑制薬の進歩とともに現在では移植後に約10％の患者でしか急性拒絶反応を認めなくなっている．また短期的な生着率の著明な改善とともに長期的な生着率を下げる原因も大きく変わってきており，death with functioning graft（DWFG）（生着中の死亡）の占める割合が大きくなってきている（**表5**）．生着中の死亡と慢性拒絶反応とで移植腎廃絶の原因の約6割を占める[1]．

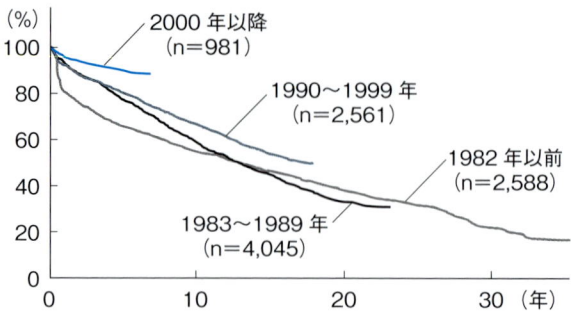

● 図8 ● 年々向上する腎移植の成績（日本移植学会. 臓器移植ファクトブック 2013. 2014. p.1-55)[1]

● 表5 ● 移植腎廃絶の原因

（日本移植学会. 臓器移植ファクトブック 2013. 2014. p.1-55)[1]

廃絶原因	～2000年		2001年～	
慢性拒絶反応	3,425	(54.2%)	196	(25.4%)
急性拒絶反応	431	(6.8%)	61	(7.9%)
原疾患の再発によるもの	127	(2.0%)	38	(4.9%)
primary nonfunction	150	(2.4%)	63	(8.2%)
拒絶反応に感染症，多臓器不全などが合併	102	(1.6%)	34	(4.4%)
患者自身による免疫抑制薬の中止	56	(0.9%)	25	(3.2%)
医学的理由による免疫抑制薬の中止	57	(0.9%)	14	(1.8%)
薬剤耐性腎障害	16	(0.3%)	3	(0.4%)
技術的問題	17	(0.3%)	12	(1.6%)
生着中死亡	955	(15.1%)	225	(29.2%)
その他	283	(4.5%)	81	(10.5%)
記入なし	146	(2.3%)	4	(0.5%)
不明	556	(8.8%)	15	(1.9%)
合計	6,321		771	

2．生存率

2000～2004年における生体腎移植の1年および5年生存率はそれぞれ約99%，96%となっている[1]．同様に，2000～2004年における献腎移植の1年および5年生存率はそれぞれ約95%，89%となっている[1]．腎移植患者の死因は脳血管障害，感染症，悪性新生物，心疾患が上位を占めている．その特徴として2001年以降では感染症および悪性腫瘍の占める割合が上昇している（**表6**）[1]．内科的な管理による各種疾患の予防および早期発見早期治療が重要となる．

● 表6 ● **腎移植患者の死因**（日本移植学会. 臓器移植ファクトブック 2013. 2014. p.1-55)[1]

原因	～2000年		2001年～	
心疾患	335	(10.4%)	46	(12.9%)
感染症	332	(10.3%)	95	(26.7%)
悪性新生物	264	(8.2%)	50	(14.0%)
脳血管障害	315	(9.8%)	25	(7.0%)
消化器疾患	239	(7.4%)	24	(6.7%)
呼吸器疾患	122	(3.8%)	15	(4.2%)
その他の循環器疾患	47	(1.5%)	7	(2.0%)
自殺	32	(1.0%)	7	(2.0%)
事故	24	(0.7%)	10	(2.8%)
血液・造血器疾患	30	(0.9%)	8	(2.2%)
腎・泌尿器疾患	16	(0.5%)	3	(0.8%)
その他の中枢神経系疾患	21	(0.7%)	1	(0.3%)
その他	288	(9.0%)	43	(12.1%)
記入なし	51	(1.6%)	1	(0.3%)
不明	1,099	(34.2%)	21	(5.9%)
合計	3,215		356	

Column　腎移植と医療経済

　国内総生産（GDP）に占める国民医療費は約8％である．そして国民医療費35兆円の約4％を透析の医療費が占めている．透析患者は全国で約30万人いて日本人の約400人に1人が透析をしている．そして現在もなお，透析患者は毎年約1万人ずつ増加している．国民の0.25％を占める透析患者の医療費が国民医療費の4％を占めていることになり，医療経済上の大きな課題となっている．そのようななか，医療経済の面からも腎移植が注目を浴びている．

　1年間の透析の医療費は約500万円である．その一方で，腎移植はその種類により若干差はあるものの，1年目は手術やそれに伴う入院があるために1年間の医療費は約800万円かかる[7]．しかし，透析は毎年同額の医療費が最低かかるのに対して，腎移植では2年目以降は1年間に約150万円と大幅にその医療費が安くなる．結果的には3年目前後には腎移植の総医療費が透析の総医療費を下回るようになる（図9)[7]．

　このように腎移植は医療経済の観点からも腎代替療法の第1選択となる．経済的に苦しい東南アジアの国々で腎代替療法として積極的に腎移植を行っている背景にはこのような事情もある．

1章　腎移植とは

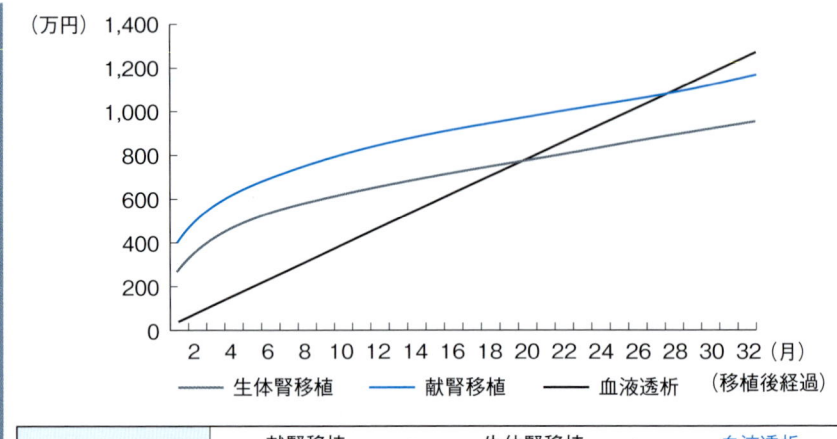

初年度の総医療費	献腎移植 (平均 852 万円 / 年)	＞	生体腎移植 (平均 787 万円 / 年)	＞	血液透析 (平均 481 万円 / 年)	
維持期の総医療費	血液透析 (平均 481 万円 / 年)	＞	献腎移植 (平均 143 万円 / 年)	＝	生体腎移植 (平均 143 万円 / 年)	

● 図9 ● 医療費の比較：腎移植と血液透析 (仲谷達也, 他. 移植. 2009; 44: 18-25[7] より一部改変)

Column　腎移植の患者の負担

　腎移植と透析ではその医療費が大きく異なる．医療費は腎移植の維持期では1年間に約150万円であるが透析では1年間に約500万円かかっている．しかし，医療費には医療保険が適応され，それ以外の自己負担分は特定疾病療養制度，自立支援医療，重度障害者医療費助成制度の対象となる．つまり，患者の実際の自己負担はほとんどない．患者の多くは腎移植にはお金がかかると誤解している．そのような誤解を解くことも腎移植をさらに増やしていく上で重要である．

腎臓内科医の果たす役割

　腎移植患者は腎移植を受けたとはいえ慢性腎臓病患者であり慢性腎臓病の管理が不可欠である．また生存率や生着率のさらなる改善には内科的管理が重要となっている．つまり，腎臓内科医が腎移植により積極的に関与することが望まれている．しかし，日本臨床腎移植学会の報告によるとその会員の多くは外科系であり，認定医に占める内科医の割合は約1割に過ぎない．米国においては，手術や周術期管理は外科医が，移植前の評価や移植後の長期フォローは内科医が中心となって行っている．今後，移植数を増やすためにも外科医と内科医が協力しあって移植患者を診ていくシス

テムおよびトレーニング体制の構築が不可欠である．

おわりに

　腎移植は腎代替療法の1つであるが，諸外国と比較して本邦ではまだその数は少ない．本邦で腎移植が少ない理由は多々あるが，そのうちの1つに医師側が適切な時期に適切な説明を患者にしていないという要因もある（**図10**）[8]．また患者の多くは腎移植について誤解していることも多い．代表的なものとして血液型が異なると移植を受けられない，腎移植はお金がかかる，腎移植は透析患者しか受けられないなどがあげられる．腎移植の候補となる慢性腎臓病患者を診ているのは腎臓内科医であり，腎臓内科医が腎移植を末期腎不全の腎代替療法の1つとしてきちんと提示し，患者の誤解を解くことで腎移植の数が今後さらに伸びていくことが期待される．本邦での腎移植はその数が少ないだけでその成績は世界でもトップレベルである．末期腎不全患者が腎移植の恩恵を受けられるようにすることが患者のためのみならず医療経済的にも重要である．

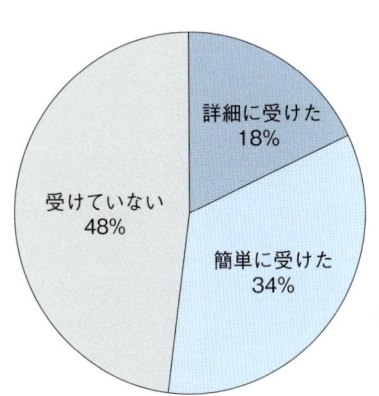

● **図10** ● 透析導入にあたって腎移植についての説明を受けましたか？（柴垣有吾, 他. 日本腎臓学会誌. 2004; 46: 20-5）[8]

詳細に受けた 18%
簡単に受けた 34%
受けていない 48%

文　献

1) 日本移植学会. 臓器移植ファクトブック 2013. 2014. p.1-55.
2) Jin DC. Current status of dialysis therapy in Korea. Korean J Intern Med. 2011; 26: 123-31.
3) 末期腎不全患者数推計作業ワーキンググループ報告. わが国の end-stage kidney diseas（e ESKD）の現況. 日本腎臓学会誌. 2013; 55: 6-15.
4) 日本移植学会・日本臨床腎移植学会. 腎移植臨床登録集計報告　2013 年実施症例の集計報告と追跡調査結果. 移植. 2014; 49: 240-60.

5) 2013 USRDS Annual Data Report: Atlas of chronic kidney disease and end-stage renal disease in the United States. Am J Kidney Dis. 2014; 63: e263-70.
6) 日本透析医学会. 図説わが国の慢性透析療法の現況 2005 年 12 月 31 日現在.
7) 仲谷達也, 内田潤次, 長沼俊秀. 腎臓移植の医療経済. 移植. 2009; 44: 18-25.
8) 柴垣有吾, 東間 紘, 寺岡 慧. 腎移植における腎臓内科医・透析医の関与 腎移植患者のアンケート調査から. 日本腎臓学会誌. 2004; 46: 20-5.

〈今井直彦〉

Chapter 2-1 術前評価
生体腎移植ドナーの評価

> **Point**
> ① ドナーの評価は First, do no harm の大原則に従う.
> ② 評価を始める前に適切な情報提供を行う.
> ③ ドナーの生命予後および腎予後は一般健康人と同じとは限らない.
> ④ 腎提供の自発性を確認し,自主性を尊重する.

はじめに

First, do no harm (*Primum non nocere*) という言葉はヒポクラテスの誓いから広く引用されているが,これは生体腎移植ドナー候補を評価するときの大原則となる.生体腎移植ドナーのガイドラインとしてその倫理的基準を定めたイスタンブール宣言にもそのことは明記されている.生体腎移植ドナーは他人に腎臓を1つ提供することで,自分の将来の健康への長期的なリスクだけでなく手術のリスクを受け入れている.ドナーには直接的な医学的なメリットは1つもないが,その一方で多くのドナーはレシピエントが移植により"元気"になることで自身も"元気"に感じるようになるのも事実である.本邦に多い夫婦間腎移植の場合,配偶者を長期透析から開放するために多少のリスクを冒してでも腎提供したいと希望するドナーは多い.自主性を尊重するあまり,ドナーを過度のリスクにさらしてしまう場合はやはりこの"First, do no harm"の大原則に立ち返る必要がある.**ドナーの自主性の尊重**と **First, do no harm** の微妙なバランスを考慮しつつドナーの評価をしていくのが腎移植内科医の役割の1つである.

Expert Opinion　ドナー評価の倫理的基準と医学的基準

ドナーを評価する際にはその倫理的基準と医学的基準の両者を満たしていることを確認する.その倫理的基準を定めたのがイスタンブール宣言[1]であり,医学的基準を定めたガイドラインとしてはアムステルダムフォーラムガイドライン[2](後述)が引用されることが多い(図1).臓器売買や渡航移植を禁止したイスタンブール宣言には下記のように記されている[1](以下抜粋).

"生体腎ドナーを適切にケアすることは,レシピエントのケア同様に必要不可欠

である．レシピエントにとって有効な治療であるからといって，生体腎ドナーの健康を損なうようなことは決して正当化されない．言い換えれば，生体腎ドナーによる臓器移植における成功とは，レシピエントとドナーの両方が順調な経過をたどることを意味するのである．"

　上記はまさに do no harm の大原則を述べたものでありドナーを評価する際には常に念頭におく必要がある．

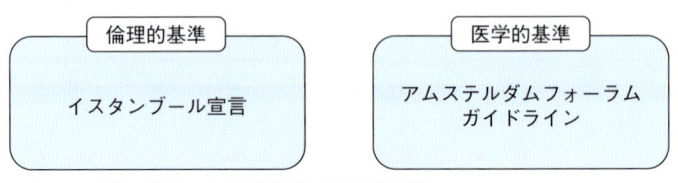

●図1● ドナー評価の倫理的基準と医学的基準

倫理的基準：イスタンブール宣言
医学的基準：アムステルダムフォーラムガイドライン

ドナーになれる人

　本邦ではドナーになれるのは原則としてレシピエントの親族に限られる．親族とは6親等以内の血族，配偶者，3親等以内の姻族のことをいう（図2）．実際にドナーとなっているのは両親，配偶者，兄弟姉妹でほぼ9割を占めている．ほとんど会ったこともない親戚がドナーになることはほとんどない．海外では親族に限るといったドナーの縛りはなく，いわゆる知人がドナーとなることもみかける．本邦よりも宗教（キリスト教）が生活に溶け込んでいる欧米では教会がドナーの仲介役を果たしている側

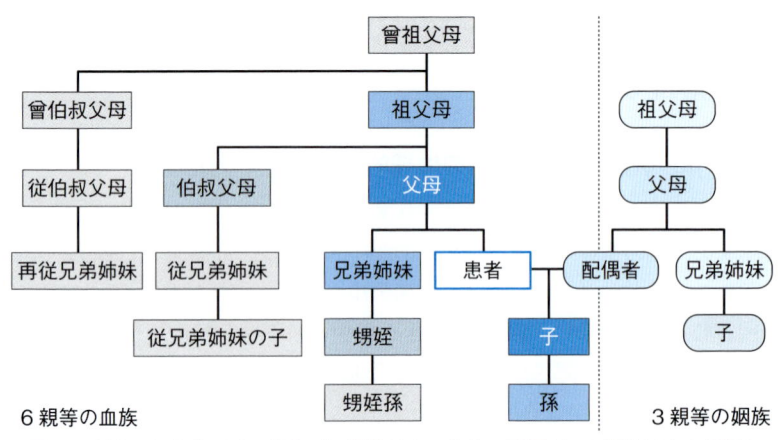

●図2● ドナーになれる人：親族（6親等以内の血族，配偶者，3親等以内の姻族）

面もある．また欧米では利他的ドナーとよばれる，腎提供の相手を指定しない生体ドナーも認められている．

ドナーの評価

　ドナーの評価はそのリスクを含む適切な情報提供を行い，その後，自発性の確認を含む倫理的な評価そして医学的な評価を行う．ドナーの評価は理想的にはレシピエントの評価と別個に行われるべきである（米国では別室で評価され，さらにドナーを診察する医師はドナーの安全を守る医師，レシピエントを診察する医師はレシピエントの安全を守る医師という観点からそれぞれ別個の医師が診察するのが普通である）．本邦では欧米とは診療体制が異なることもあり，同一の医師がドナーとレシピエントの診察をすることが多い．

ドナーへの適切な情報提供

　ドナーの評価を始めるに当たり，腎提供の意思はいつでも撤回できることを強調した上でドナーに適切な情報提供を行う必要がある．ドナーに提供すべき情報は通常の手術などよりもより詳細であるべきである．説明すべきポイントはドナーのスクリーニング過程，短期的な医学的リスク，長期的な医学的リスク，心理学的なリスク，財政的なリスク，予想されるレシピエントの生命予後や腎予後の大きく6つに分けられる[3]．なかでも短期的・長期的な医学的リスクとして，それぞれ手術のリスクと予後（生命予後と腎予後）のリスクはきちんと情報提供すべきこととして非常に重要である（図3）．

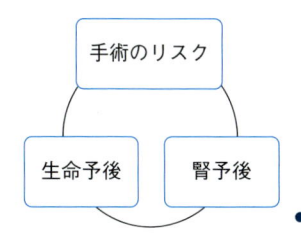

● 図3 ● ドナー候補への適切な情報提供

1．手術のリスク

　a．死亡のリスク

　腎提供の手術によってドナーが死亡してはならない．ただ，残念ながら死亡率は0％ではない．この事実をドナーのみならずレシピエントがきちんと受け入れる必要

がある．一般的に生体腎移植における死亡率は約 3,000 人に 1 人（0.03％）と報告されている[4]．危険因子として男性，黒人，ヒスパニック，高血圧があげられている．一方で，年齢，肥満，喫煙の有無は危険因子ではなかった．また手術様式に関しても，開放腎摘出術よりも現在主流を占める腹腔鏡下腎摘出術において死亡率が高い[5]．

b．その他の合併症のリスク

死亡以外の合併症のリスクとして合併症による再手術のリスク，再手術を要しない合併症のリスク，合併症による再入院のリスクなどがあげられる．これらのリスクは手術様式により大きく異なる．開放腎摘出術と腹腔鏡下腎摘出術の 2 つについてその周術期の合併症の割合を比較すると，腹腔鏡下腎摘出術において出血，腸閉塞，ヘルニアなどによる再手術の割合が多い．また，腹腔鏡下腎摘出術においては術後の再入院の割合も多く，その原因としてイレウスなどの消化管合併症があげられる[5]．年齢，肥満，喫煙は周術期死亡の危険因子ではないとされているが，死亡以外の周術期の合併症の危険因子であるとされている[6]．

Column 本邦における腎ドナーの周術期死亡

本邦では長いこと腎ドナーの周術期の死亡例は発生していなかった．しかし 2012 年に初の死亡例が発生している．これまでは本邦では腎ドナーが周術期に死亡したことはないと説明されてきたが，これからはきちんとそのリスクを説明する必要がある．腎ドナーの死亡例が出たことは腎移植医療の根幹を揺るがす重大事例として，日本移植学会より声明が出され真摯に受け止められている．大事なことは腎ドナーの周術期死亡率が 0％ではないことを再認識することである．

Expert Opinion 腎提供による腎機能の低下について

ドナーには腎提供により腎機能が必ず低下することを説明する必要がある．一般的には腎提供後の腎機能は提供前の約 6〜7 割程度になるといわれている．米国においては腎提供前の腎機能が本邦よりよいこともあり，提供後に eGFR≦60 mL/min/1.73 m^2 以下となるドナーは少ない[7]．一方で，本邦では腎提供により約 8〜9 割の人が eGFR≦60 mL/min/1.73 m^2 以下となる（**表 1**）[8]．つまり元来，慢性腎臓病（CKD）でなかった人がいきなり eGFR からは CKD 第 3 期になってしまうわけであり，このことはよく説明しておく必要がある．

1. 生体腎移植ドナーの評価

● 表1 ● 腎提供前後の腎機能
(Saito T, et al. Int Urol Nephrol. 2015; 47: 397-403)[8]

	30～56歳	57～76歳
腎提供前の平均eGFR	84.4±13.2	76.2±12.7
腎提供後の平均eGFR	53.5±8.4	47.4±8.3
eGFR＜60 mL/min/1.73 m^2 となる割合	78.6％	89.7％

2. 予後のリスク

予後に関わるリスクとして生命予後と腎予後の2つが大事である．

a．生命予後について

片腎となっても生命予後は変わらないとされていた．第二次世界大戦中に外傷により片腎となった兵士の生命予後は片腎となっていない兵士と変わらなかった(図4)[9]．また，腎提供をしたドナーの生命予後は一般人口と比較した場合，その予後は一般人よりも長いか同じとされていた（図5）[10,11]．しかし一般人でなく一般健康人との生命予後を比較した報告においては，短いフォロー期間では生命予後に差は認められなかった[4]が15年以上の長期ではドナーにおいて心血管疾患に伴う死亡率が高くなると最近報告されている（図6）[12]．今後さらにより多くの，そしてより長期のフォローのデータが必要ではあるが，腎提供によりその生命予後が短くなることも報告されて

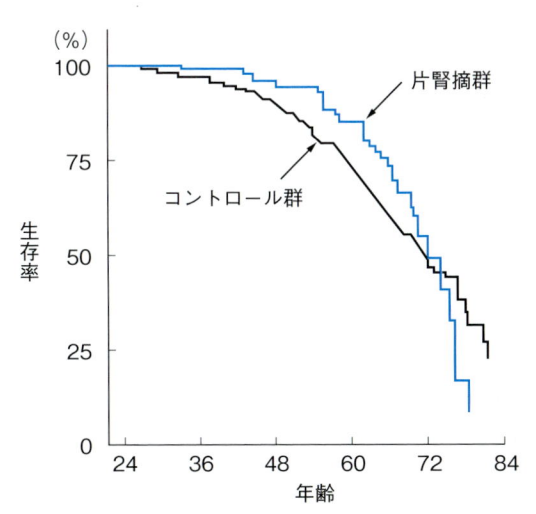

● 図4 ● 片腎摘後の生命予後 （Narkun-Burgess DM, et al. Kidney Int. 1993; 43: 1110-5）[9]

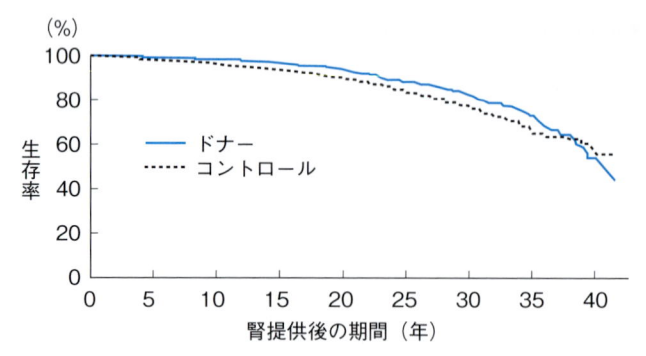

● 図5 ● 一般人口と比較したドナーの予後
(Ibrahim HN, et al. N Engl J Med. 2009; 360: 459-69)[11]

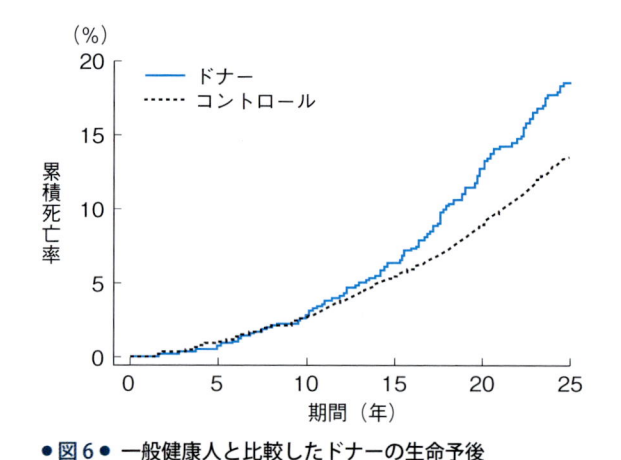

● 図6 ● 一般健康人と比較したドナーの生命予後
(Mjøen G, et al. Kidney Int. 2014; 86: 162-7)[12]

いることは注目すべきことである．

b．腎予後について

　片腎となってもその後末期腎不全になるリスクは増えないとされていた．生命予後と同様に第二次世界大戦中に外傷により片腎となった兵士の腎予後は片腎となっていない兵士と変わらなかった[9]．また，腎提供をしたドナーの腎予後は一般人口と比較した場合，その予後は一般人口よりもよいか同じとされている[11]．生命予後のリスクの研究と同様に多くの研究は比較対象が一般健康人でなく一般人口であり，また後ろ向き研究である．一般健康人と比較した最近の報告によるとドナーにおいて末期腎不全のリスクが高くなるとされている[13]．一般健康人を対照群とした前向き研究での長

期フォローの結果が待たれる[7].

Expert Opinion　ドナーの予後研究は比較対照群が大事

　ドナーの予後に関する研究においてその比較対象はドナーと同じくらいに健康である集団，理想的にはドナーのスクリーニング過程を通過したが最終的には医学的な理由以外でドナーとならなかった集団であるべきである．しかし実際にはそのような集団を比較対象とするのは難しく，その比較対象として選ばれているのは一般人か一般健康人のどちらかである．ドナーはスクリーニングをして健康な人を選んでいるわけであり，その予後が一般人と同じではいけなくそれ以上であることが期待される．つまりその比較対象は少なくとも一般健康人である必要がある．今までの報告の多くは，その比較対象を一般人とし，かつ前向き研究ではなく後ろ向き研究である．今後，一般健康人を対照群とした前向き研究によるさらなるエビデンスの蓄積が必要とされている[14]．なお，一般健康人を対照群とした前向き研究において6カ月まではその予後に有意差がないことが最近報告されている[7]．ただ腎ドナーの腎予後および生命予後が低下するのは提供後10年，15年以降であり，さらなる長期のフォローの結果が待たれる[15]．

One Point　評価に伴うリスクについて

　評価に伴うリスクとは造影剤の使用や上部および下部消化管内視鏡などの検査によるリスクに限らず，検査の結果何か疾病がみつかるリスクも含む．何か疾患がみつかり，それが早期発見，早期治療に結びつくことも多々ある．しかし，その一方で疾患がみつかりそのために，生命保険などに加入できなくなったりするリスクも当然ある[16]．このことは特にレシピエントが遺伝性の疾患に罹患している場合に注意が必要である．

ドナーの自発性の確認と自主性の尊重

　ドナーへ適切な情報提供をしたうえで，なお腎提供の意思に変わりがないとき，医学的な評価を実際に始める前に，その提供の意思の自発性を確認することが大事である[17]．腎提供の意志が家族からの圧力など強制されたものでないことを確認する．またドナーとレシピエントとの間に金銭授受などの利益供与が疑われる場合は即座に中止する．ドナーの自発的意思は精神科医や臨床心理士などの面接により確認されることが多い．しかしソーシャルワーカーやコーディネーターをはじめ，ドナーに接する機会が多い移植チームのメンバーがその後その自発性に疑問を感じた場合は，きちん

と再評価することが大事である．

　またドナーはいつでもその提供の意思を撤回することができることをドナーにきちんと伝えておく．しかしドナーがレシピエント（特に親しい家族への場合）に直接，提供の意思の撤回を伝えることが難しいと感じることが多い．必要な場合は移植チームが代わりとなり，腎提供ができない理由がドナーにみつかったと伝える用意があることもドナーに伝えておく．実際，ドナーの自発性に問題がある症例に遭遇することもまれではない．

　金銭授受などが確認できず，ドナーの腎提供の自発性に問題がない場合は，ドナーの医学的評価を始める．ドナーの自主性を尊重しつつ，ドナーを過度のリスクにさらさないという First, do no harm の大原則を忘れずに最終的なドナー適否を決めていくこととなる．

Column　夫婦間の生体腎移植と自発性の問題

　本邦では親子間の生体腎移植についで夫婦間の生体腎移植が多い．ドナーの自発性は特に夫婦間の生体腎移植において問題となることが多い．夫婦間の生体腎移植におけるドナーとレシピエントの関係は5つに分けることができる（**表2**）[18]．当院においてもレシピエントと離婚したいのでそのかわりに腎臓を提供したいというドナーを経験したことがある．自発性の問題は医療側が気づいていないだけで思っている以上に深いものと思われる．ドナーの40％が腎提供に関してなんらかの"圧

● **表2** ● 夫婦間生体腎移植：5つのグループ化

（春木繁一．移植．2010; 42: 335-41）[18]

A	24組	・レシピエントはドナーの意思と愛情を知って感謝 ・ドナーは愛と献身，両者が一致
B	17組	・レシピエントは透析が嫌で腎臓がどうしてもほしい ・ドナー候補は提供したくないが病院に連れられてきた ・提供したくないが，相手に言いだせない ・他の理由で提供できないことにしてほしい
C	6組	・レシピエントはドナーに提供の意思があることを知ってびっくり ・ドナーはどうしても提供したい
D	3組	・レシピエントとドナーの利害が一致，ギャンブルのように移植に将来をかける，ギブ＆テイク，取引
E	11組	・精神科医との面接をキャンセルする，当日来ない ・途中で面接を辞める ・移植は成立せず

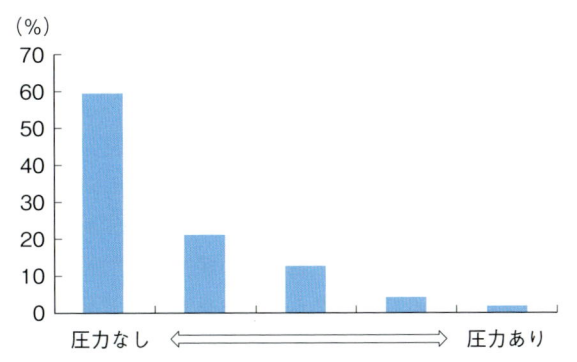

● 図7 ● 生体腎移植におけるドナーへの腎提供の圧力
(Valapour M, et al. Clin Transplant. 2011; 25: 185-90)[3]

力"を感じているとの報告もある（図7）[3]．レシピエントとドナーが同席しているとわかりづらいこともあり，ドナーのみの面接にて評価することも重要となる．ドナーの態度，視線，表情など些細なことを見逃さずに診察を続けることが必要となる．

■ ドナーの医学的評価

> **Point**
> ① ドナーの医学的評価はアムステルダムフォーラムガイドラインや本邦の生体腎ドナー適応ガイドラインを参考にする．
> ② 腎臓の評価は腎機能のみならず蛋白尿や血尿の有無なども大事である．
> ③ 腎臓の評価と同時に年齢，高血圧，糖尿病，感染症，悪性腫瘍の有無などを評価する．
> ④ 若年ドナーは高齢ドナーに比べてより厳しくスクリーニングする必要がある．

アムステルダムフォーラムガイドライン

ドナーへ適切な情報提供を行い，腎提供の意思の自発性に問題がない場合，実際に医学的な評価を進めていく．ドナーの医学的評価は"腎提供をして大丈夫か？"ということと，"手術に耐えられるか？"の2つに大別される．後者については心機能検査や肺機能検査を適宜行うが一般的なことであるのでここでは割愛する．前者の，

"腎提供をしても大丈夫か？"という評価は，"ドナーが腎提供してもその後大丈夫か"という点と"レシピエントがドナーの腎臓をもらっても大丈夫か？"という点の両者について行う（**図8**）．

実際のドナーの医学的評価は多岐にわたるが，現在そのおおもとになっているのが2004年に発表されたアムステルダムフォーラムガイドラインとよばれているものである．これは世界40カ国の腎移植外科医と腎移植内科医がオランダのアムステルダムに集まり，生体腎移植ドナーの問題を話し合い採用された国際的なコンセンサスである[2]．ガイドラインにはアムステルダムフォーラムガイドラインはじめ[2]，本邦[19]（**添付資料1**）を含む諸外国のガイドラインがあるが，ドナーの評価において施行すべき検査（血液，尿，画像検査）はだいたい同じである（**添付資料2**）．ドナーの評価過程における不満の1つに時間がかかりすぎ，頻回に病院に通わなくてはならず，社会生活に支障をきたすということがある．初診から数回以内に評価過程が終了する必要がある．

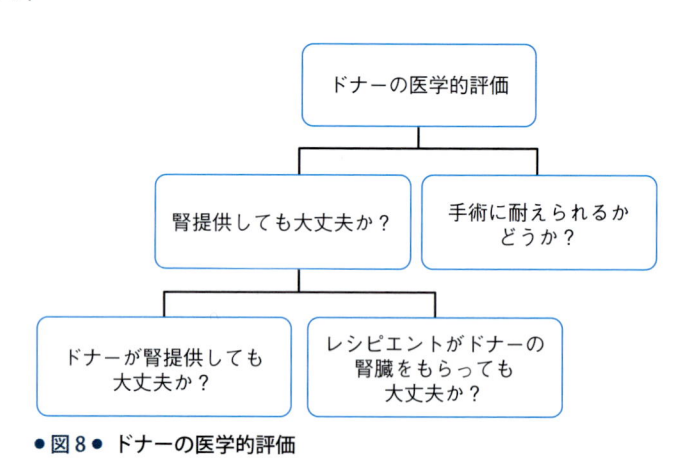

● 図8 ● ドナーの医学的評価

医学的評価の進め方

医学的評価を進める際には，明らかにドナーとして不適格でないかを最初に確認することが重要である．いわゆる腎移植ドナーの絶対的禁忌（**表3**）に当てはまる際には，その時点でドナーとして不適格であることをドナーに伝える．不必要な検査はドナーを不必要なリスクにさらすことに加えて，ドナーの検査費用の点からも問題となる．ドナーの検査費用はドナーが不適格となった場合には自費としてドナーに請求されることになる．このため詳細な問診と必要最小限の検査で初診時のスクリーニングを行うことがドナーの負担を考えると適切である．最初のスクリーニングの結果，ド

1. 生体腎移植ドナーの評価

● 表3 ● 生体腎移植ドナーの絶対的禁忌
(Kher A, et al. Clin J Am Soc Nephrol. 2012; 7: 366-71 一部改変)

- 18歳未満
- 自己決定能力がない
- 自由意志・自発性がない
- 未治療の精神疾患
- 未治療の悪性腫瘍
- 全身性活動性感染症
- 未治療の高血圧
- 重度の肥満（BMI＞35）
- 再発が強く疑われる腎結石

ナー候補として適格とされる場合には本格的にドナー候補の評価を進める．

1. ドナーの腎臓の評価

ドナーの腎臓の評価はその腎機能のみならず，蛋白尿，血尿，腎結石の有無など多岐にわたる（**図9**）．単腎となるドナーが腎疾患をもっていないことを確認することがその主な目的である．

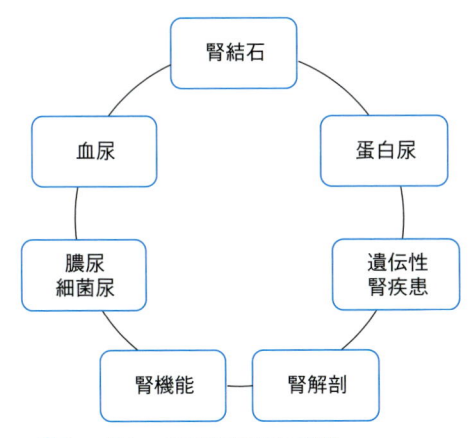

● 図9 ● ドナーの医学的評価: 腎臓

（腎結石／蛋白尿／遺伝性腎疾患／腎解剖／腎機能／膿尿細菌尿／血尿）

a．腎機能

ドナーの腎機能は"良好"でなくてはならない．腎機能を判断するには腎機能を正確に評価する必要があるがそれが意外と難しいことは周知のとおりである．腎機能の

2章 術前評価

評価は eGFR，24 時間蓄尿によるクレアチニンクリアランス，イヌリンクリアランスの 3 つのうちのいくつかを組み合わせて評価することが多い．米国では放射性同位体を使い直接腎機能を測定している施設もある[20]．eGFR は推定式にすぎず，筋肉量が極端に少ない患者や，筋肉量が多い患者ではそれぞれ腎機能を過大評価，過小評価してしまう．クレアチニンクリアランスはドナーが蛋白制限をしていると最大で 10 mL/min 過小評価する可能性があるのでドナーの食事にも注意する必要がある[21]．イヌリンクリアランスはその煩雑性の問題から施行していない施設も多い．多くのガイドラインで腎機能のカットオフ値として 80 mL/min が使われている．これは生体腎移植において GFR が 80 mL/min 未満だと 80 mL/min 以上に比べて生着率が悪く，献腎移植と生着率が同じであったという報告に基づく[22]．

Column 年齢と腎機能のカットオフ値

腎機能のカットオフ値は年齢にかかわらず一定の値を設定している施設と，年齢に応じてそのカットオフ値を変えている施設に分かれる．加齢とともに腎機能は低下するので，一律にカットオフ値を設定しているとどうしても高齢ドナーがひっかかってくる．その一方で，若いドナーと高齢ドナーとでは同じ腎機能でも意味合いが違ってくる．例えば GFR が同じ 80 mL/min/1.73 m^2 の 70 歳の男性と，20 歳の男性を考えた場合，70 歳の男性は腎機能が良好といえるが，20 歳の男性は腎機能がむしろ低下しているといえる．そのような観点から，年齢に応じた腎機能のカットオフ値がより理想的であるといえる．英国のガイドラインでは腎機能が平均の−2SD 以内であれば腎ドナーとして許容している（図 10）[23]．

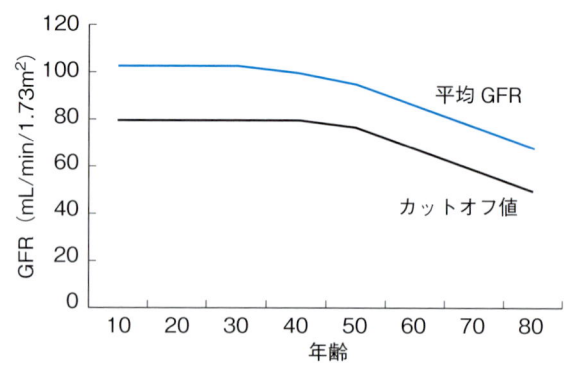

● 図 10 ● 年齢と GFR のカットオフ値（英国）

b．蛋白尿

蛋白尿の評価はドナーの評価のなかでも重要なものの1つである．検尿検査は一般的なスクリーニングとして有用ではあるが，ドナー評価のスクリーニングとしてはその感度を考慮しても不十分である．蛋白尿評価のゴールドスタンダードは24時間蓄尿ではあるが，その煩雑性からドナー評価においてもスポットのアルブミン/クレアチニン比や蛋白/クレアチニン比が使用されている．運動や発熱などによる一時的な蛋白尿の出現が疑われる場合は，繰り返し蛋白尿の評価をすることが重要となる．若いドナーで起立性の蛋白尿が疑われる場合は臥位で蛋白尿がみられず，立位で出現することを確認する必要がある．蛋白尿は腎疾患のマーカーであることから厳密に評価することが大事であり，30 mg/日以上のアルブミン尿，300 mg/日以上の蛋白尿があるドナーは原則として除外されるべきである[2]．諸外国においてはかなり厳密に守られており，スウェーデンにおいては血清および尿中の蛋白電気泳動まで行っている．本邦においては，蛋白尿減少目的にてRAS阻害薬を投与し，アルブミン尿や蛋白尿が基準値内になるようであればドナーとして認めている施設が多い．

c．血尿

検尿にて潜血を認める場合は尿沈渣にて顕微鏡的血尿の有無を確認することが重要となる．非糸球体性の血尿が疑われる場合は感染症や膀胱がんの有無なども鑑別する必要がある（女性においては生理の影響も考慮する）．一方，糸球体性の血尿が疑われる場合，その鑑別はIgA腎症から菲薄基底膜病，遺伝性腎炎など多岐にわたる．腎移植ドナーにおいて持続的な糸球体性の顕微鏡的血尿の存在は，その後の進行性の腎機能低下と関連があるという報告もある[24]．糸球体性の血尿を認める場合には，その鑑別には腎生検が必須となる．腎生検せずにドナーとして認めることはできず，ドナーの同意を得る必要がある．

d．腎結石

腎結石は実は非常に頻度の多い疾患であり，一生のうちに男性は5人に1人が，女性は10人に1人が症候性の腎結石を経験する．腎結石の評価は本邦ではそもそもあまり腎臓内科医には馴染みがない分野かも知れないが，米国では腎臓内科医が行っている．ドナーのスクリーニングにおいて小さい無症候性の腎結石がみつかることも少なくない．腎ドナーにおいて腎結石が問題となるのは，腎提供後に腎結石が再発し腎後性腎不全を発症することである．腎結石の多くはカルシウム結石であり5年で約50％再発するとされている．腎結石の既往のある患者あるいはスクリーニングで腎結石を認める場合は精査を必要とする．血清カルシウムや代謝性アシドーシスの有

無，そして 24 時間蓄尿にて尿量，尿中のカルシウム，シュウ酸，尿酸，クエン酸の排泄量などを評価する（表4）．腎結石が再発している場合や再発のリスクが高い場合（高カルシウム尿症，慢性の下痢・吸収不良症候群，痛風，シスチン結石，尿酸結石などを認める場合）はドナーの適格性を慎重に判断する必要がある．

● 表4 ● 腎結石の危険因子

危険因子	24 時間蓄尿
高カルシウム尿症	300 mg/日以上
低尿量	2L 以下
低クエン酸尿症	320 mg/日以下
高尿酸尿症	800 mg/日以上
高シュウ酸尿症	40 mg/日以上
塩分過多	Na: 140 mEq/日以上
など	

e．遺伝性腎疾患

生体ドナーのスクリーニングにおいて遺伝性腎疾患の有無には十分な注意が必要である．聴力障害や眼症状などの腎外症状の有無，腎生検などレシピエントの腎疾患，家族歴などについての情報が大事となる．レシピエントの腎疾患として ADPKD，Alport 症候群，菲薄基底膜病，SLE は特に重要となる．

2．ドナーの腎臓以外の評価

ドナーの腎臓以外の評価には年齢，高血圧，糖尿病，肥満，感染症，悪性腫瘍の有

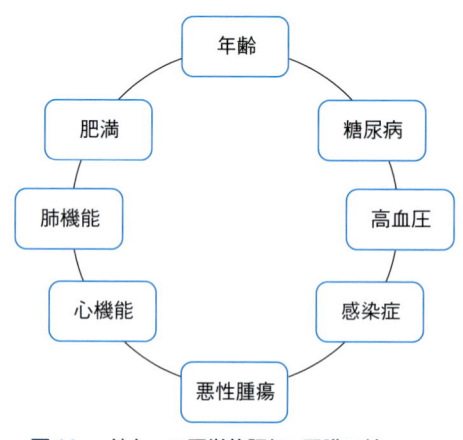

● 図11 ● ドナーの医学的評価: 腎臓以外

1. 生体腎移植ドナーの評価

無などが含まれる（図11）．このなかで全身活動性の感染症と未治療の悪性腫瘍は原則として腎移植ドナーの絶対禁忌となる．

a．年齢

年齢に関する明確な基準は示されていない．若年ドナーに関しては18歳未満のドナーはもちろんのこと，18～25歳のドナーも家族に依存していることが多く，自発的な意思決定を行うことが難しいことが多い．このためドナーとして認める施設は少ない．その一方で，高齢ドナーに関してはドナーの高齢化が進んでおり，米国でも多くの施設においてドナーの年齢の上限がない．

ドナーの年齢はドナーのスクリーニングの厳密度に大きな影響を与える．ドナーの年齢が若ければ若いほど厳密にそのリスクを評価することが必要となる．つまり，若いドナーはその後の余命も当然長く，その間に腎提供による弊害が起こらないことを保証しなくてはいけないからである．その一方で高齢ドナーはもともとその余命が短く，腎提供による弊害が起こるリスクも少ないため，その評価は比較的緩やかでもよいと考える．なお高齢ドナーの周術期の合併症は若年ドナーとほとんど変わりなく，病院の滞在日数が若干長いのみであるとされている．

One Point　高齢化するドナー

夫婦間そして親子間からの生体腎移植が多い本邦ではドナーが高齢化している．このことは生体腎移植において顕著である．60歳以上のドナーが半数近くをを占めている（図12）[25]．平均年齢でみてもゆるやかな高齢化を認めている．献腎移植においても60歳以上の高齢ドナーをECD（**12．献腎移植の章を参照**）の1つとし

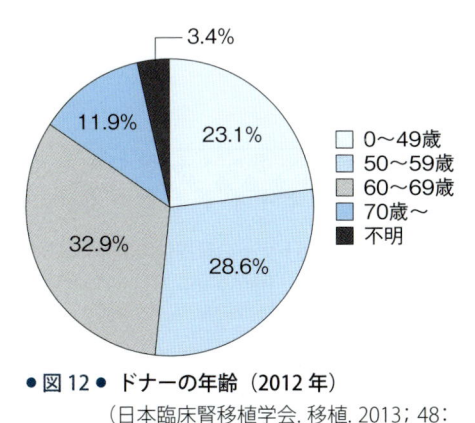

●図12● ドナーの年齢（2012年）
（日本臨床腎移植学会. 移植. 2013; 48: 346-61）[25]

てドナーとして認めている．献腎移植が少ない本邦においては，生体腎移植の流れとして高齢ドナーが今後も増えていくものと予想される．CKDの進行リスクが低ければ腎提供後の腎機能障害の進行が問題になることは少ないが，腎提供後のCVD発症のリスクなどについてはエビデンスが不足しており定期的なドナーのフォローが不可欠である．

Expert Opinion　高齢ドナーの問題点

　高齢ドナーの腎機能は若年ドナーに比べてもともと劣っているが，腎提供後のその低下率は若年ドナーと変わらず約30％である（図13）[26]．きちんとスクリーニングすれば高齢ドナーであっても腎提供後にドナーに問題が起こることは少ない．高齢ドナーの問題点はドナーよりもむしろレシピエントにある．つまりレシピエントがドナーの腎臓をもらっても大丈夫かという点を考慮する必要がある．生体腎移植において高齢ドナーからの腎臓は急性拒絶反応が多くまた移植腎の生着率が低い[27]．70歳以上の生体ドナーからの腎臓の生着率は60歳以下の生体ドナーからの腎臓と比べて悪い[28]．若年レシピエントには高齢ドナーよりも若年ドナーが望ましい．ただし，近年はすべてのドナーの年齢層においてその生着率は改善し，かつその生着率の差は小さくなってきている．

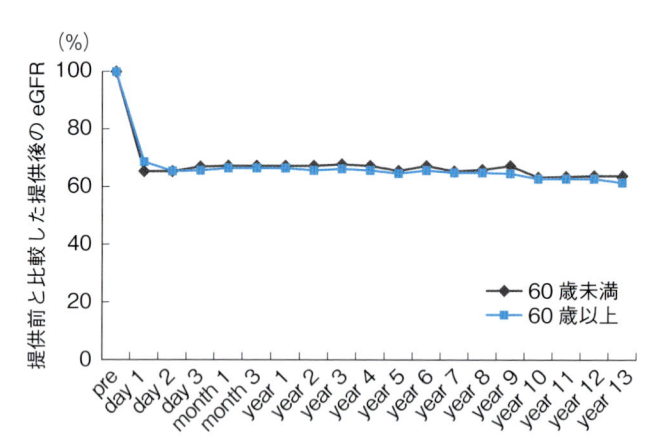

● 図13 ● 若年ドナーと高齢ドナーの腎提供によるeGFRの変化
（Dols LFC, et al. Am J Transplant. 2011; 11: 737-42）[26]

b．高血圧

高血圧は心血管疾患だけでなくCKDの危険因子でもある．過去には高血圧患者はそれだけで腎移植ドナーとなることができなかった時代もある．降圧薬により血圧が

コントロールされていればドナーから排除されることは基本的にはない[19]．ただし，腎提供後に末期腎不全となったドナーの腎不全の原因の多くが腎硬化症であることは留意すべきである．高血圧患者においてアルブミン尿が認められる場合には RAS 阻害薬を使用してあらかじめアルブミン尿を基準値以内にコントロールする．その他，高血圧に伴う臓器障害（高血圧性網膜症や左室肥大）が存在するときは腎提供の絶対禁忌となっている．

c．糖尿病

糖尿病性腎症を発症するリスクを考え，従来，糖尿病患者は移植ドナーとなることはできなかった．しかし，近年変わりつつある．空腹時血糖によりスクリーニングを行い，耐糖能障害が疑われるようなら OGTT を行う．糖尿病の家族歴，肥満，妊娠糖尿病の既往のある患者は糖尿病のハイリスク群であり特に注意が必要となる．糖尿病ではないが耐糖能障害がある患者は年齢を含むその他のリスクを考慮してドナーとなりうるかを個別判断する．血糖コントロールが良好な 2 型糖尿病患者をドナーとし，腎提供後に腎機能の低下を認めず，生命予後も良好であるとの報告もある[29]．本邦のガイドライン上は耐糖能障害に限らず，糖尿病患者でも血糖コントロールが良好であり，アルブミン尿を認めていない場合はドナーとなることを禁止してはない[19]．ドナーが少ないなかでドナーを増やしていこうとする流れのなかで糖尿病患者をドナーとしてよいものか大いに議論のあるところである．欧米では依然として禁忌である．

d．肥満

肥満は生活習慣病の 1 つである．そして創傷治癒を含めた周術期の合併症[30]のみならずメタボリック症候群の一環としてドナーにおける糖尿病，高血圧，高脂血症の発症と深く関連し，末期腎不全の危険因子でもある[31]．本邦では米国ほど肥満患者の数は多くはないが，それでも BMI≧30 以上のドナーを散見する．減量，必要に応じて肥満外科手術などを受け，BMI が施設基準になったら再度ドナーとしての評価を再開する．ただし，BMI が高いからといって必ずしも中枢性肥満があるわけではなく筋肉量や体つきを含めて評価する必要がある．

e．感染症（10 章-2-c．感染症の項も参照）

悪性腫瘍と同様に，ドナーからレシピエントへの感染症の播種を防ぐために，また移植後のレシピエントのリスクを把握するために，そのスクリーニングを行う．ウイルス（CMV，EBV，B 型肝炎ウイルス，C 型肝炎ウイルス，HIV，HTLV-1 など）

を中心に，結核菌，梅毒，尿路感染症などについても行う．

f．悪性腫瘍（10章-2-d．悪性腫瘍の項も参照）

ドナーからレシピエントへの悪性腫瘍の播種，いわゆる"ドナーからの持ち込み"を防ぐために悪性腫瘍のスクリーニングを行う．5大がん（大腸がん，胃がん，肺がん，乳がん，子宮頸がん）のスクリーニングを中心に，男性であれば前立腺がん，女性であれば子宮体がんもあわせてスクリーニングを行う．ドナーとなるには悪性腫瘍がないことが大原則となる．ガイドライン上は絶対禁忌とされている悪性腫瘍（表5）も少なくない[2]．しかしドナー不足などを背景に，その悪性腫瘍が治療・治癒している場合は適応とされるものが増えてきている．個々の悪性腫瘍の病期・悪性度・無再発期間を考慮し，腎提供の可否を決め，そのリスクをドナーおよびレシピエントにきちんと説明する必要がある．

● 表5 ● 絶対禁忌とされている悪性腫瘍

メラノーマ
精巣腫瘍
腎細胞がん
絨毛がん
造血器腫瘍
肺がん
乳がん
M蛋白血症

おわりに

伸び悩む生体腎移植の数を少しでも増やそうと，以前と比べ世界的にドナーのスクリーニング基準は甘くなってきている．アムステルダムフォーラムガイドラインおよび本邦の生体腎移植ドナーガイドラインを基準として施設ごとの基準がつくられており，施設ごとの差が小さくない（表6）[32]．選択基準として，腎機能，年齢，BMI，蛋白尿，高血圧，糖尿病が特に重要となる．前述のように原則として若年ドナーでは高齢ドナーと比較してより厳しくスクリーニングする．その適応の可否は総合的に判断することが必要となるが，多くの場合，唯一のドナー候補を評価していることが多く，ドナー不適切と判断することがそのまま生体腎移植への道を閉ざすことに直結することが多い．苦渋の選択をせざるを得ないこともあるが，迷った時にはつねにFirst, do no harmの大原則を思い出すことが大事である．

1. 生体腎移植ドナーの評価

● 表6 ● 生体腎移植ドナーの適応基準
（白川浩希, 他. 泌尿器科紀要. 2010; 56: 469-72[32] 一部改変）

	アムステルダム フォーラム	東京女子医大 泌尿器科	市立札幌病院 腎臓移植外科	聖マリアンナ医科大 移植センター
eGFRやCcr	80 以上	70 以上	80 以上	70 以上
年齢	65 以下	70＋α 以下	70＋α 以下	70＋α 以下
BMI	35 未満	25 以下	25 未満	30 未満
蛋白尿	蛋白尿 300 mg/日未満	微量アルブミン尿 30 mg/gCr 以下	蛋白尿 200 mg/日未満	微量アルブミン尿 30 mg/gCr 以下
高血圧	140/80 mmHg 未満	140/80 mmHg 未満 降圧薬は 2 剤まで	140/80 mmHg 未満 降圧薬は 2 剤まで	140/80 mmHg 未満
糖尿病	適応なし	減量により 75 g OGTT で耐糖能 が改善すれば許可	減量により 75 g OGTT で耐糖能 が改善すれば許可	減量により 75 g OGTT で耐糖能 が改善すれば許可

Expert Opinion　ドナー交換腎移植（paired kidney donation）について

　本邦ではそもそも親族以外からの腎提供が禁止されているが，米国ではその規制はなく逆に生体腎移植の数を何とか増やそうといろいろな斬新な取り組みがされている．その中の1つにこのドナー交換腎移植がある．これは簡単にいうと，ABO不適合（米国ではあまり行われていない）やリンパ球クロスマッチ陽性のために直接にはドナーとなれないペアが，他のレシピエントに腎提供を行うかわりに他のド

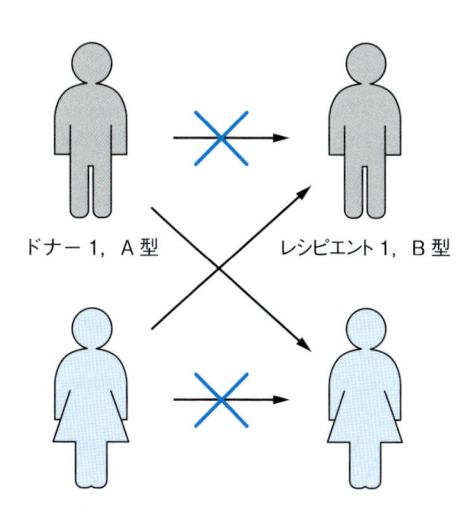

ドナー1，A型　　レシピエント1，B型

ドナー2，B型　　レシピエント2，A型　● 図14 ● ドナー交換腎移植

ナーから腎提供を受けるというものである（**図14**）．その数は2011年現在，米国の生体腎移植の約7％を占めるようになっている．そして2011年には全米で累計1,500件が行われている．しかし少数の施設が多くの症例を実施しているのが現状であり，より多くのドナー交換腎移植をするにはインフラの整備が不可欠である．

文献

1) Participants in the International Summit on Transplant Tourism and Organ Trafficking Convened by The Transplantation Society and International Society of Nephrology in Istanbul, Turkey, April 30 through May 2, 2008. The Declaration of Istanbul on Organ Trafficking and Transplant Tourism. Clin J Am Soc Nephrol. 2008; 3: 1227-31.
2) Delmonico F, Council of the Transplantation Society. A Report of the Amsterdam Forum On the Care of the Live Kidney Donor: Data and Medical Guidelines. 2005. p. S53-66.
3) Valapour M, Kahn JP, Bailey RF, et al. Assessing elements of informed consent among living donors. Clin Transplant. 2011; 25: 185-90.
4) Segev DL, Muzaale AD, Caffo BS, et al. Perioperative mortality and long-term survival following live kidney donation. JAMA. 2010; 303: 959-66.
5) Matas AJ, Bartlett ST, Leichtman AB, et al. Morbidity and mortality after living kidney donation, 1999-2001: survey of United States transplant centers. Am J Transplant. 2003; 3: 830-4.
6) Patel S, Cassuto J, Orloff M, et al. Minimizing morbidity of organ donation: analysis of factors for perioperative complications after living-donor nephrectomy in the United States. Transplantation. 2008; 85: 561-5.
7) Kasiske BL, Anderson-Haag T, Ibrahim HN, et al. A prospective controlled study of kidney donors: baseline and 6-month follow-up. Am J Kidney Dis 2013; 62: 577-86.
8) Saito T, Uchida K, Ishida H, et al. Changes in glomerular filtration rate after donation in living kidney donors: A single-center cohort study. Int Urol Nephrol. 2015; 47: 397-403.
9) Narkun-Burgess DM, Nolan CR, Norman JE, et al. Forty-five year follow-up after uninephrectomy. Kidney Int. 1993; 43: 1110-5.
10) Fehrman-Ekholm I, Elinder CG, Stenbeck M, et al. Kidney donors live longer. Transplantation. 1997; 64: 976-8.
11) Ibrahim HN, Foley R, Tan L, et al. Long-term consequences of kidney donation. N Engl J Med. 2009; 360: 459-69.
12) Mjøen G, Hallan S, Hartmann A, et al. Long-term risks for kidney donors. Kidney Int. 2014; 86: 162-7.
13) Muzaale AD, Massie AB, Wang M-C, et al. Risk of end-stage renal disease following live kidney donation. JAMA. 2014; 311: 579-86.
14) Morgan BR, Ibrahim HN. Long-term outcomes of kidney donors. Arab Journal of Urology. Arab Association of Urology. 2011; 9: 79-84.

15) Gibney EM, King AL, Maluf DG, et al. Living kidney donors requiring transplantation: Focus on African Americans. Transplantation. 2007; 84: 647-9.
16) Matas AJ, Ibrahim HN. The unjustified classification of kidney donors as patients with CKD: critique and recommendations. Clin J Am Soc Nephrol. 2013; 8: 1406-13.
17) Faden RR, Beauchamp TL. A history and theory of informed consent. Oxford University Press; 1986.
18) 春木繁一. 生体腎移植におけるドナー候補者の腎提供の自発性を確かめる精神医学的面接の要点. 移植. 2010; 42: 335-41.
19) 日本移植学会および日本臨床腎移植学会 生体腎移植ドナーガイドライン策定合同委員会. 生体腎移植のドナーガイドライン. 2014. p. 1-6.
20) Mandelbrot DA, Pavlakis M, Danovitch GM, et al. The medical evaluation of living kidney donors: A survey of US transplant centers. Am J Transplant. 2007; 7: 2333-43.
21) Pullman TN, Alving AS, Dern RJ, et al. The influence of dietary protein intake on specific renal functions in normal man. J Lab Clin Med. 1954; 44: 320-32.
22) Nordén G, Lennerling A, Nyberg G. Low absolute glomerular filtration rate in the living kidney donor: a risk factor for graft loss. Transplantation. 2000; 70: 1360-2.
23) United Kingdom Guidelines for Living Donor Kidney Transplantation. The British Transplantation Society and The Renal Association; 2011.
24) Kido R, Shibagaki Y, Iwadoh K, et al. Persistent glomerular hematuria in living kidney donors confers a risk of progressive kidney disease in donors after heminephrectomy. Am J Transplant. 2010; 10: 1597-604.
25) 日本臨床腎移植学会. 腎移植臨床登録集計報告 2012年実施症例の集計報告. 移植. 2013; 48: 346-61.
26) Dols LFC, Kok NFM, Roodnat JI, et al. Living kidney donors: impact of age on long-term safety. Am J Transplant. 2011; 11: 737-42.
27) Noppakun K, Cosio FG, Dean PG, et al. Living donor age and kidney transplant outcomes. Am J Transplant. 2011; 11: 1279-86.
28) Berger JC, Muzaale AD, James N, et al. Living kidney donors ages 70 and older: Recipient and donor outcomes. Clin J Am Soc Nephrol. 2011; 6: 2887-93.
29) Okamoto M, Suzuki T, Fujiki M, et al. The consequences for live kidney donors with preexisting glucose intolerance without diabetic complication: analysis at a single Japanese center. Transplantation. 2010; 89: 1391-5.
30) Heimbach JK, Taler SJ, Prieto M, et al. Obesity in living kidney donors: clinical characteristics and outcomes in the era of laparoscopic donor nephrectomy. Am J Transplant. 2005; 5: 1057-64.
31) Hsu C-Y, McCulloch CE, Iribarren C, et al. Body mass index and risk for end-stage renal disease. Ann Intern Med. 2006; 144: 21-8.
32) 白川浩希, 田邉一成. 腎移植におけるマージナルドナーおよびハイリスクレシピエント. 泌尿器科紀要. 2010; 56: 469-72.

〈今井直彦〉

● 添付資料 1 ● 生体腎ドナー適応ガイドライン

A．年齢は 20 歳以上で 70 歳以下[*1]
B．以下の疾患，または状態を伴わないこと
　　全身性活動性感染症
　　HIV 抗体陽性
　　Creutzfeldt-Jakob 病
　　悪性腫瘍（原発性脳腫瘍および治癒したと考えられるものを除く）[*2]
C．血圧は 140/90 mmHg 未満
D．肥満がない．BMI は 30 kg/m^2 以下．高値の際は 25 kg/m^2 以下への減量に努める[*3]
E．腎機能は，GFR（イヌリンクリアランスまたはアイソトープ法，クレアチニンクリアランスで代用可）が 80 mL/min/1.73 m^2 以上[*4]
F．蛋白尿は 24 時間蓄尿で 150 mg/day 未満，あるいは 150 mg/gCr 未満，またはアルブミン尿が 30 mg/gCr 未満
G．糖尿病（耐糖能障害）はないこと．早朝空腹時血糖値で 126 mg/dL 以下で HbA1c（NGSP）値で 6.2％以下[*5]．判断に迷う際には O-GTT 検査を行い評価することが望ましい．
H．器質的腎疾患がない（悪性腫瘍，尿路感染症，ネフローゼ，嚢胞腎など治療上の必要から摘出された腎臓は移植対象から除く）

Marginal donor 基準

A．年齢は 80 歳以下とするが身体年齢を考慮する．
B．血圧は，降圧薬なしで 140/90 mmHg 未満が適正であるが，降圧薬使用例では 130/80 mmHg 以下に厳格に管理され，かつ尿中アルブミン排泄量が 30 mg/gCr 未満であること[*6]．また，高血圧による臓器障害がないこと（心筋肥大，眼底の変化，大動脈高度石灰化などを評価）．
C．肥満があっても BMI は 32 kg/m^2 以下．高値の際は 25 kg/m^2 以下への減量に努める[*7]．
D．腎機能は，GFR（イヌリンクリアランスまたはアイソトープ法，クレアチニンクリアランスで代用可）が 70 mL/min/1.73 m^2 以上[*4]．
E．糖尿病は，経口糖尿病治療薬使用例では HbA1c が 6.5％（NGSP）以下で良好に管理されていること[*8]．インスリン治療中は適応外である．アルブミン尿は 30 mg/gCr 未満であること．
F．臨床的に確認できない腎疾患（検尿異常のない IgA 腎症など）は器質的腎疾患に含めない．
G．評価開始時は上記基準を満たさないが，血圧管理，糖尿病管理，BMI 是正などにより上記基準に達すれば生体腎移植ドナー候補者とすることができる．
H．この Marginal donor 基準を逸脱する生体腎移植ドナー候補者から強い腎提供希望があったとしても，腎提供後にドナーに不利益な腎障害などの出現する可能性がきわめて高いことを十分に説明し，腎移植が行われないように努力する必要がある．

注記
[*1] 日本人の平均寿命と欧米人の平均寿命の差を考えると基本基準は 70 歳以下が適正．アムステルダムフォーラムでは若年者を 18 歳以上だが日本では 20 歳以上とした．
[*2] 悪性腫瘍に関しては腫瘍により事情が大きく異なる．原発性脳腫瘍でも転移の可能性が皆無でない腫瘍もあるなど今後に論議が必要である．今回は悪性腫瘍の各論に関する詳細な記述

- *3 日本人と欧米人の肥満評価で BMI 差が 5 程度とする意見が多いことを反映させた．
- *4 腎機能評価法として日本人のための eGFR 推算式（194 式）は eGFR 高値でのばらつきが大きいため使用しない．
- *5 日本では空腹時血糖での糖尿病評価ではなく HbA1c が定着していることを反映した．
- *6 腎提供後に単腎となり CKD 患者となるドナーでは CKD 患者の管理目標が条件となることから目標血圧を設定した．少量降圧薬内服中の高齢ドナーでは家庭血圧測定値なども考慮して決定することが望ましい．
- *7 日本人の肥満者は増加しているが BMI＜35 kg/m^2 は緩すぎるため設定した値では根拠がない．BMI が 30 kg/m^2 以上の肥満に対しては適正に減量指導して 30 kg/m^2 未満に下降してから手術が行われるべきである．
- *8 糖尿病患者は原則としてドナーとすべきではないが，糖尿病専門医のこのレベルに管理されていれば将来にわたるリスクが少ないと考えることができると HbA1c 値を参考に，より厳格なレベルを目標値として設定した．アルブミン尿のないことが重要である．

はしていない．今後，各領域の腫瘍専門医の意見を求め，より適正なガイドラインを目指すことが望ましい．

添付資料2　腎移植のドナーの術前検査

	内容
倫理的・社会的評価	
ソーシャルワーカー面談	戸籍の確認，自発的意思の確認
精神的評価	
精神科コンサルト	術前からの精神疾患の有無，精神状態評価，自発的意思の確認，金銭授受の有無の確認
医学的評価	
一般問診・診察	現病歴，既往歴，家族歴，妊娠歴，生活歴（喫煙・飲酒），職業歴，手術歴，輸血歴，アレルギー歴，内服薬，家族構成，血圧測定，健診データなど
組織適合性検査	HLAタイピング，リンパ球クロスマッチ試験，リンパ球細胞傷害試験など
血液検査	血液型（ABO, Rh），血液・一般生化学検査，腫瘍マーカー，血糖，HbA1c，脂質，凝固（PT，APTT，フィブリノーゲン）など
感染症	HBs抗原，HBs抗体，HBc抗体（必要時はHBV-DNA），HCV抗体（必要時はHCV-RNA），TP抗体，梅毒血清反応，HIV抗体，HTLV-1抗体，QFT（もしくはT spot），ウイルス抗体価（CMV・EBV）など
尿検査（有尿患者の場合）	尿一般定性，沈渣，蛋白尿定量，微量Alb尿定量，イヌリンクリアランス，クレアチニンクリアランス
便検査	便潜血
生理機能検査	心電図，呼吸機能検査，運動負荷心電図（運動耐容能のある患者），ABI，PWVなど
画像検査	胸腹部X線，心臓超音波，頸部～腹部CT（腎臓3DCTを含む），内視鏡［上部（全例）・下部（便潜血陽性・家族歴あり・50歳以上など）］，場合により薬物負荷Tl心筋シンチグラフィー（運動耐容能がない場合），レノグラム　など
他科コンサルト	婦人科（乳がん・子宮がん検診）
ワクチン	なし

Chapter 2-2 術前評価
生体腎移植レシピエントの評価

> **Point**
> ① レシピエントの術前評価はレシピエントの周術期の安全性，生着率および生存率の向上を目標とする．
> ② レシピエントの術前評価は，①倫理・社会的評価，②精神的評価，③医学的評価に分けて考えると理解しやすい．
> ③ 精神科的評価は，認知機能，精神疾患，ノンアドヒアランスを術前に評価する．
> ④ 医学的評価は，①心血管疾患，②悪性腫瘍，③感染症の検索が重要である．
> ⑤ 術前の準備にはワクチン接種も含まれる．遅滞なく接種スケジュールを組む．

はじめに

　免疫抑制薬や移植前後管理の進歩により近年の腎移植の成績は目覚ましい．ABO不適合腎移植，既存抗体陽性腎移植，先行的腎移植，ハイリスクレシピエントへの腎移植などが日常的に行われるようになった．移植のオプション提示と術前評価の開始は適切な時期に行う必要がある．また，手術適応が拡大しつつある状況において，腎不全保存期から透析期の長期にわたり"レシピエント候補"を管理している腎臓内科医が移植医療に積極的に関与し，詳細な術前評価を行うことは非常に理にかなっている．腎移植の術前評価は医学的評価のみならず，倫理・社会的評価や精神的評価も必要不可欠であり，これらを行うのは医師だけでは困難である．看護師，コーディネーター，ソーシャルワーカーなどと協力しチーム医療として遂行する必要がある．

移植のオプション提示と術前評価の開始

　すでに維持透析が開始となっている透析患者は常に腎移植の候補者であり，必要に応じて腎移植のオプションを提示し，希望がある場合にはすぐに術前評価を開始する．難しいのは先行的腎移植（PEKT）を目標とする場合であるが，PEKTをする，しないにかかわらず適切な時期にオプションを提示し，腎移植を希望する場合にはその後，適切な時期に術前評価を始めることが大切である．

1. 移植のオプション提示の時期

　移植のオプション提示は，少なくとも CKD 第 4 期（GFR：15〜30 mL/min/1.73 m²）の時期には行われることが望ましい．なぜなら術前評価（特に，生体腎移植の多い本邦においてはドナーの選択や評価も含まれる）には平均して 6 カ月〜1 年近い時間がかかるうえ，情報提供から患者の腎代替療法選択の決断までにさらに時間がかかるからである．糸球体濾過量（GFR）の低下スピードは 2 型糖尿病など速いものでは年間 10 mL/min/1.73 m² 近い[1]．GFR が 10 mL/min/1.73 m² で移植手術を受けるとしても GFR 20 mL/min/1.73 m² の段階での評価開始が必要となる．注意すべきことは，CKD 第 4 期のどの時点において情報提供を行うかは，患者腎機能低下の速度のみならず，患者の医学的・社会的状況により異なり，これら総合的に判断する．決して機械的に CKD 第 4 期に到達したら行うものではない．

Column　オプション提示の時期の実際（図1，2）

　オプション提示については患者側からも早期の情報提供が望まれている．実際に腎移植を受けた患者へのアンケート調査では，約 75 % の患者がアクセス作成前に腎移植についての説明を望んでいる．また患者全員が腎移植についてのきちんとした説明を望んでいた．CKD 第 4 期の時期には腎移植のオプションをきちんと説明をする必要がある[2]．

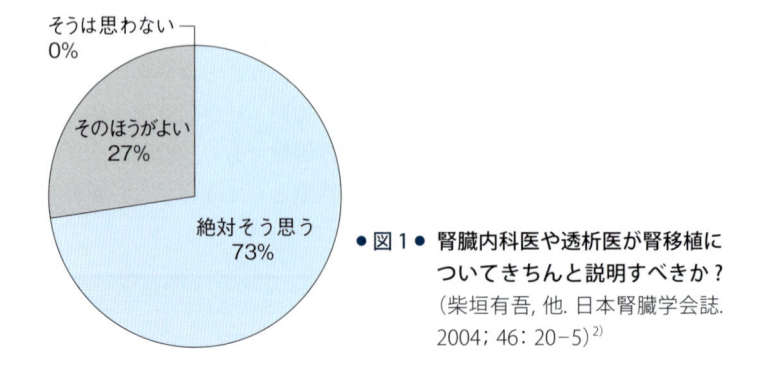

● 図1 ● 腎臓内科医や透析医が腎移植についてきちんと説明すべきか？
（柴垣有吾, 他. 日本腎臓学会誌. 2004; 46: 20-5）[2]

そうは思わない　0%
そのほうがよい　27%
絶対そう思う　73%

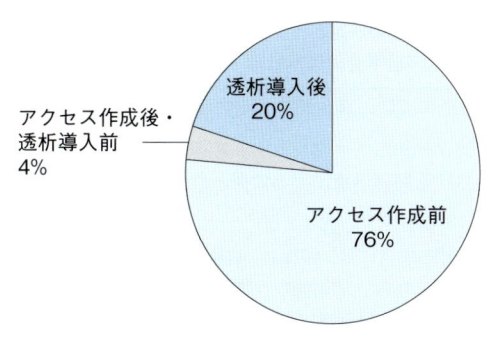

● 図2 ● 腎臓内科医や透析医が腎移植について説明するのはいつが適切か？（柴垣有吾, 他. 日本腎臓学会誌. 2004; 46: 20-5）[2]

2. 術前評価開始の時期

　透析患者であれば，いつ術前評価を初めてもよい．ただし各施設の移植までの待機期間も考慮にいれつつ，ワクチン接種などを含めた無理のないスケジュールを組むべきである．施設毎の評価期間と移植までの待機期間が異なるので，一概には示せないが，通常評価にはドナーも含めると6カ月から1年程度かかる．透析を導入していない先行的腎移植を目指すときのポイントは患者毎の腎機能悪化の速度や原疾患を鑑み大まかな移植日を設定し，逆算をして評価スケジュールを組むことである．原疾患や腎機能悪化速度にもよるが，大まかにCKD第5期に入った時点で評価を開始していくことが多いと考えられる．

腎移植の適応

　腎移植の適応に関しては日本や欧米からガイドラインが出されている．日本においては，日本移植学会が移植全般に対する倫理指針（**表1**）[3]と生体腎移植ガイドラインを出している[4]（**表2**）．倫理指針の要旨としては，基本的にすべての移植は献腎移植を推進するものとし，生体移植の場合はドナーが親族であること，ドナーの自発的な意思によること，それらを第三者が確認するなどが記されている．一方，生体腎移植ガイドラインでは，レシピエントの適応を末期腎不全の状態であること以外に，全身感染症，活動性肝炎，悪性腫瘍がないこととしている．しかしこのガイドラインは，実地臨床においては簡潔すぎるという問題がある．欧米では米国移植学会をはじめとして，ほとんどのガイドライン[5-9]が詳細な適応基準や術前評価を策定している．日本の移植施設では施設独自の基準を欧米のガイドラインをもとに策定しているのが実

2章 術前評価

● **表1● レシピエントの移植適応の決定とインフォームド・コンセント**
（日本移植学会.日本移植学会倫理指針）[3]

① レシピエントの移植適応については，死体臓器移植に準じて行わなければならない．

② レシピエントからインフォームド・コンセントを得る場合には，ドナーにおける危険性，およびレシピエントにおける移植治療による効果と危険性について説明し，書面により移植の同意を得なければならない．意識のない患者においては，代諾者の同意を得るものとする．

③ レシピエントが未成年者の場合には，親権者，親権者がいない場合には代諾者からインフォームド・コンセントを得る．ただし，可能なかぎり未成年者のレシピエント本人にもわかりやすい説明を行い，本人の署名を同意書に残すことが望ましい．

● **表2● 生体腎移植ガイドライン**（日本移植学会.生体腎移植ガイドライン）[4]

I．腎移植希望者（レシピエント）適応基準
  1. 末期腎不全患者であること
      透析を続けなければ生命維持が困難であるか，または近い将来に透析に導入する必要に迫られている保存期慢性腎不全である
  2. 全身感染症がないこと
  3. 活動性肝炎がないこと
  4. 悪性腫瘍がないこと

II．腎臓提供者（ドナー）適応基準
  1. 以下の疾患または状態を伴わないこととする
      a. 全身性の活動性感染症
      b. HIV抗体陽性
      c. Creutzfeldt-Jakob病
      d. 悪性腫瘍（原発性脳腫瘍および治癒したと考えられるものを除く）
  2. 以下の疾患または状態が存在する場合は，慎重に適応を決定する
      a. 器質的腎疾患の存在（疾患の治療上の必要から摘出されたものは移植の対象から除く）
      b. 70歳以上
  3. 腎機能が良好であること

情である．レシピエントの腎移植の適応は，①倫理・社会的評価，②精神的評価，③医学的評価に分けて考えると理解しやすい．

1．倫理・社会的評価

日本移植学会・倫理指針の要旨に準ずる[3]．インフォームド・コンセントに関しては，"レシピエントからインフォームド・コンセントを得る場合には，ドナーにおける危険性，およびレシピエントにおける移植治療による効果と危険性について説明し"とあるように，レシピエントに対してレシピエントのみならずドナーの危険性に

2. 生体腎移植レシピエントの評価

ついてもきちんと説明して同意を得ることが重要である．

また，移植に関わる医療費は莫大なものとなるために，移植前に医療費助成制度の申請を確実に済ませておかなければならない．社会保障制度の取得，移植に関わる費用の問題については必ず術前にソーシャルワーカーと面談しておく必要がある．

One Point　腎移植を受けるにあたって申請しておくべき医療費助成制度（図3，4）

透析患者においては，身体障害者1級および特定疾病療養受療証の申請がすでに済んでいるため，移植に際し新たな制度の申請をする必要がない．移植が行われ，透析が終了すると，身体障害者1級の制度はそのまま利用できるが，特定疾病療養受領証は返還する．その後の高額な免疫抑制薬や検査費用などは重度心身障害者医療費助成制度あるいは自立支援医療制度で補助されるようになる．

一方，透析未導入で PEKT を検討している患者は，各都道府県によって基準は異なるが，移植前に必ず身体障害者手帳の4〜3級以上を申請しておかなければならない．身体障害者手帳を保有していれば，自立支援医療制度の補助により，所得によっても異なるが移植手術の患者の自己負担額は上限2万円となる．移植後はPEKT の患者も，免疫抑制薬を終生内服するために身体障害者1級が取得でき，重度心身障害者医療費助成制度あるいは自立支援医療制度により高額な免疫抑制薬や

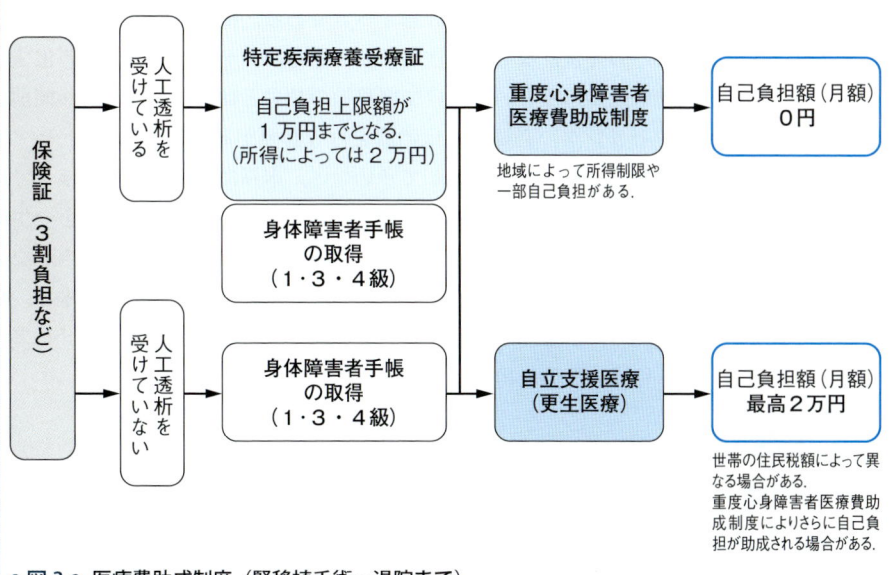

● 図3 ● 医療費助成制度（腎移植手術〜退院まで）

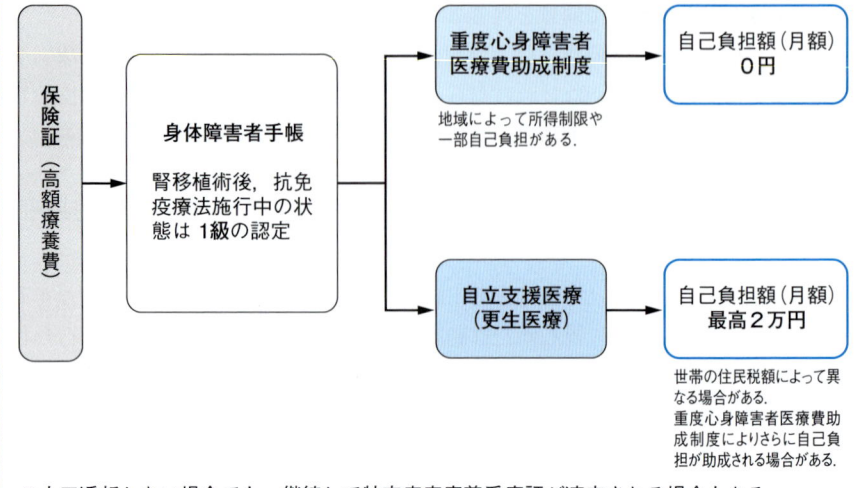

```
                    ┌──────────────┐    ┌──────────┐
                    │ 重度心身障害者 │───▶│自己負担額(月額)│
                 ┌─▶│ 医療費助成制度 │    │    0円    │
                 │  └──────────────┘    └──────────┘
┌──────┐ ┌────────────┐│  地域によって所得制限や
│保険証 │ │身体障害者手帳│   一部自己負担がある.
│(高額 │▶│腎移植術後,抗免│
│療養費)│ │疫療法施行中の状│
│      │ │態は1級の認定 │   ┌──────────┐    ┌──────────┐
└──────┘ └────────────┘│  │自立支援医療│───▶│自己負担額(月額)│
                 └─▶│(更生医療) │    │  最高2万円 │
                    └──────────┘    └──────────┘
                                      世帯の住民税額によって異
                                      なる場合がある.
                                      重度心身障害者医療費助
                                      成制度によりさらに自己負
                                      担が助成される場合がある.
```

＊人工透析しない場合でも，継続して特定疾病療養受療証が適応される場合もある．

● 図4 ● 医療費助成制度（腎移植後の外来・通院）

検査費用などの患者の自己負担額は数万円以内となる．

2．精神的評価

　本邦のガイドラインでは言及されてはいないが，レシピエントの認知機能，精神疾患，ノンアドヒアランスに関して術前に評価すべきである．精神疾患は移植後のアドヒアランスやフォローの弊害になる可能性があり，さらにステロイドにより悪化する可能性がある．精神疾患があるというだけで腎移植の禁忌とはならないが，移植前に適切に評価・カウンセリング，必要ならば治療を行う必要がある[6]．ノンアドヒアランスは欧米では移植腎機能喪失の原因として多い[10,11]．本邦においても欧米ほどではないにしてもある一定数は存在していると推測される[12]．術前に免疫抑制薬を一生内服する必要があることや内服しないことのリスクの説明を集学的に行い，明らかなノンアドヒアランスは禁忌とすべきである[5,7]．また例えば維持透析を勝手に休む，時間を守らない，透析間の体重増加が著しい患者は最低でもある一定期間のアドヒアランスを確認してから移植の評価を再開するのが望ましい．

3．医学的評価

a．年齢

　レシピエントの年齢自体は移植の禁忌となることはないが生命予後が10年未満などと予想される場合は推奨されない．80歳以上に腎移植を行う施設はほとんどない

が70歳代への腎移植を行っている施設は多い．これは近年レシピエントおよびドナーの平均年齢が上昇していることを反映している．レシピエントの最高年齢は77歳，70歳以上は約2％であった（2012年度）[12]．70歳以上のレシピエントと献腎待機リスト患者（透析患者）の生命予後の比較では，たとえ70歳を超える高齢であっても移植後の生存率は透析を継続する群に比べ有意に良好であったと報告されている[13]．

b．問診（特に原疾患の特定）

腎移植において，レシピエントCKDの原疾患は非常に重要である．移植腎への原疾患の再発率や生存率・生着率に関わる．全身性疾患（糖尿病や高血圧など）の場合は特に心血管系疾患など腎疾患以外への注意も必要である．原疾患が不明の場合は可能な限り腎生検で特定することが望ましいが，末期腎不全では萎縮腎であることがほとんどであり現実的にはこの時期の腎生検の施行は難しい．CKD患者を診察するときには常に腎移植を意識し，原疾患が不明な場合は早期に腎生検を施行しておくことが腎移植内科医の使命である．

c．腎移植の"禁忌"

日本移植学会のガイドラインでは移植の"禁忌"は，合併症としての全身性感染症・活動性肝炎・悪性腫瘍の3つのみである．一方，欧米のガイドラインでは，これらに加えて，ADLや生命予後，ノンアドヒアランス，薬物中毒などをあげている．腎移植はそれを行うことによって生命予後やADLが改善することを前提にしている．また免疫抑制薬により悪化が予想される疾患（感染症と悪性腫瘍）がないこと，免疫抑制薬の半永久的な服用が可能であることが絶対的に重要である．

● 表3 ● **腎移植の禁忌** (Bunnapradist S, et al. Am J Kidney Dis. 2007; 50: 890-8)[5]

- 重症の非可逆性疾患のため予後の短い状態
- 可逆性のありうる腎不全
- 最近の，あるいは，治療不可能な悪性腫瘍
- 慢性の，あるいは，現存の活動性感染症
- コントロール不良の精神疾患，あるいは，薬物中毒
- ADLが非可逆的に高度に低下した状態
- 原発性オキサローシス
- ノンコンプライアンス

d．免疫学的条件

超急性拒絶反応（HAR: hyper-acute rejection）は分～時間の単位で移植腎を非可逆的に障害する．HARが予想される場合には腎移植の禁忌となる．HARは抗ドナー抗体（DSA: donor specific antibody, 移植腎の血管内皮細胞に発現している抗原に対する抗体）によって生じる．DSAで最も重要であるものが赤血球表面に発現しているABO血液型抗原に対する抗体（血液型抗体）およびヒトの組織適合抗原であるヒト白血球抗原HLAに対する抗体（抗HLA抗体）である．妊娠歴（ドナーが夫，レシピエントが妻の場合），大量の輸血，二次移植（過去の移植歴）の場合などはDSAを保有している可能性が高いといわれているために，問診がそのスクリーニングに重要となる．これらの抗体がある場合には術前に抗体を除去し，その産生を抑制しておく必要がある．

e．医学的条件
① 腎機能

透析患者は全員が腎移植の適応となる．PEKTに関しては腎機能eGFR 10 mL/min/1.73 m^{2}前後が移植時期の1つの目安となる．実際の本邦のPEKT直前eGFRは8.4 mL/min/1.72 m^{2}であった[14]（詳細は他章参照）．

② 原疾患

原則禁忌であるのは原発性オキサローシスのみである．これは確実に再発し，移植腎予後を廃絶させるため，腎単独移植は禁忌であり肝腎同時移植が必要となる．遺伝性腎疾患（多発性嚢胞腎，Alport症候群，Fabry病など）についても，ドナーの遺伝性腎疾患の発症の可能性が否定されれば移植可能である．実際には糖尿病性腎症や急速進行性糸球体腎炎などは様々な合併症があったり，発症年齢が高かったりして移植が困難なこともある．多くの腎疾患は移植後に原疾患を再発する可能性が高い（他章参照）．レシピエントの術前評価で特に重要なことは，原疾患の再発により移植腎機能障害が起こる可能性に関するインフォームド・コンセントである．

また原疾患によっては移植を待機した方がよい場合もある．例えば，ANCA関連血管炎は移植自体はもちろん禁忌ではなく再発もある一定数認めるものの，その成績は他の原疾患と遜色ない．しかし移植時点でのANCAの抗体価は移植腎機能障害に影響しないという報告と[15]，血管障害のリスクとなるという報告があり[16]，一定の見解を得ていない．また寛解1年未満での移植が生着率には影響を与えないが生存率を悪化させる因子であると報告されている[16]．現状では少なくとも血管炎の寛解から1年程度経過した後に移植をするようにする．

③ 心血管疾患（CVD）

腎移植レシピエントの死因の2位を占めるのが心血管疾患である．術前からCVDを有する症例も少なくなく，周術期に心血管疾患の発症がないよう，移植前に詳細なCVDの評価が必要である．CVDがあっても術前に治療を受け，周術期の死亡のリスクが許容される程度であれば禁忌とはならない．高度心機能低下なども尿毒症などの影響によるものは移植後に改善をみることも多い．循環器内科にコンサルし十分な評価の上で移植を検討する．腎移植によりCVDのリスクを低減できることを考えれば，周術期リスクに耐えられる状態であれば，CVDのリスクが高い患者ほど，透析を続けるよりもむしろ移植を行ってリスクを低減しようと考えるべきである．

One Point　動脈硬化を有するレシピエントへの腎移植

移植腎は通常，内腸骨動脈に端々吻合する．しかし動脈硬化を高度に認めるレシピエントでは外腸骨動脈への端側吻合を行うことがある．しかしこの場合，特に末梢動脈疾患があると下肢の虚血を悪化させる可能性があるため，術前に下肢血管の評価および血行再建が必要になることがある．CT（単純および可能ならCT血管造影）にて動脈硬化の程度を確認する．外腸骨動脈への吻合を行う場合には足背動脈・後脛骨動脈・膝窩動脈の触診やABI（ankle brachial index）/SPP（skin perfusion pressure）などにより下肢血流を評価することが必要となる．

One Point　CVDのスクリーニングを誰にどこまでするか

レシピエントの術前のスクリーニングは一般的な身体所見や心電図による評価はもちろんであるが，糖尿病・CVDの既往・CVDリスク因子（透析歴が長い，左室肥大，60歳以上，喫煙，高血圧，脂質異常症など）を複数保有する場合には，CVD高リスクと考え，非症候性であっても非侵襲/侵襲的検査にて精査することが推奨されている[9]．KDIGOのガイドラインでは[6]，虚血性心疾患（IHD）のリスクファクター（男性45歳以上 or 女性55歳以上，近親者のIHDの既往，喫煙，糖尿病，高血圧，空腹時コレステロール>200 mg/dL，HDL<35 mg/dL，左室肥大）を術前に評価して，糖尿病性腎症，IHDの既往，リスクファクターを2個以上有している場合には負荷試験を行うことを推奨している．また血行再建の必要性があれば移植前の血行再建術を推奨している．しかしスクリーニングや血行再建でCVDがどの程度予防できるか否か，長期的観測も含め確立された根拠はない．今後のエビデンスの集積が必要である[17]．

④ 悪性腫瘍

　腎移植患者では免疫抑制薬の影響などにより悪性腫瘍の進行を速める可能性がある．そのため移植前に悪性腫瘍がないことを確認する．悪性腫瘍の既往がある場合，治癒していれば腎移植は禁忌ではないが，腎移植を許可する根治後の無再発期間が経験的に決められている（表4）[5]．

● 表4 ● 各悪性腫瘍の移植許可，無再発期間
（Bunnapradist S, et al. Am J Kidney Dis. 2007; 50: 890-8）[5]

		無再発期間
腎がん	腎細胞がん偶発	0年
	腎細胞がん	2年
膀胱がん	上皮内がん	0年
	浸潤がん	2年
前立腺がん		2年
子宮頸がん	上皮内がん	0年
	浸潤がん	2〜5年
子宮体がん		2年
乳がん		2〜5年
大腸がん		2〜5年
リンパ腫		2〜5年
皮膚がん	基底細胞がん	0年
	メラノーマ	5年

⑤ 感染症

　悪性腫瘍と同様に，免疫抑制薬の使用により移植後に感染症が悪化する可能性が高く，潜在性あるいは活動性の感染症を除外しておく必要がある．活動性の感染症は移植前に治癒していることが不可欠である．また免疫抑制により生ワクチン（麻疹，風疹，水痘，ムンプスなど）が接種不能となるため，移植前に抗体価が陰性あるいは低いものに関してはワクチン接種をしておく．レシピエントの評価に際してワクチン接種の必要性の有無は必ず確認する必要がある．

　B型およびC型肝炎は透析患者において罹患率が高い感染症である．肝炎ウイルス陽性レシピエントへの腎移植は，以前は禁忌とされていた．しかし現在では治療の進歩もあり，移植前にインターフェロン，ラミブジン，エンテカビルなどの抗ウイルス治療を施行して肝炎の活動性が抑えられていれば，腎移植は可能となっている．消化器内科にコンサルトのうえ，必要に応じて術後も治療を継続する．結核やHIVな

どの感染症もまた移植前に治療が必要となる．

CMV 抗体や EBV 抗体の検査も重要である．陰性であってもワクチン接種などの対策はないため腎移植の施行には影響を与えない．しかし CMV 抗体陽性ドナーから CMV 抗体陰性レシピエントへの腎移植後は，約 80〜90％に CMV 感染症を発症し，EBV 抗体陽性ドナーから EBV 抗体陰性レシピエントの移植でも PTLD の発症率が増加することが知られている．移植後により慎重な術後管理や早期発見のためのスクリーニングを行う必要性を移植前から認識しておくことも重要である．

One Point　腎移植前のワクチン接種

① B 型肝炎

本邦では一般的に B 型肝炎ワクチン接種の義務化はなく，透析患者においても欧米とは異なり推奨率は低い．そのため腎不全患者への接種がほぼ行われていない．腎不全患者ではワクチン接種による抗体獲得率が低下しており，また感染するとほぼキャリアになるため，より早期の腎代替療法選択の時期にはワクチン接種をしておくべきである．B 型肝炎は 1 回の接種ではなく，1 クール 3 回接種が必要であり標準接種法であれば 6 カ月かかる．具体的には，0 カ月，1 カ月，6 カ月にそれぞれビームゲン®10 μg を接種する．移植前で時間がない場合には，0 カ月，1 カ月，4 カ月（あるいは 2 カ月）という短期法もあるが，明確な効果が期待できるかは不明である[18,19]．抗体価を確認しながら接種を進める．

② 肺炎球菌

現在本邦では PPSV23（23 価：ニューモバックス®）と PCV13（13 価：プレベナー®）が接種可能である．慢性腎不全患者は年齢にかかわらず，65 歳以上と同様に肺炎球菌ワクチンの接種が推奨されている（http://www.cdc.gov/vaccines/acip/）．レシピエント候補者は慢性腎不全患者であり，接種するべきである．腎移植後の肺炎球菌性肺炎の年間発症率は 1％とされており[20]，さらにいったん発症すると重症化しやすく，一般人口と比較すると重症化の頻度は約 13 倍とされている[21]．その予防は非常に重要である．なお，現在では ABO 不適合腎移植の際にはリツキシマブを使用し，脾臓摘出を行うことは少なくなったが，脾臓摘出を行う際には肺炎球菌ワクチンは "必須" である．

③ ヒトパピローマウイルス

米国の移植ガイドラインでは 9〜26 歳の女性には接種が推奨されている[22]．本邦にはサーバリックス®，ガーダシル®があり，両者とも不活化ワクチンであり 3

2章　術前評価

回接種が必要となる．

術前評価の実際（図5，表5）

　以上のように，医学的適応以外にも倫理・社会的適応を満たしていることを術前に確認しなければならない．術前検査は腎移植についての教育を含め，入院精査をすることが望ましい．術前評価項目のまとめおよびその流れを示す．

おわりに

　生体腎移植レシピエントの評価について概説した．術前評価は周術期のみならず術後長期にわたる安全性と予後改善目的で行う．特に移植患者の3大死因であるCVD，悪性腫瘍，感染症の管理は腎臓内科医が保存期腎不全患者の管理で日常的に行っているはずのことであり，腎移植内科医として同様に力を発揮すべきところである．

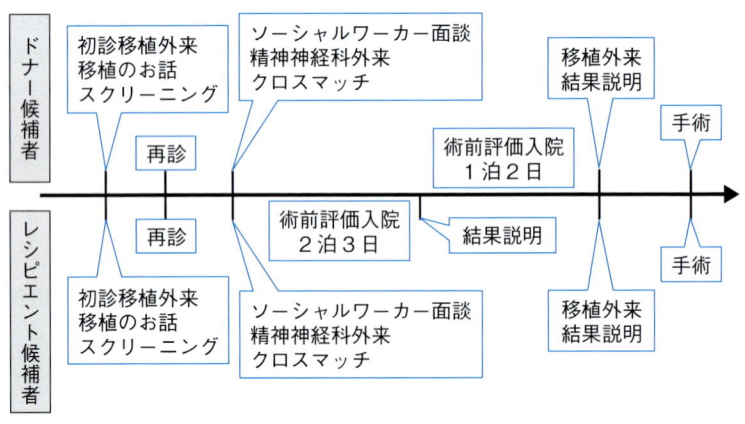

● 図5 ● 当院における生体腎移植術前の流れ（一例）

2. 生体腎移植レシピエントの評価

● 表5 ● 腎移植レシピエントの術前検査およびワクチン

	内容
倫理的・社会的評価	
ソーシャルワーカー面談	社会保障制度の説明，医療費の説明，戸籍の確認
精神的評価	
精神科コンサルト	術前からの精神疾患の有無，精神状態評価
医学的評価	
一般問診・診察	病歴，理学所見，家族歴，輸血歴，妊娠歴，生活歴（喫煙・飲酒），職業歴，原疾患の確認，血圧測定など
組織適合性検査	HLA タイピング，リンパ球クロスマッチ試験，リンパ球細胞傷害試験，flow PRA など
血液検査	血液型（ABO, Rh），血液，一般生化学検査，血清（補体，免疫グロブリン，CRP, 抗核抗体），腫瘍マーカー，血糖（HbA1c, グリコアルブミン），脂質，副甲状腺ホルモン，凝固（PT, APTT, フィブリノーゲン）など
感染症	HBs 抗原，HBs 抗体，HBc 抗体（必要時は HBV-DNA），HCV 抗体（必要時は HCV-RNA），梅毒血清反応，HIV 抗体，HTLV-1 抗体，ツベルクリン反応，QFT（もしくは T spot），ウイルス抗体価（CMV, EB, HSV, VZV, Mumps, Measles, Rubella など），喀痰，胃液培養（抗酸菌），尿培養
尿検査（有尿患者の場合）	尿一般定性，沈渣，尿細胞診
便検査	便潜血
生理機能検査	心電図，呼吸機能検査，運動負荷心電図（運動耐容能のある患者），ABI, PWV など
画像検査	胸腹部 X 線，腹部超音波，心臓超音波，頸部〜腹部 CT, 内視鏡［上部（全例）・下部（便潜血陽性・家族歴・50 歳以上など）］，骨密度検査，場合により膀胱造影，薬物負荷 Tl 心筋シンチグラフィー（運動耐容能がない場合）
他科コンサルト	眼科（緑内障・白内障の有無） 婦人科（乳がん・子宮がん検診） 歯科（う歯の治療） 耳鼻科（副鼻腔炎の除外） その他病態により，循環器科，消化器科へコンサルト
ワクチン	不活化ワクチン：B 型肝炎，肺炎球菌，インフルエンザ，ヒトパピローマウイルス 生ワクチン：麻疹・風疹・ムンプス・水痘

文 献

1) Zoppini G, Targher G, Chonchol M, et al. Predictors of estimated GFR decline in patients with type 2 diabetes and preserved kidney function. Clin J Am Soc Nephrol. 2012; 7: 401-8.
2) 柴垣有吾, 東間　紘, 寺岡　慧. 腎移植における腎臓内科医・透析医の関与　腎移植患者のアンケート調査から. 日本腎臓学会誌. 2004; 46: 20-5.
3) 日本移植学会. 日本移植学会倫理指針.
4) 日本移植学会. 生体腎移植ガイドライン.
5) Bunnapradist S, Danovitch GM. Evaluation of adult kidney transplant candidates. Am J Kidney Dis. 2007; 50: 890-8.
6) Kasiske BL, Cangro CB, Hariharan S, et al. The evaluation of renal transplantation candidates: clinical practice guidelines. Am J Transplant. 2001; 1 Suppl 2: 3-95.
7) Knoll G, Cockfield S, Blydt-Hansen T, et al. Canadian Society of Transplantation: consensus guidelines on eligibility for kidney transplantation. CMAJ. 2005；173: S1-25.
8) EBPG (European Expert Group on Renal Transplantation), European Renal Association (ERA-EDTA), European Society for Organ Transplantation (ESOT). European Best Practice Guidelines for Renal Transplantation (part 1). Nephrology, dialysis, transplantation: official publication of the European Dialysis and Transplant Association-European Renal Association. Nephrol Dial Transplant; 2000; 15 Suppl 7: 1-85.
9) Abbud-Filho M, Adams PL, Alberu J, et al. A report of the Lisbon Conference on the care of the kidney transplant recipient. Transplantation. 2007; 83(8 Suppl) S1-22.
10) Watson AR. Non-compliance and transfer from paediatric to adult transplant unit. Pediatr Nephrol. 2000; 14: 469-72.
11) Denhaerynck K, Dobbels F, Cleemput I, et al. Prevalence, consequences, and determinants of nonadherence in adult renal transplant patients: a literature review. Transpl Int. 2005; 18: 1121-33.
12) 日本臨床腎移植学会. 腎移植臨床登録集計報告 2012 年実施症例の集計報告. 移植. 2013; 48: 346-61.
13) Heldal K, Hartmann A, Grootendorst DC, et al. Benefit of kidney transplantation beyond 70 years of age. Nephrol Dial Transplant. 2010; 25: 1680-7.
14) 齋藤和英. 先行的腎移植ガイドラインワーキンググループによる実態調査. In: 高橋公太, 編. 変貌する腎移植. 東京: 日本医学館; 2012. p.28-37.
15) Nachman PH, Segelmark M, Westman K, et al. Recurrent ANCA-associated small vessel vasculitis after transplantation: A pooled analysis. Kidney Int. 1999; 56: 1544-50.
16) Little MA, Hassan B, Jacques S, et al. Renal transplantation in systemic vasculitis: when is it safe? Nephrol Dial Transplant. 2009; 24: 3219-25.
17) Lentine KL, Hurst FP, Jindal RM, et al. Cardiovascular risk assessment among potential kidney transplant candidates: approaches and controversies. Am J

Kidney Dis. 2010; 55: 152-67.
18) Jilg W, Schmidt M, Deinhardt F. Vaccination against hepatitis B: comparison of three different vaccination schedules. J Infect Dis. 1989; 160: 766-9.
19) 青木　眞. レジデントのための感染症診療マニュアル. 東京: 医学書院; 2008.
20) Linnemann CC, First MR. Risk of pneumococcal infections in renal transplant patients. JAMA. 1979; 241: 2619-21.
21) Kumar D, Humar A, Plevneshi A, et al. Invasive pneumococcal disease in solid organ transplant recipients？ 10-year prospective population surveillance. Am J Transplant. 2007; 7: 1209-14.
22) Danzinger-Isakov L, Kumar D, the AST Infectious Diseases Community of Practice. Guidelines for vaccination of solid organ transplant candidates and recipients. Am J Transplant. 2009; 9: S258-62.

〈谷澤雅彦〉

Chapter 2-3 術前評価
組織適合性とクロスマッチ

> **Point**
> ① HLA とは主要組織適合遺伝子複合体のことであり，HLA-A, -B, -DR が最も重要である．
> ② 組織適合性検査は腎移植において必須の検査であり，HLA タイピングと抗体検査を行う．
> ③ HLA タイピングは HLA-A, -B, -DR のみならず，今後は HLA-DP, -DQ も重要となる．
> ④ 抗体検査はクロスマッチと抗 HLA 抗体検査を行う．
> ⑤ クロスマッチは flow cytometry crossmatch（FCXM）が標準となっている．
> ⑥ 抗 HLA 抗体検査は Flow PRA® Screening Test でスクリーニングを行うが，可能であれば LABScreen® Single Antigen を行う．

はじめに

　1990 年代末から 2000 年代初頭にかけて，数々の優れた免疫抑制薬が使用可能になった．その結果，臓器移植に伴う急性拒絶反応については HLA の壁を越えてほぼ制圧された感があった．そのため，急性拒絶反応の予測という観点においては HLA 検査の重要性は一時的に低下したが，最近になって安定期の移植腎機能にも液性免疫が関与していることが明らかになり，HLA や移植腎を攻撃する抗体の重要性があらためて認識されるようになった．ここでは HLA および抗ドナー抗体の検出法について概説する．

HLA とは

　HLA（human leukocyte antigen）はヒトの MHC（major histocompatibility complex）主要組織適合遺伝子複合体のことである．HLA 抗原の遺伝子は 6 番染色体短腕の p21.3 に存在する．HLA 抗原は構造と機能から class I と class II に分類され，class I は HLA-A, -B, -C, class II が HLA-DQ, -DR, -DP である．HLA 抗原系はヒトの体内では自己と非自己を認識する役割を担っている．class I はほぼすべての細胞と血小板の細胞表面に存在し，class II は抗原提示細胞や血管内皮細胞な

どの限られた細胞に発現している．HLAの異なる腎臓が移植されると，レシピエントの免疫系には非自己と認識され，拒絶反応を生じる．以前から腎移植においては，HLA-A, -B, -DRのミスマッチが移植腎機能の予後と関連すると報告されていたが[1]，近年ではHLA-DP, -DQも拒絶反応・移植腎機能低下に関与すると報告されており，DP, DQの重要性が認識されつつある[2,3]．

組織適合性検査（HLAタイピングと抗体検査）

　組織適合性検査は腎移植において必須の検査である．異なるHLA抗原が体内に入ってくると，そのHLAに対する抗HLA抗体が産生される．抗HLA抗体が存在すると急性抗体関連型拒絶反応・慢性抗体関連型拒絶反応に伴う移植腎の予後悪化の原因となるため，移植前に抗体の有無を確認し，もし存在するならその抗体がドナーに対する抗体DSA（donor specific antibody）であるか否かを確認しておく必要がある．そのため移植前に組織適合性検査を行う．

　組織適合性検査とは，ドナー・レシピエントのHLAタイピングおよびレシピエントの血清中に存在する抗体の有無を検査することを意味する．HLAタイピングを行うことにより，レシピエントの血清中に抗体が存在した場合に，その抗体がDSAであるかの判別が可能となる．抗体検査は，ドナーのリンパ球とレシピエントの血清を用いて行う古典的なダイレクトクロスマッチとHLA抗原を固相化したビーズやプレートとレシピエント血清を反応させて行う，いわゆるバーチャルな抗HLA抗体検査があり，それぞれに特徴がある．現在は，様々な方法が報告されておりcommercial baseで利用できるものも多い．代表的なものを後述する．

　また移植前には抗体の存在が証明されなくても，移植後に新たにDSA（de novo DSA）を産生する症例がある．このような症例では，抗体産生のない症例に比較して移植腎予後が悪く，また抗体関連型拒絶反応のリスクも高いと報告されており[4,5]，術後も定期的な抗体の有無のスクリーニングは重要であると考えられる．しかし，コストの問題もあり，どのような症例でどの時期に検査を行うかは今後の検討が必要と考えられる．

1. HLAタイピングについて

　HLA抗原型は，従来はHLA抗血清を用いた血清学的方法により同定されていたが，現在はDNAタイピングが主流となっている．HLA抗原の遺伝子座を検出し，これを抗原型に置き換えている．DNAタイピングの方法としてはPCR-SSP（sequence specific primer）法，PCR-rSSO（reverse sequence specific oligonucleotide）法，

SBT（sequence based typing）法などが代表的な方法である．

腎移植に際しては，一般的にはHLA-A, -B, -DRの確認が行われているが，前述のごとく最近ではHLA-DP, -DQも拒絶・移植腎機能に関連している[2,3]ことが明らかになってきたことから，今後は移植前にHLA-DP, -DQまでタイピングを行っておく必要があるものと考えられる．

2．抗体検査について

腎移植における抗体検査とは，抗HLA抗体の存在を確認する検査である．抗HLA抗体が産生される原因としては，輸血，過去の臓器移植，女性では妊娠が重要であり，腎移植を予定している患者には抗体検査の前にこれらの項目を問診で確認をしておく．抗体検査はドナーとのクロスマッチとレシピエントの血清中に存在する抗HLA抗体検査に大別される．クロスマッチはドナーのリンパ球とレシピエントの血清を使用するが，抗HLA抗体検査はレシピエントの血清のみで検査が可能である（**表1**）ため，ドナーのリンパ球が入手しにくい場合には特に有用である．本稿では，代表的な検査法である古典的な血清学的クロスマッチテストと抗体検査であるFlow PRA® Screening TestおよびLABScreen® Single Antigenについて概説する．

● 表1 ● HLA抗体検査

HLA抗体検査	抗体検査の検出方法
Flow PRA® Screening Test Flow PRA® Specific Test Flow PRA® Single Antigen	フローサイトメトリー
LABScreen® Mixed LABScreen® PRA LABScreen® Single Antigen	Luminex®

a．血清学的クロスマッチ
① LCT

LCT（lymphocyte cytotoxicity test：LCT法）は，ドナーのリンパ球を用いて補体依存性の抗体による細胞障害性を検出する方法であり，CDC（complement dependent cytotoxicity）ともよばれる．ドナーリンパ球に対するレシピエント血清中の抗体を検出する方法である．ドナー血液からT/Bリンパ球を抽出し，レシピエント血清と4℃（cold）または37℃（warm）で反応させる．抗原抗体複合体が形成されていれば，補体が活性化されてリンパ球が死滅する（**図1**）．その後，エオジンにて染色して観察する．したがって，血清学的クロスマッチによって検出される抗体に

3. 組織適合性とクロスマッチ

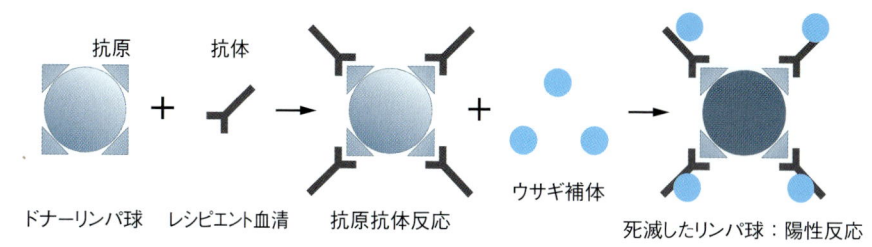

● 図1 ● lymphocyte cytotoxicity test

は，ターゲットとなるリンパ球によって抗T細胞抗体と抗B細胞抗体に分類され，また，反応温度によってwarmとcoldの2種類に分類されることになる．陰性コントロールを基準として11％（死細胞の割合）以上を陽性と判定する．ドナーのリンパ球の死細胞の割合で判定するため，ドナーリンパ球はviabilityの十分なリンパ球でない場合には判定が困難になる．T細胞クロスマッチが陽性の場合には前感作抗体陽性と判断できるため，抗体除去療法を行わずに腎移植を行うと，強い抗体関連型拒絶反応を発症することが予想される．

　LCTは補体結合反応を利用しているのでIgM抗体（自己抗体）も検出される．IgM抗体はIgG抗体より低温で反応するため，warmのみでなくcoldも陽性の場合およびcoldのみ陽性の場合にはIgM抗体による反応を考慮しなければならない．このような場合には，dithiothereitol（DTT）処理によってIgM抗体を不活化させることによりIgG抗体による反応のみを検出することができる．LCTは補体活性化も加味した解析ができるが，感度が低いこと・IgM抗体の影響を考える必要があるという欠点をもつ．

　② AHG-LCT（anti-human globulin-LCT）

　LCTと基本的に同じである．LCTの感度を上げるためにAHG（anti-human globulin）を加えている．AHG添加により抗体が架橋され，より補体を活性化することできる．

　③ flow cytometry crossmatch（FCXM）

　FCXMはLCT法に比較して感度が高く，現在クロスマッチの標準法になっている．フローサイトメトリー（FCM）法を用いて，ドナーリンパ球に対する抗体がレシピエントの血清中に存在するか否かのみを検出しており，リンパ球に対する障害性を検出しているのではないということがLCT法と異なっている（図2）．2次抗体としてFITC標識抗ヒトIgGを用いているため，IgG抗体だけが検出され，また補体結合性と補体非結合性の両方が検出される．機器の設定や陽性の判定には経験が必要で，客観的な判定が意外に難しく，検査施設の判断に依存しているのが現状である．当院で

陽性と判断した例を示す（図3）．

　FCXMの欠点としては，前述のように補体活性化能については考慮されない[6]ことがあげられる．LCTクロスマッチは抗体の補体活性化能が高いかどうかも含めての判別であるが，FXCMに関してはリンパ球表面の抗原に結合した抗体の存在のみを検出している．またB細胞FCXMでは，B細胞に存在するFc receptorに反応して非特異的な反応が生じ，蛍光強度が増強することにより判定が困難となる可能性がある．リンパ球からFc receptorを除去する蛋白分解酵素であるプロナーゼ処理をすることにより非特異的な反応を軽減できる[7]と報告されている．

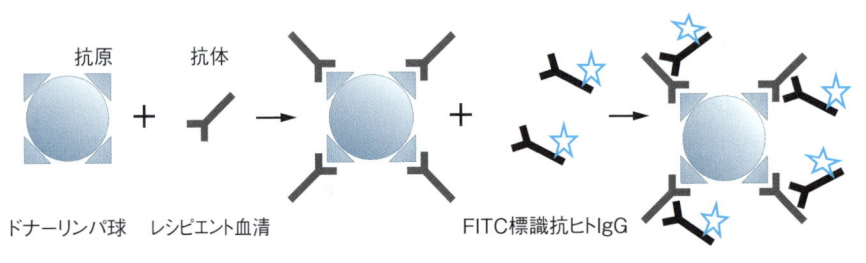

● 図2 ● flow cytometry crossmatch

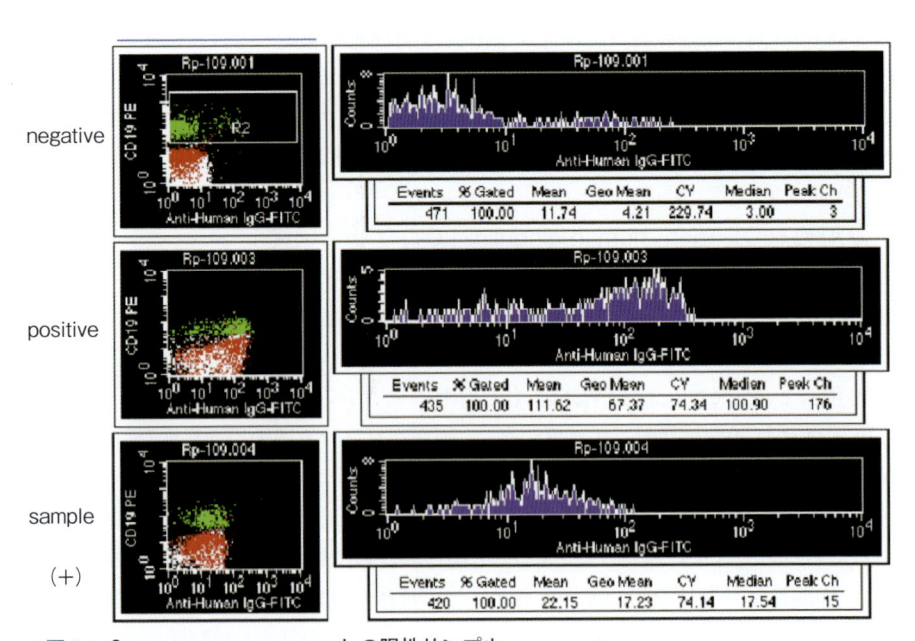

● 図3 ● flow cytometry crossmatchの陽性サンプル
上段が陰性コントロール，中央が陽性コントロール，下段が陽性のサンプル

LCT 法および FCXM 法ともに，ドナーリンパ球に対する抗体を検出しており，リンパ球と反応する抗体製剤（リツキシマブ，サイモグロブリンなど）が投与されている場合には偽陽性になる場合があるので注意が必要である．

b．抗 HLA 抗体検査

抗 HLA 抗体検査は，現在は精製 HLA 抗原を固相化したビーズを使用する方法が主流であり，多くの施設で取り入れられている．そのため，ドナーのリンパ球は不要であり，感度が高く，微量な抗体でも検出が可能である．またドナーに特異的ではない抗体（non-DSA）も検出可能である．

精製抗原を使用する検査方法は，FCM を用いて測定する Flow PRA® Screening Test, Flow PRA® Specific Test, Flow PRA® Single と Luminex® にて測定を行う LABScreen® Mixed, LABScreen® PRA, LABScreen® Single Antigen がある．ここでは比較的よく用いられる Flow PRA® Screening Test, LABScreen® Single Antigen を紹介する．

① Flow PRA® Screening Test

Flow PRA® Screening Test は，HLA 抗原を固相化したビーズにレシピエントの血清を反応させ，ビーズに結合した HLA 抗体を FITC 標識ヒト IgG にて標識し FCM にて測定する方法である（図4）．ビーズには class I と II それぞれ 30 種類の精製した HLA 抗原が固相化されておりスクリーニングとしては有用な検査である．HLA 抗体が陰性の場合には，シングルピークのヒストグラムとなるが，HLA 抗体陽性の場合にはマルチプルピークのヒストグラムとなる．

② LABScreen® Single Antigen

精製抗原が 1 種類のみ固相化されたビーズを用いて，レシピエントの血清を反応させ，反応した抗体を FITC 標識ヒト IgG にて標識し，Luminex® にて測定を行う方法である（図5）．どの抗原に対する抗体を有しているか確認ができるため DSA の有無を確認することが可能である．また FCM を用いて抗体の特性を判定する Flow

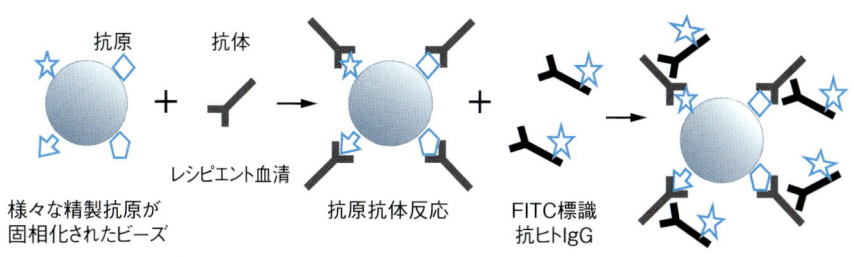

● 図 4 ● Flow PRA® Screening Test

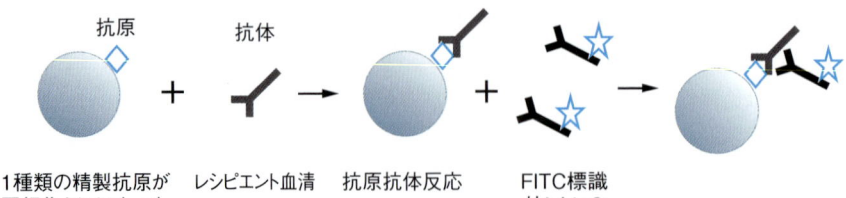

● 図5 ● LABScreen® Single Antigen

PRA® Single Antigen は自動測定ができず，検者の熟練を要するが，LABScreen® Single Antigen は自動測定が可能で，解析ソフトも存在するため，測定者の主観が入らず，測定者間での測定誤差も生じにくい[8]．陽性の基準は MFI（median fluorescence intensity）1000 をカットオフ値として判断している施設が多いようである．術前および術後の経過観察として LABScreen® Single Antigen 法を全例に施行できれば理想的であるが，検査のコストを考えると Flow PRA® にてスクリーニングを行い，何らかの抗体が検出された場合に行うのが現実的と考えられる．

One Point CREG（cross reactive group）について

1つの HLA 抗原のみに特異的な HLA 抗体のみならず，複数の HLA 抗原に反応する HLA 抗体も存在し CREG とよばれる．つまり LABScreen® Single Antigen で，ある1つの抗体が検出され，ドナーがその抗原をもっていなかったとしても，その抗体が CREG であれば，ドナーの抗原に反応し早期の抗体関連型拒絶反応のリスクにもなるということである[9]．結果を解釈する場合には CREG の存在も考慮する必要がある．

おわりに

腎移植に携わる腎移植内科医に最低限必要な組織適合性検査についてその原理と特徴を概説した．腎移植をのぞいた一般診療には必要のない知識ではあるが，聞きなれない用語を理解してしまえば，原理は比較的単純である．組織適合検査の理解はレシピエントのスクリーニングのみならず移植後の抗体関連型拒絶反応の治療に不可欠である．

文献

1) Opelz G. Correlation of HLA matching with kidney graft survival in patients with or without cyclosporine treatment. Transplantation. 1985; 40: 240-3.
2) Jolly EC, Key T, Rasheed H, et al. Preformed donor HLA-DP-specific antibodies mediate acute and chronic antibody-mediated rejection following renal transplantation. Am J Transplant. 2012; 12: 2845-8.
3) Ticehurst EH, Molina MR, Frank R, et al. Antibody-mediated rejection in heart transplant patients: long-term follow up of patients with high levels of donor-directed anti-DQ antibodies. Clin Transpl. 2011; 25: 409-14.
4) Heilman RL, Nijim A, Desmarteau YM, et al. De novo donor-specific human leukocyte antigen antibodies early after kidney transplantation. Transplantation. 2014 May 29. [Epub ahead of print]
5) Ginevri F, Nocera A, Comoli P, et al. Posttransplant de novo donor-specific hla antibodies identify pediatric kidney recipients at risk for late antibody-mediated rejection. Am J Transplant. 2012; 12: 3355-62.
6) 小林孝彰. シリーズ：臓器移植とクロスマッチ. 第1回腎移植におけるクロスマッチ. MHC. 2012; 19: 199-209.
7) Vaidya S, Cooper TY, Avandsalehi J, et al. Improved flow cytometric detection of HLA alloantibodies using pronase: potential implications in renal transplantation. Transplantation. 2001; 71: 422-8.
8) 古澤美由紀, 石田英樹, 田邉一成. 抗ドナー抗体検出法. 今日の移植. 2008; 21: 565-72.
9) Nainani N, Singh N, Shanahan T, et al. Cross Reactive Epitope Group antibodies in sensitized kidneys transplant recipients was associated with early acute Antibody Mediated Rejection. Transpl Immunol. 2009; 20: 113-7.

〈佐々木秀郎　力石辰也〉

Chapter 3 先行的腎移植（PEKT）

> **Point**
> ① 透析を始める前に行う腎移植を先行的腎移植（PEKT）とよぶ．
> ② PEKT は生存率および生着率に優れる．
> ③ 腎移植は全例 PEKT を目標とするが PKET の時期は早すぎてもいけない．
> ④ PEKT を増やすのは腎臓内科医の役割である．

はじめに

　透析を始める前に行う腎移植を先行的腎移植とよぶ．先行的腎移植は PEKT（ペクト）と本邦ではよばれており，PEKT は preemptive kidney transplantation の略語である．英語で preemptive は先行するという意味であり，つまり "透析療法に先行する腎移植" ということである．厳密には一度も透析を受けずに腎移植を受ける場合を PEKT とよぶが，実際は数回の血液透析を移植直前に受けた場合も PEKT として統計上，処理されていることもある．この PEKT がいま注目されている．

なぜ先行的腎移植か

　腎代替療法は腎移植，血液透析，腹膜透析の 3 つあるが，患者の生命予後が最もよいのは腎移植であるのは周知のとおりである．その腎移植のなかでは，献腎移植よりも生体腎移植の方が生存率や生着率がよい．そして献腎移植や生体腎移植を透析導入前に行った方が生存率や生着率がよいという報告を受けて PEKT は注目されるようになった（図 1，2）[1-3]．さらに，透析導入例においては透析期間が短い方が移植後の生存率や生着率がよいという報告もされ，ますます PEKT を推進する流れとなっている[4,5]．しかし PEKT により生存率，生着率の改善を認めなかったとの報告もあり[6]，本邦においてもさらなるデータの蓄積が望まれる．

本邦および世界での先行的献腎移植の現状

　本邦では 2013 年のデータで，生体腎移植約 1,400 例中で先行的腎移植を受けた症例は約 25％であった．内訳としては真の PEKT が約 15％，移植直前のみに透析を

受けた症例が約10％であった(**図3**)[7].PEKTの割合は今後さらに増えると思われる.施設によりPEKTに対する取り組みが異なるため,現段階においてPEKTが40％を占めるような施設もあればほとんどPEKTが行われていない施設もあり,施設間の隔たりが大きい.

一方,同様にPEKTが多く行われている国もあればそうでない国もあり,大きな隔たりが生じている.米国ではPEKTの生体腎移植に占める割合は少しずつ増加していて2010年には約35％(腎移植全体では約15％)を占めるようになっている.

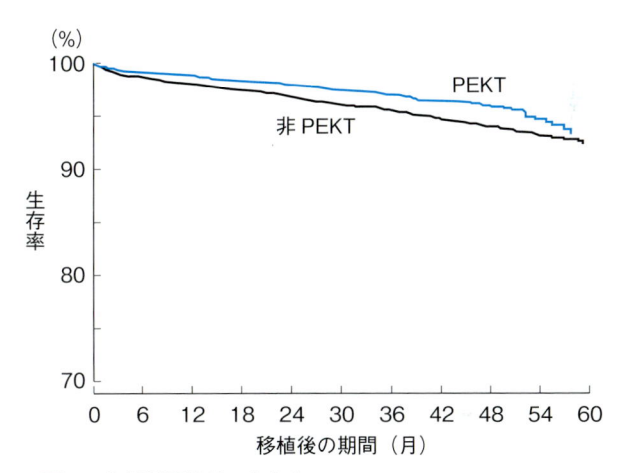

● **図1** ● 先行的腎移植の生存率
(Kasiske BL, et al. J Am Soc Nephrol. 2002; 13: 1358-64)[2]

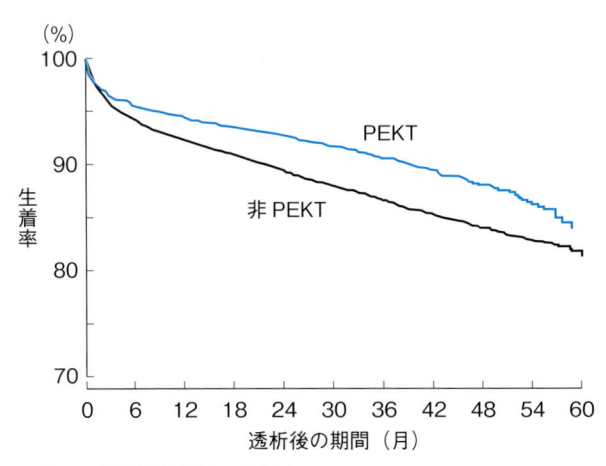

● **図2** ● 先行的腎移植の生着率
(Kasiske BL, et al. J Am Soc Nephrol. 2002; 13: 1358-64)[2]

3章 先行的腎移植(PEKT)

欧州では，オランダで腎移植の50%が生体腎移植で，PEKT の腎移植全体（生体腎のみならず献腎も含む）に占める割合が約25%であるのに対して，ベルギーでは腎移植の10%以下が生体腎移植であり，PEKT の腎移植全体に占める割合も10%以下である(図4)[8]．全体の傾向として生体腎移植の割合が高い国は PEKT の割合も高い．

● 図3 ● 先行的腎移植の生体腎移植に占める割合（2014年）

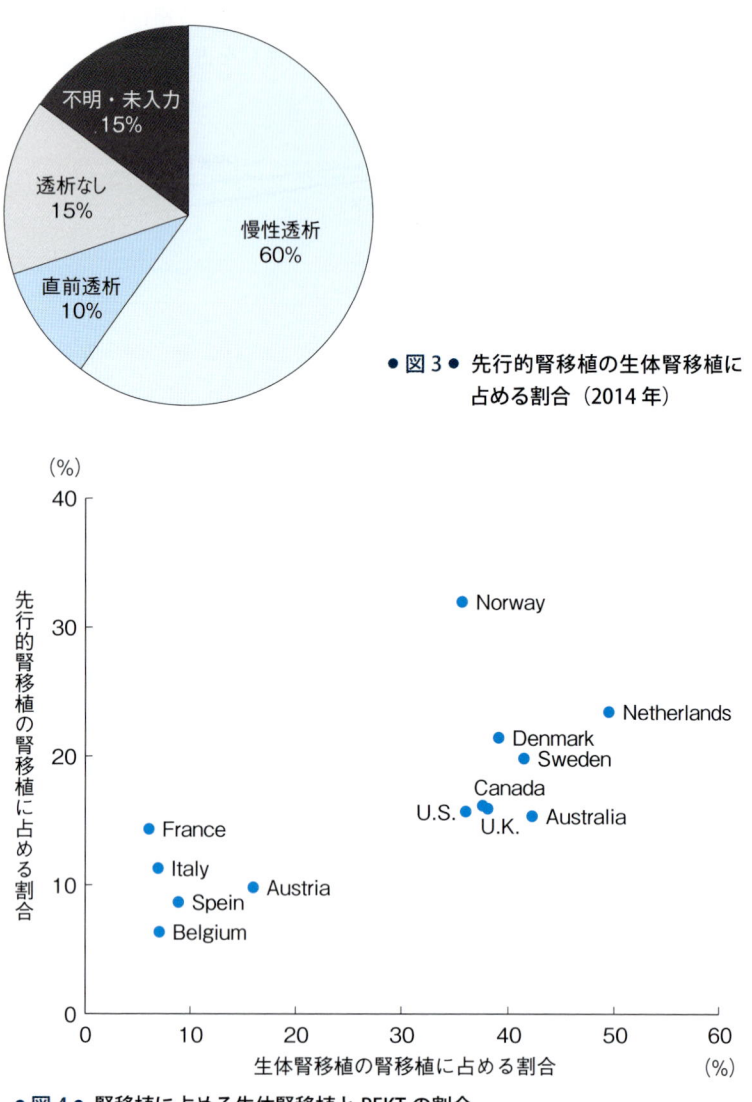

● 図4 ● 腎移植に占める生体腎移植と PEKT の割合
(Huang Y. Nephrol Ther. 2012; 8: 428-32)[8]

先行的献腎移植はいつするのがよいか

　PEKT の施行はレシピエントの腎機能と臨床症状をみながら見極める必要がある．注意すべき点として，PEKT の施行時期が早ければ予後がよくなるわけではないということがあげられる．例えば，移植時の腎機能は移植後の腎機能と関連しない（図 5）[9]．これは不必要に早く透析導入をしても，患者の予後が改善されないのと同様である．つまり腎機能に関しては透析導入を eGFR 10 mL/min/1.73 m² 以上で通常しないように，PEKT もまた eGFR 10 mL/min/1.73 m² 以上でする必要はない．しかし，腎機能低下に伴い尿毒症や体液過剰などの臨床症状が出現している場合はその限りではない．たとえ eGFR が 10 mL/min/1.73 m² 以上であっても PEKT をするのが望ましい．結局のところ，先行的腎移植は eGFR が 10 mL/min/1.73 m² 以下で腎機能低下に伴う症状が出現する"直前"にするのが理想的ではあるが，実際にはそれが難しいことが多いのは容易に想像されると思う．これはレシピエント側の要因のみならずドナー側の要因もある．例えば，ドナーが仕事や育児の関係で先行的腎移植の時期を指定することもある．現実には必ずしもレシピエントにとって"最適"な時期に先行的腎移植が行われているわけではない．

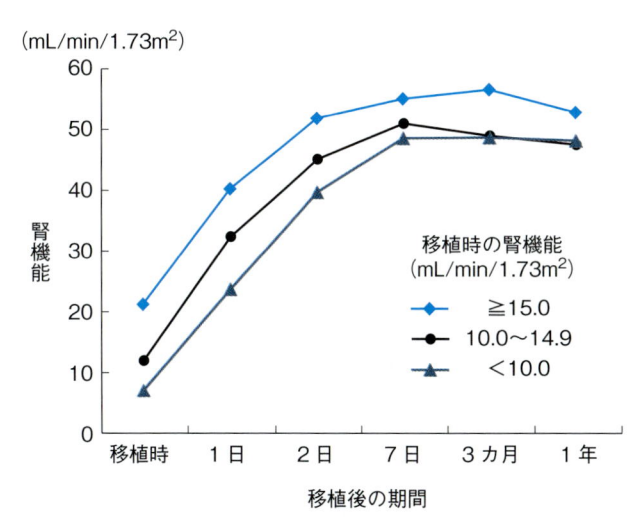

● 図 5 ● 移植時の腎機能と移植後の腎機能との関係
（Akkina SK, et al. Am J Transplant. 2008; 8: 2071-6）[9]

> **One Point** 先行的腎移植の実際
>
> 　先行的腎移植ガイドラインワーキンググループのまとめによると，本邦のPEKTは平均eGFR 8.4 mL/min/1.73 m² で施行している．本邦の透析導入の平均eGFR 6.5 mL/min/1.73 m² と比較しても妥当であると考えられる．しかし，実際には術前評価の進行状況より尿毒症出現のタイミングの方が早い場合があり，PEKTを達成できないケースも見受けられる．しかし周術期の安全を担保し，かつ中長期予後を改善させることが術前評価の目的であることから，無理にPEKTにこだわってはいけない．安全なPEKTを達成するためには，CKD第4期の比較的早い段階での腎移植のオプション提示，CKD第5期に入った時点でドナーを含めたスムーズで無駄のない術前評価を目指すべきである．

先行的腎移植は誰のためか

　PEKTはすべての末期腎不全患者のためにある．まず年齢に注目すると，小児や若年者において尿毒症に起因する成長障害を回避する意味で特に重要であるのはいうまでもない[10]．しかし同時に，高齢者においてもその予後を改善するという点から重要である．またPEKTは糖尿病性腎症，腎硬化症，糸球体腎炎といった末期腎不全の原疾患によらずその予後を改善するとされている[11]．しかし，PEKTが実際に行われることが多いのは，腎機能がゆっくりと低下し，他に合併症をあまりもたない患者である．典型的には多発性嚢胞腎（ADPKD）の患者である．米国では生体腎移植において糖尿病性腎症患者の約25％しかPEKTを受けていないのに対し，ADPKD患者の実に約50％がPEKTを受けている．原疾患によらずPEKTの恩恵を受けられるようにする必要がある．その他，米国でPEKTの恩恵を受けているのは白人，高学歴，健康保険をもっている患者であり，偏りがみられている[12]．

先行的腎移植の準備

　生体腎によるPEKTの準備は一般的な生体腎移植の準備とほぼ同じであるが，PEKTを行うためにはeGFR 20 mL/min/1.73 m² 以下になったら移植外来を受診するのがよい（表1）．一般的に生体腎移植の準備は最低数カ月から半年かかるため，初診時の段階で尿毒症症状や溢水症状を認めている場合，腎機能低下の速度が速い場合にはPEKTができないことを患者に伝える必要がある．1年以内の短期間の透析療法は予後に影響をあたえないとされており，不必要にPEKTにこだわるほうがむし

● 表1 ● 先行的腎移植の準備開始時期と実施時期

	成人	小児
準備開始時期	eGFR 20〜30 mL/min/1.73 m^2 （腎機能低下速度を考慮）	eGFR 30 mL/min/1.73 m^2 （腎機能低下速度を考慮）
実施時期	eGFR 15 mL/min/1.73 m^2 未満 ＋臨床症状	eGFR 20〜30 mL/min/1.73 m^2 ＋臨床症状

ろ危険といえる．PEKT を行うことにこだわるあまり移植前の検査がおざなりになっては本末転倒である．そのような場合は生体腎移植の準備を進めながら同時に透析アクセスを作成することとなる．腎移植まで患者の全身状態を良好に保つことを最優先するべきである．

One Point 先行的腎移植のメリットおよびデメリット（表2）

　生存率および生着率が良好であるという点が PEKT の2つの大きなメリットである．しかしそれ以外にも PEKT にはいくつかのメリットがある．移植時に残腎機能があるため移植後に透析が必要となる移植腎機能発現遅延（DGF）の発生率が少ない．その他，透析に関連した様々な合併症を避けることができ，透析開始に伴う QOL や ADL の低下も避けることができる．またそのため離職率が低いというメリットもある．そしてさらに透析医療に伴う高額な医療費を削減できる点もあげられる．また長期透析に伴う廃用性萎縮膀胱を回避できることも大きなメリットである．

　その一方でデメリットはほとんどない．しかし PEKT の準備をしている患者は透析導入を予定しておらず，予想外の急激な腎機能低下などにより PEKT 前に透析導入を余儀なくされた場合にその精神的な準備ができていないことがある．PEKT が間に合わないこともあることは予め患者に伝えておく必要がある．なお透析療法を経験している方が腎移植の恩恵を感じることができ，服薬コンプライアンスが良好であるという報告もある．

● 表2 ● 先行的腎移植のメリットとデメリット

メリット	デメリット
・生存率・生着率が良好 ・心血管系合併症の進行阻止 ・透析合併症の発症の回避 ・医療費の削減 ・廃用性萎縮膀胱の回避 ・小児では成長・発育障害の阻止	・移植後のコンプライアンスが悪い？ ・予想外の透析導入を受容できない

透析期間と移植後の予後

　移植前の透析期間の生存率に与える影響は，報告により多少差はあるものの透析導入後半年[5]から1年[4]まで（図6）は生存率に大きく影響しないとされている．そして移植前の透析方法による生存率への影響は血液透析でも腹膜透析でも差はないとされている．

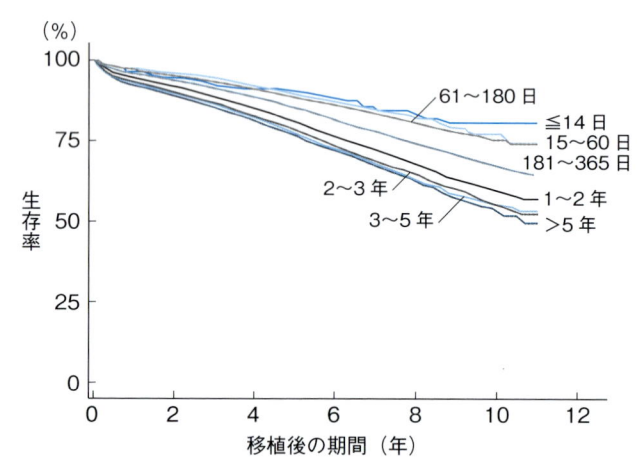

● 図6 ● 移植前の透析期間と生存率の関係（Goldfarb-Rumyantzev A, et al. Nephrol Dial Transplant. 2005; 20: 167-75)[4]

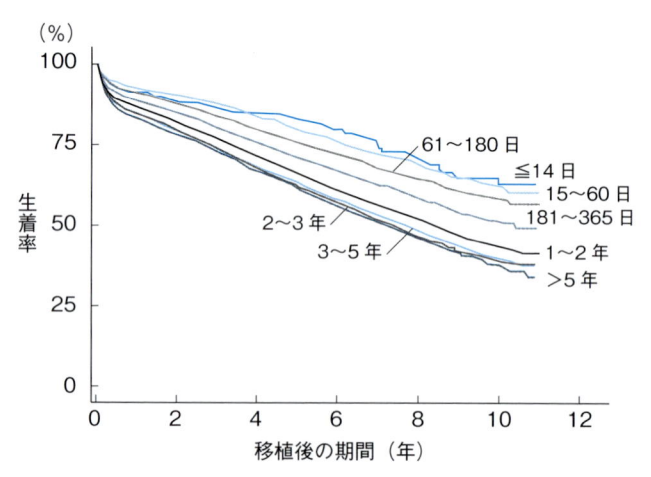

● 図7 ● 移植前の透析期間と生着率の関係（Goldfarb-Rumyantzev A, et al. Nephrol Dial Transplant. 2005; 20: 167-75)[4]

一方，移植前の透析期間の生着率に与える影響は，透析導入後半年までは大きく影響されないという報告[4]がある一方で（図7），透析期間にかかわらず生着率を下げるという報告[5]もある．生存率と比較すると生着率はより短い透析期間で影響を受けるとされている．また移植前の透析方法による生着率への影響は生命予後と同様に血液透析でも腹膜透析でも差はないとされている．

先行的腎移植の予後はなぜよいか

　PEKTの予後がなぜよいかということは，そのままなぜ透析が予後を悪化させるかということにつながる．残腎機能の低下・喪失が大きな要因と考えられている．透析開始後の残腎機能の低下・喪失により心血管疾患，低栄養，異化亢進，慢性炎症などが悪化して結果的に予後が悪化するものと考えられている[13]（図8）．このように残腎機能の低下とともに透析患者の生存率は有意に低下していく．そのなかでも最大の要因は心血管合併症の発生である．透析が短期間であれば例え高度な心機能低下があっても移植後に心機能は改善する．このことがPEKTによる生存率の改善に寄与していると考えられる．一方で，PEKTで生着率がよい要因として急性拒絶反応の発生が少ないことがあげられる．移植後6カ月までの急性拒絶反応がPEKTでは有意に少ない．これはPEKTでは細胞性免疫が低下しているためと考えられている．逆に透析期間が長いと移植後の急性拒絶反応の発生率が高くなるが[14]，その病態として透析導入による免疫の活性化が一因とされている[15]．

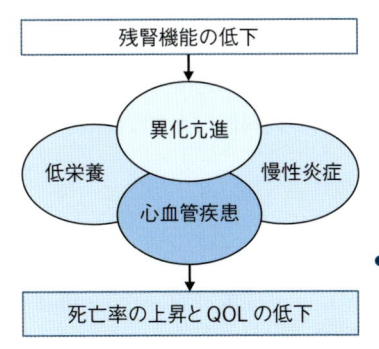

● 図8 ● 残腎機能と予後の関係
(Wang AY. Perit Dial Int. 2007; 27 Suppl 2: S228-32)

Expert Opinion　先行的献腎移植（表3）

　先行的献腎移植，つまり献腎によるPEKTを行いたい場合は献腎登録をする必要がある．本邦においても2012年7月よりPEKTでの献腎登録ができるようになった．献腎という限られたリソースを有効に活用するため，PEKTの恩恵を受けられない

時期でのPEKTは禁止されている．本邦で登録するにはeGFR 15 mL/min/1.73 m^{2}未満であり，さらに申請時から1年前後で腎代替療法が必要になると予測されている必要がある．つまり献腎待機日数を稼ぐためのみの早期献腎登録はできないようになっている．米国ではeGFR 20 mL/min/1.73 m^2 未満で先行的献腎移植を含めた献腎移植に登録できるが，それでも献腎の約10％しかPEKTに使われていない．倫理的な観点から，献腎はすべて予後の悪い透析患者を救うために活用するべきであり，PEKTに使用するべきではないという意見もある．献腎を使ったPEKTに関しては依然として議論がある．

● 表3 ● 先行的献腎移植基準

- 申請時から1年前後で腎代替療法が必要になると予測される進行性腎機能障害例
- 成人例ではeGFR 15 mL/min/1.73 m^2 未満
- 腎移植後で腎機能低下が進行してきた例ではeGFR 20 mL/min/1.73 m^2 未満

おわりに

今後PEKTを実際に増やすためには献腎ドナーが限られている本邦では生体腎移植ドナーを増やすことが重要となる．一般に生体腎移植が多い国ではPEKTの割合も高い．しかし，生体腎移植を増やせば自然とPEKTが増えると期待してはいけない．腎移植を受けられるのは透析患者であるという患者の誤解，そして腎臓内科医より透析開始前に腎移植の説明を受けていない患者の存在などPEKTへの障害は多い．PEKTを希望する患者にはPEKTを受けられるようにするのが理想的である．それにはレシピエントおよびドナーの評価期間および腎機能低下速度を考慮して時間的な余裕をもって準備を開始することが必要となる．腎臓内科医が大きな役割を果たすことが期待される．

文献

1) Meier-Kriesche HU, Port FK, Ojo AO, et al. Effect of waiting time on renal transplant outcome. Kidney Int. 2000; 58: 1311-7.
2) Kasiske BL, Snyder JJ, Matas AJ, et al. Preemptive kidney transplantation: the advantage and the advantaged. J Am Soc Nephrol. 2002; 13: 1358-64.
3) Mange KC, Joffe MM, Feldman HI. Effect of the use or nonuse of long-term dialysis on the subsequent survival of renal transplants from living donors. N Engl J Med. 2001; 344: 726-31.
4) Goldfarb-Rumyantzev A, Hurdle JF, Scandling J, et al. Duration of end-stage

renal disease and kidney transplant outcome. Nephrol Dial Transplant. 2005; 20: 167-75.
5) Meier-Kriesche HU, Kaplan B. Waiting time on dialysis as the strongest modifiable risk factor for renal transplant outcomes: a paired donor kidney analysis. Transplantation. 2002; 74: 1377-81.
6) Katz SM, Kerman RH, Golden D, et al. Preemptive transplantation--an analysis of benefits and hazards in 85 cases. Transplantation. 1991; 51: 351-5.
7) 腎移植臨床登録集計報告（2014）．2013年実施症例の集計報告と追跡調査結果．移植．2014; 49: 240-60.
8) Huang Y, Samaniego M. Preemptive kidney transplantation: Has it come of age？ Nephrol Ther. 2012; 8: 428-32.
9) Akkina SK, Connaire JJ, Snyder JJ, et al. Earlier is not necessarily better in preemptive kidney transplantation. Am J Transplant. 2008; 8: 2071-6.
10) Bock ME, Cohn RA. Pre-emptive kidney transplantation--just do it!! Pediatr Transplant. 2010; 14: 561-4.
11) Becker BN, Rush SH, Dykstra DM, et al. Preemptive transplantation for patients with diabetes-related kidney disease. Arch Intern Med. 2006; 166: 44-8.
12) Weng FL, Mange KC. A comparison of persons who present for preemptive and nonpreemptive kidney transplantation. Am J Kidney Dis. 2003; 42: 1050-7.
13) Wang AY-M, Lai KN. The importance of residual renal function in dialysis patients. Kidney Int. 2006; 69: 1726-32.
14) Mange KC, Joffe MM, Feldman HI. Dialysis prior to living donor kidney transplantation and rates of acute rejection. Nephrol Dial Transplant. 2003; 18: 172-7.
15) Kaul H, Girndt M, Sester U, et al. Initiation of hemodialysis treatment leads to improvement of T-cell activation in patients with end-stage renal disease. Am J Kidney Dis. 2000; 35: 611-6.

〈今井直彦〉

Chapter 4 ABO 血液型不適合腎移植

> **Point**
> ① ABO 血液型不適合腎移植とは A → B, A → O, B → A, B → O, AB → O 型への移植を示す．
> ② 日本での深刻なドナー不足から，ABO 血液型不適合腎移植は生体腎移植で占める割合が多く，良好な長期成績を示している．
> ③ ABO 不適合腎移植は生体腎移植でのみ行われ，脱感作療法が必須である．

はじめに

　日本での深刻なドナー不足から，ABO 血液型不適合腎移植は生体腎移植で占める割合が増加している．ABO 血液型不適合腎移植について述べる．

ABO 血液型とは

　ABO 血液型は，のちにノーベル賞を受賞した Karl Landsteiner によって 1901 年に発見され，報告されている．ABO 血液型抗原は第 9 染色体の単一多型遺伝子によって規定された，細胞膜上の糖蛋白である．基本は O 型（H 型）で赤血球の表面に N-アセチルグルコサミンがガラクトースとつながり，さらにそのガラクトースがフコースとつながっている．A 型はこの糖鎖に N-アセチルガラクトサミンが，B 型はガラクトースが，そして，AB 型はその両者が付加されている．遺伝子は共存するため，A 型の遺伝子と B 型の遺伝子を有する場合は，AB 型となる．一般に，自己の体内に存在しない血液型糖鎖抗原に対しては，おそらく細菌などの外因子が有する ABO 型類似糖鎖抗原への免疫反応・感作として，新生児〜乳児期に自然抗体として獲得される．具体的には，O 型のヒトは抗 A・抗 B 抗体を，A 型または B 型のヒトはそれぞれ抗 B 抗体，抗 A 抗体を獲得する．AB 型のヒトは ABO 血液型抗体を獲得しない．非自己 ABO 抗原に対する抗体は IgM と IgG の両者が獲得されるが，移植では主にIgG が拒絶の主役となる．

ABO 血液型抗原と拒絶反応

　ABO 抗原は各種細胞表面に存在し，血管内皮細胞にも存在する．循環している抗 A または抗 B 抗体は，移植腎の血管内皮細胞に発現している A 型または B 型抗原に反応し，補体活性を経て血管内皮細胞障害から血栓形成，出血，梗塞，壊死を引き起こし抗体関連型の拒絶反応に至る．以前はこのような ABO 不適合間移植は抗体関連型拒絶反応のハイリスクであったため行わず，通常の移植は，ドナーの ABO 抗原に対する抗体を保有しない ABO 血液型適合間または不一致間でのみ行われていた．しかし，脱感作療法，免疫抑制療法の進歩によって日本では広く普及するに至った．欧米でも遅れて，ドナー不足の影響もあって普及してきている．

One Point　A 型抗原

　A 型はさらに A1 抗原，A2 抗原の subtype に区別され，A2 抗原のほうは抗原発現が少ない．そのため，A2 型の腎臓の方が拒絶されにくく，抗体除去せずとも拒絶は免れるとの報告もある[1]．白人種では A 型の約 20％を A2 型が占めるのに対して，日本人では約 0.15％程度である[2]．なお，通常の臨床では A 型のサブタイプ解析までは行っていない．

One Point　腎移植における血液型の組み合わせ（表 1，2）

　血液型不適合とはドナーとレシピエントの血液型が異なり，かつ，ドナーからレシピエントに抗体抗原反応が起こりうる血液型糖鎖抗原がもちこまれる組み合わせの移植のことをいう．具体的には，A 型，B 型，AB 型から O 型，AB 型から A 型あるいは B 型，A 型から B 型，B 型から A 型である．なお，ドナーの血液型が O 型であればレシピエントの血液型にかかわらず ABO 適合となる．また，レシピエントの血液型が AB 型であればドナーの血液型にかかわらず ABO 血液型適合となる．

● 表 1 ● ドナーとレシピエントの ABO 血液型の関係

		レシピエントの血液型			
		A	B	O	AB
ドナーの血液型	A	一致	不適合	不適合	不一致
	B	不適合	一致	不適合	不一致
	O	不一致	不一致	一致	不一致
	AB	不適合	不適合	不適合	一致

● 表2 ● ドナーとレシピエントのABO血液型の関係

ドナーの血液型	レシピエントの血液型		
	適合		不適合
	一致	不一致	
A	A	AB	B, O
B	B	AB	A, O
O	O	A, B, AB	—
AB	AB	—	A, B, O

ABO血液型のタイピング

　血液型のタイピングは，対象となる赤血球に抗Aまたは抗B抗体血清を混ぜる．もしA抗原またはB抗原が存在していれば凝集反応が起きる．逆タイピングは，血液型既知の赤血球を，対象となる血清に混ぜる．これによって，AまたはBまたは両方の抗体の存在が証明される．この方法で再確認が可能である．

　逆タイピングはABO抗体の定性量を測定するのに用いられる．対象となる血清の段階的希釈（2倍，4倍，8倍，16倍…）が作成され，赤血球との凝集反応が起きる最希釈量で判定する．ABO血液型不適合間移植ではこれが重要となる．しかし，目視で行われる検査であるため，施設間差が多く，再現性も低くなることが問題となる[3]．フローサイトメトリーを使用した抗A・B抗体測定法もあるが，高価であることから日常臨床での使用には至っていない．

ABO血液型不適合腎移植と腎生着率（図1）[4]

　日本では腎移植の拡大を目的に生体腎移植におけるABO血液型不適合腎移植が1989年から実施されている．現在，ABO血液型不適合腎移植は生体腎移植の約30％を占め，世界的にもABO血液型不適合腎移植の多い国となっている．血液型適合の移植に比べてその成績はやや劣るとされていたものの，最近の免疫抑制療法の進歩で，血液型適合例と変わらない良好な長期腎生着率が得られるようになっている[4]．

One Point　脱感作療法について

　ABO血液型不適合腎移植ではレシピエントの抗A・抗B抗体が移植腎の血管内皮に発現しているABO血液型抗原を認識することで抗体関連型拒絶反応を起こす．また，既存抗体陽性の腎移植では，同じく移植腎に発現するHLA抗原に対する抗

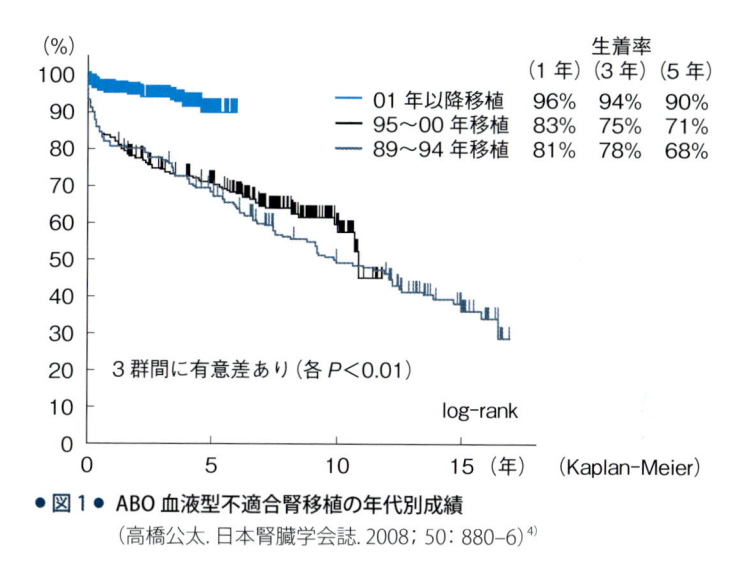

4 章　ABO 血液型不適合腎移植

● 図1 ● ABO 血液型不適合腎移植の年代別成績

（高橋公太. 日本腎臓学会誌. 2008; 50: 880-6）[4]

HLA 抗体をレシピエントが保有もしくは新たに形成することで抗体関連型拒絶反応が惹起される（5 章．既存抗体陽性の腎移植参照）．腎移植におけるアフェレシスはこのような抗体を除去する目的で施行される．移植前のアフェレシスによる抗体除去と免疫抑制薬による抗体産生の抑制をあわせて脱感作療法（desensitization）とよぶ．なお，献腎移植は緊急・準緊急手術になることが多いことから，ABO 血液型不適合腎移植は行われない．

ABO 血液型不適合の術前治療の実際

　ABO 血液型不適合では抗 A・B 抗体の産生を抑制し，既存の抗 A・B 抗体を除去し，産生を継続して抑制する，という手順で拒絶反応を予防する．そのプロトコールは施設によってまちまちであるが ABO 血液型適合（一致・不一致）の移植症例と比較して，移植前の免疫抑制薬を早めに開始し，アフェレシスで抗体除去を行うという手順は一致している．

1．抗血液型抗体の産生抑制：免疫抑制薬，リツキシマブ/脾摘

　ABO 血液型適合腎移植ではカルシニューリン阻害薬，核酸代謝拮抗薬，ステロイドの投与に加え，移植直前・移植 4 日後の抗 CD25 モノクローナル抗体（バジリキシマブ）投与が一般的である．ABO 血液型不適合腎移植ではさらなる B 細胞免疫抑制を目的にリツキシマブの投与を行う．以前は B 細胞免疫抑制に対して脾臓摘出を

行っていたが，抗CD20モノクローナル抗体（リツキシマブ）の投与にて良好な成績を得ており[5]，そのプロトコールを用いる施設が急速に広がっている．ただし，腎移植ではリツキシマブは保険未適応のため，使用できない施設もある．特に，ABO血液型不適合腎移植で術前の抗A・B抗体価が高値な症例ではアフェレシスを行う前から十分な免疫抑制を施行する必要がある．なお，既存抗体陽性症例においても同様のプロトコールで施行する．

2．抗血液型抗体の除去：アフェレシス

　ABO血液型不適合移植で除去の対象となるのは移植腎血管内皮への抗原抗体反応の原因となるIgG，IgMクラスの抗A・抗B抗体である．できるだけ抗A・抗B抗体を除去することが望ましく，多くの施設では血清抗体価をアフェレシス前後で測定し，最終アフェレシス終了時の血清抗体価が16〜32倍以下になってから移植を行っている．

　アフェレシスは全血漿交換（PE）や二重膜濾過血漿交換（DFPP）を行う（**表3**）．血漿吸着（PA）も理論上は可能であり，実際，わが国初のABO血液型不適合腎移植はDFPPとPAを組み合わせた抗体除去療法を用いているが，現段階では保険適応外となっている．現在，免疫吸着カラムBiosynsorb®は臨床治験中であり今後の動向に注目が集まる．1回あたりに処理する血漿量は抗体価を参考に，血漿の1.2〜1.5倍で計算する．

　施行頻度や回数は症例ごとの血清抗体価によって異なるが，術前に3回程度のPE，DFPPを行うことが一般的である．例えば，当施設ではDFPPと透析を直列に接続して，DFPPを2〜3回施行し，手術前日の最終アフェレシスはPEと透析を直接に接続した方法で凝固因子の補充をしている．なお，保険適応上は腎移植の術前に4回，術後に2回が認められる．

● 表3 ● 各アフェレシスの特徴
（Thielke J, et al. Semin Nephrol. 2007; 27: 408–13）[2]

	全血漿交換（PEX）	二重膜濾過血漿交換（DFPP）
置換液	新鮮凍結血漿	アルブミン加生食水
凝固因子	不変	低下
アレルギー反応	可能性あり	低率
感染症リスク	可能性あり	低率
その他	クエン酸中毒 低カルシウム血症	低ガンマグロブリン血症

One Point 抗A・B抗体価について

前述のように多くの施設では血清抗体価が16～32倍以下になってから移植を行っている．免疫抑制薬の進歩によって血清抗A・B抗体価が高くても十分な脱感作によって良好な腎生着が得られている[6]．しかし，アフェレシス後の血清抗体価のリバウンドが顕著な症例は急性抗体関連型拒絶反応のハイリスク群として慎重に対応する必要がある．抗A・B抗体価の高値例や抗体価のリバウンド例では十分な免疫抑制に加え，頻回（場合によっては10回程度）のアフェレシスできちんと術前に抗体価を下げる必要がある．逆に，移植前の段階で抗体価が16倍以下であった場合（2度は確認する）には，アフェレシスをせず，十分な移植前の免疫抑制のみでABO不適合腎移植が施行されることもある．なお，移植後約2週以内は抗A・B抗体による抗体関連拒絶を起こしうるため，移植後早期での抗A・B抗体価の上昇例では，アフェレシスを加えることがある．逆に約2週以降は免疫学的順応が誘導され，抗A・B抗体関連型拒絶反応のリスクは低下する．

One Point 腎移植手術前日の抗体除去療法について

手術前日に抗体除去を行う場合には，凝固因子を補充するためDFPPではなく，PEを行う．その際にはAB型のFFPを約40単位（循環血漿量の1.5倍）準備する．レシピエントと同じ血液型のFFPを入れてはならない．量が多いので前もって輸血部に連絡しておき，血液型の違うFFPを使用することになるので，コメントに「血液型不適合腎移植のため」と記入したほうが安心である．移植後は連日血液型抗体価を測定する．

One Point 免疫学的順応 (accommodation) とは

Accommodationは"免疫学的順応"と訳され，抗原と抗体があるにもかかわらず，細胞障害を起こす抗原抗体反応がみられない状態を意味する．その詳細な機序はいまだに明確にされていないが，移植腎の血管内皮細胞に発現するABO組織血液型抗原の変化，補体制御因子の活性化の変化，レシピエントの形質細胞による抗体産生能の変化などが考えられている[7]．この免疫学的順応はABO血液型不適合腎移植ではよくみられるが興味深いことに，ドナーHLAへの抗体が存在するとそれほどみられない．このように移植前のpre-sensitized DSAや移植後のde novo DSAなどDSAが存在すると免疫学的順応は少なく，拒絶反応や生着率の危険因子となる．

おわりに

　日本でのABO血液型不適合腎移植は良好な成績を示しており，近年では生体腎移植を考慮するうえでは，特に妨げとなることは少ない．ABO血液型不適合腎移植におけるaccommodationの病態解明は抗体関連型拒絶の治療にも応用されることが期待される．

文献

1) Nelson PW, Helling TS, Pierce GE, et al. Successful transplantation of blood group A2 kidneys into non-A recipients. Transplantation. 1988; 45: 316-9.
2) Thielke J, Kaplan B, Benedetti E. The role of ABO-incompatible living donors in kidney transplantation: state of the art. Semin Nephrol. 2007; 27: 408-13.
3) Lindberg L, Johansson SM, Liu J, et al. Is there a clinical need for a diagnostic test allowing detection of chain type-specific anti-A and anti-B? Transfusion. 2011; 51: 494-503.
4) 高橋公太. ABO血液型不適合腎移植Update. 日本腎臓学会誌. 2008; 50: 880-6.
5) Saito K, Nakagawa Y, Suwa M, et al. Pinpoint targeted immunosuppression: anti-CD20/MMF desensitization with anti-CD25 in successful ABO-incompatible kidney transplantation without splenectomy. Xenotransplantation. 2006; 13: 111-7.
6) 日本腎臓学会渉外企画委員会, 日本腎臓学会渉外・企画委員会腎移植推進委員会. 腎移植の進歩　わが国の現状と今後の展望. 東京: 東京医学社; 2006.
7) Rose ML, West LJ. Accommodation: does it apply to human leukocyte antigens? Transplantation. 2012; 93: 244-6.

〈河原崎宏雄〉

Chapter 5 既存抗体陽性の腎移植

Point

① 既存抗体にはHLA抗体やnon HLA抗体が含まれ，クロスマッチ法で検出される．これらは抗ドナー特異的抗体（donor specific antibody：DSA）とよばれる．
② DSAはその出現時期により移植時に存在するpreformed DSAと移植後に出現するde novo DSAに分けられる．
③ DSAは移植腎の生着率に影響する．
④ 既存抗体陽性例では腎移植前に脱感作療法が必要となる．

はじめに

　近年の免疫抑制薬の進歩によって，短期的な移植腎生着率は著明に改善したものの，長期的な移植腎生着率はあまり改善していない[1]．そのなかで近年の課題として取り上げられているのが，抗体関連型拒絶反応（antibody related rejection：AMR）の克服であるが，既存抗体陽性の腎移植はAMRの危険因子である．既存抗体陽性とはレシピエントが移植前からドナーに特異的な抗体（抗ドナー特異的抗体：DSA）を保持している状態をさす．特にHLAに対する抗体が重要であるが，HLA以外でもMHC class I −related chain A（MICA）抗原に対する抗体も臨床的に重要である．抗HLA抗体産生の原因としては輸血，妊娠，過去の臓器移植などがあげられる．近年，夫婦間の腎移植の割合が増えてきており，夫をドナーとする妻への腎移植ではDSAの存在に特に注意する必要がある．また明らかな抗体産生の原因がなくてもDSAを有していることもまれではない．

HLAとHLA型（図1）

　HLA（human leukocyte antigen＝ヒト白血球抗原）は1952年にDaussetによって，白血球の血液型として発見され，半世紀以上を経て，HLAは白血球だけにあるのではなく，ほぼすべての細胞に分布する主要組織適合性複合体（MHC：major histocompatibility complex）として働いていることが明らかになった．1965年になるとTerasakiらがHLA型適合度と移植腎の生着率に関係があることを発見した．

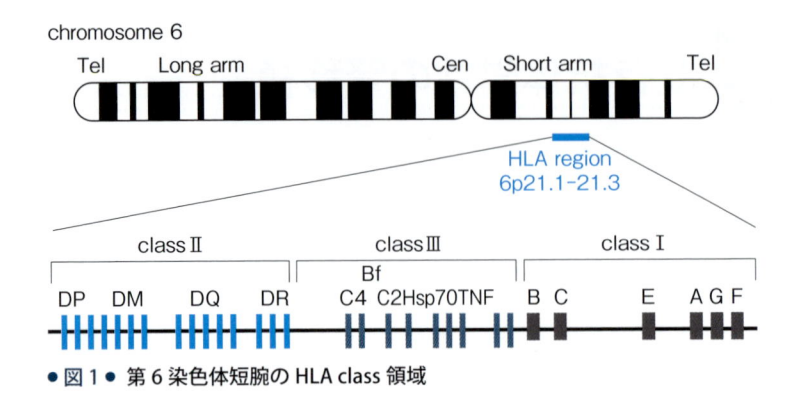

● 図1 ● 第6染色体短腕の HLA class 領域

　HLA 型を規定する遺伝子群は，第6染色体の短腕に位置していて，染色体のセントロメアから外側に class II, class I の順に2群に分かれている．class II と class I の間には class III とよばれる補体成分に関連する遺伝子などが位置する．class II には HLA-DP, DQ, DR 抗原系が，class I には HLA-B, C, A 抗原系が並ぶ．

One Point　HLA class I, II と DSA

　原因は明確ではないが，de novo DSA は HLA class II 抗体であることが多く，免疫抑制不十分または怠薬と関連し，晩期 AMR や移植腎機能の廃絶を惹起する．また，HLA class I 抗体は早期 AMR を惹起する．以上から，DSA の存在は腎機能予後と深くかかわっているものの，DSA によって拒絶反応，組織障害，腎機能障害の程度が変わる．HLA class I, II, non-HLA, 既存抗体, de novo 抗体などの違いによる病態の機序や特異度について今後の研究が期待される．

One Point　ハプロタイプおよび遺伝子型などについて（図2, 3）

　ある遺伝子座において対立遺伝子が同一である場合を「ホモ接合」といい，異なる対立遺伝子の組み合わせは「ヘテロ接合」とよぶ．そして，対立遺伝子の片方の異常のために障害が起こるのが"優性"，両方の異常により障害が起こるのが"劣性"である．ヒトをはじめ2倍体の生物は，それぞれの遺伝子座には父母に由来する2つの対立遺伝子をもつ．HLA-A 遺伝子座の場合，例えば HLA-A2 抗原に相関する対立遺伝子として，HLA-A*02:01, HLA-A*02:05, HLA-A*02:06, HLA-A*02:07 など数多く（約240個）の対立遺伝子が存在する．ヒトの体細胞では，メンデルの遺伝法則に従って母方と父方から遺伝してきた染色体（相同染色体）が一対になっているので，HLA 型も母方からの型と父方からの型の一対でできあがっ

遺伝子座 (locus)	相同染色体上の遺伝子がある場所のこと
対立遺伝子 (allele)	相同染色体上の対になっている遺伝子同士
ハプロタイプ (haplotype)	対立遺伝子の組み合わせ
遺伝子型 (genotype)	ある座位の対立遺伝子の組み合わせ

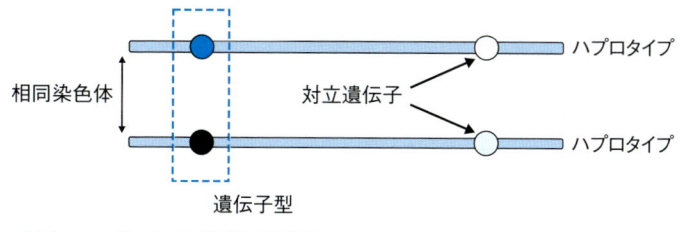

● 図2 ● ハプロタイプと遺伝子型について

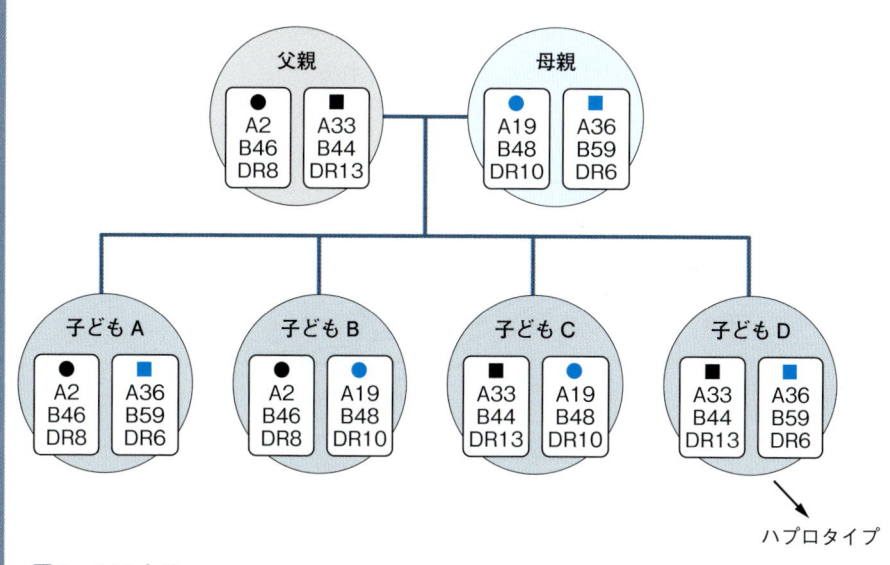

● 図3 ● HLA とは

ている．

抗HLA抗体の検出：HLAのタイピングと抗体検査

　組織適合性検査はHLAタイピングと抗体検査からなる．ドナーおよびレシピエントのHLAタイピングおよびレシピエントの血清中に存在する抗体の有無を検査する

ことは腎移植において不可欠である．抗体検査はドナーリンパ球にレシピエント血清を加える血清学的クロスマッチと既知のHLA抗原を固相化したビーズをレシピエント血清と反応させる抗HLA抗体検査がある（詳細は2章-3．組織適合性とクロスマッチの項を参照）．

HLAの一致と腎生着率

　骨髄移植ではHLAの一致が特に生着率に大きく影響するが，腎移植でも可能な限りHLAが一致，またはミスマッチが少ないほうが好ましいが[2]，近年はHLAミスマッチによる腎予後の差は軽微である[3]．HLAが1つも一致していない夫婦間生体腎移植とHLAがすべて一致した献腎移植の5年生着率がほぼ同じである（図4）[4]．HLAの一致，不一致が以前に比べて強調されなくなった原因の1つとして，近年では高性能なフローサイトメトリーを使用したクロスマッチが普及し，DSAを検出・特定することができるようになったこともあげられる．

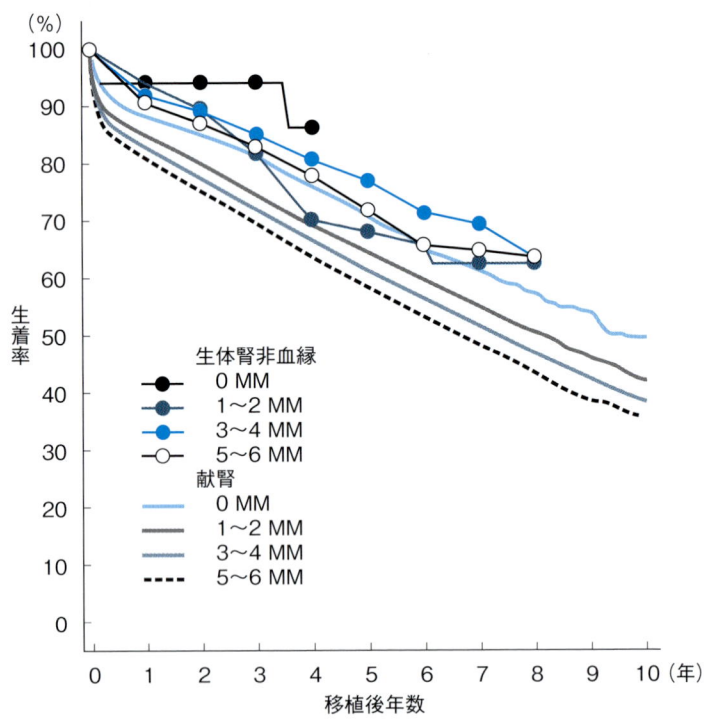

●図4● HLAミスマッチ（MM）と生着率
(Gjertson DW, et al. Kidney Int. 2000; 58: 491-9)[4]

抗ドナー特異抗体：DSA（donor specific antibody）とは

　DSAとは抗ドナー特異的抗体のことである．その種類により抗HLA抗体とnon-HLA抗体に分けられ，non-HLA抗体には抗ABO血液型抗体，抗血管内皮抗体などがある．またその出現時期により移植時に存在するpreformed DSAと移植後に出現するde novo DSAに分けられる．

　妊娠歴，輸血歴，過去の臓器移植などがpreformed DSAの原因となる．そして移植時にDSAが陽性例では陰性例と比較して，急性のAMRのリスクが高く（約2倍），またAMR発症とは独立して腎機能廃絶のリスクが高く，生着率が悪い[5,6]．このようなDSA陽性例に対しては移植前に抗体除去療法を中心とした脱感作療法を行う（後述）．

　一番問題となるのは移植後に出現するde novo DSAである．de novo DSA陽性例ではその生着率は非常に悪い[7,8]（図5）．服薬コンプライアンス不良，HLA-DR，DQミスマッチ，T細胞性拒絶反応などがde novo DSAの原因となる．しかし，DSAと拒絶反応の関連については不明な点も多い．すべてのDSA陽性患者で補体が活性化され，AMRが起こるわけではない．逆に，AMRと思われる組織所見を有する患者すべてにDSAが検出されるわけでもない．DSAの検出法とその感度が関係している可能性がある．抗HLA抗体やnon-HLA抗体の検査と臨床応用に関する新しいガイドラインが発表されており[9]，各種検査の性質などを理解するのに役立つ．

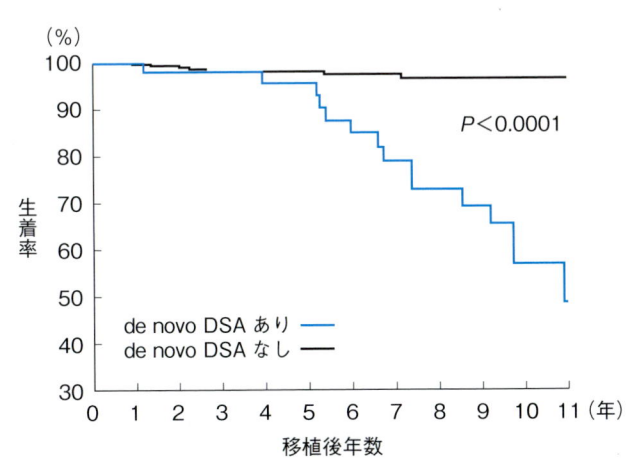

● 図5 ● de novo DSAと生着率
（Wiebe C, et al. Am J Transplant. 2012; 12: 1157-67）[7]

Do & Don't 抗 HLA 抗体

　抗 HLA 抗体の産生の原因として，輸血，妊娠，過去の移植などがあげられる．特に最近増えている夫婦間の生体腎移植において夫をドナーとする妻への移植では注意を要する．また，このような明らかな抗体産生の原因がない場合にも抗ドナーHLA 抗体を有することもあるため，腎移植前のスクリーニングは必須である．しかし，すべての抗 HLA 抗体が検出できているわけではない．通常，約 30％の症例で術前に DSA がみつかる．移植前の感作により抗 HLA 抗体が存在していてもそれがドナー特異的抗体でなければ必ずしも移植腎機能や移植腎予後に影響しない．

One Point de novo DSA 産生の予防

　de novo DSA 産生の予防には免疫抑制薬へのアドヒアランスと十分な免疫抑制が重要な要因の 1 つである．免疫抑制不足には，ステロイドの減量・中止やカルシニューリン阻害薬の減量・中止，または他剤への変更があげられる．これら免疫抑制薬の調節は，その副作用を極力抑える目的でされるが，同時に免疫抑制不足となる危険性も常にある．たとえば CNI による腎毒性はしばしば経験する腎障害の機序であるが，CNI を減量・中止して他剤に変更すると拒絶反応が惹起される可能性がある．新たに腎移植の適応を得たエベロリムスなどの使用による免疫抑制療法の進歩が今後期待される．

Expert Opinion non-HLA 抗体

　non-HLA 抗体としては血管内皮細胞の MHC class I-related chain A（MICA）抗原に対する抗 MICA 抗体，MHC class I-related chain B（MICB），vimentin，1 型アンジオテンシン II 受容体活性化抗体などが報告されている[9]．HLA 一致の兄弟間でも，PRA が 0％である群は PRA が 0％でない群と比べて 10 年生着率が良好であったことから[10]，non-HLA 抗体の存在が長期腎機能予後に関連しているとされている．なかでも抗 MICA 抗体が臨床的に重要である[11,12]．MICA 抗原はリンパ球には発現していないためクロスマッチでは検出されない．一部の抗 HLA 抗体検査キットでは（LABScreen® MICA Single Antigen など）においては，MICA 抗体も検出できる．

DSA 陽性と腎生着率

　移植前に DSA 陽性のレシピエントに対して，脱感作をせずにそのまま腎移植を

行った群と脱感作を行った群でその予後を比較すると脱感作群で有意に長期の移植腎生着率が改善し（図6），さらに慢性AMRの発生頻度が有意に減少することが報告されている[13]．また脱感作を行った上で腎移植を行ったクロスマッチ陽性群とクロスマッチ陰性群との比較ではクロスマッチ陽性群において有意に長期の移植腎生着率が

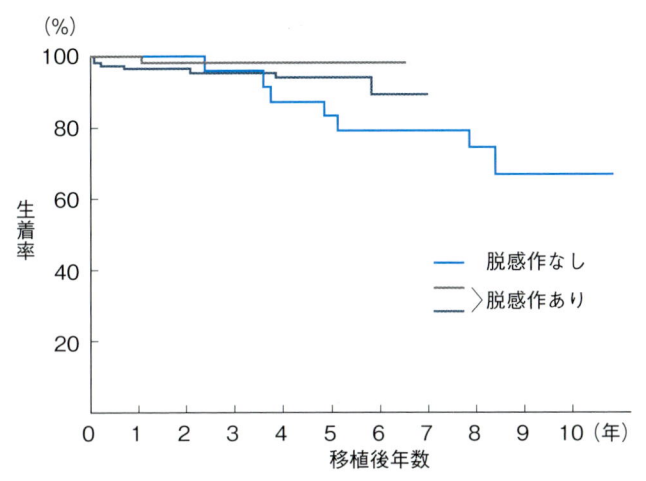

● 図6 ● 脱感作療法の有無による生着率の違い（Hirai T, et al. Transplant International. 2012; 25: 925-34[13] より改変）

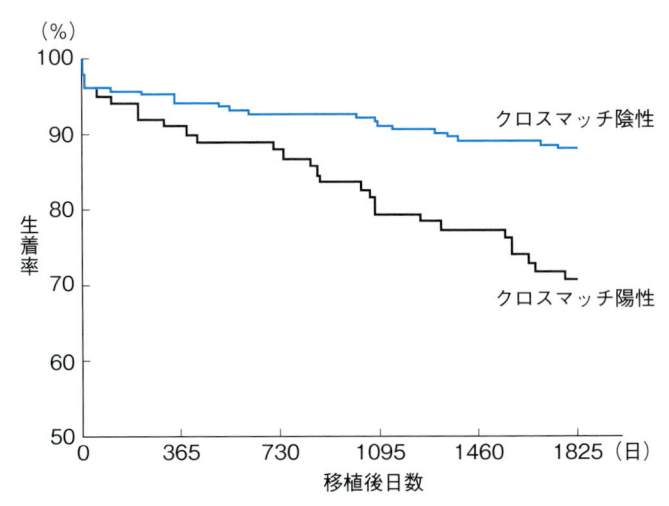

● 図7 ● 脱感作療法を施行したクロスマッチ陽性症例とクロスマッチ陰性症例の生着率の違い（Bentall A, et al. Am J Transplant. 2012; 13: 76-85[14] より改変）

悪いことが報告されている（**図7**）[14]．DSA陽性症例の長期腎生着率は脱感作療法を施行しても決して満足できるものではない．

既存抗体陽性例の術前治療の実際

　近年の抗体検査の検出力向上に伴い，より安全に腎移植が計画できるようになっている．既存抗体陽性例ではABO血液型不適合腎移植と同様に脱感作療法を行い，抗体関連型拒絶反応を予防する．施設毎に様々な脱感作プロトコールがある．前述の血清学的クロスマッチおよび抗HLA抗体検査を組み合わせることで免疫学的リスクを評価する．DSAがなければリスクなし群，DSAがあっても抗体量が少なければ低リスク群，DSAがあり抗体量が多ければ高リスク群として，感作レベルに応じた脱感作療法も可能である（**図8**）．ABO血液型不適合の移植症例と同様に，移植前の免疫抑制薬を早めに開始し，アフェレシスで抗体除去を行うという手順は一致している．現在行われている脱感作療法は主に，アフェレシス，大量グロブリン療法，リツキシマブ投与，ボルテゾミブ療法などである．米国には日本にはないドナー交換プログラムなどが存在し，より免疫学的に条件のよいペア同士での移植が試みられている[15]．

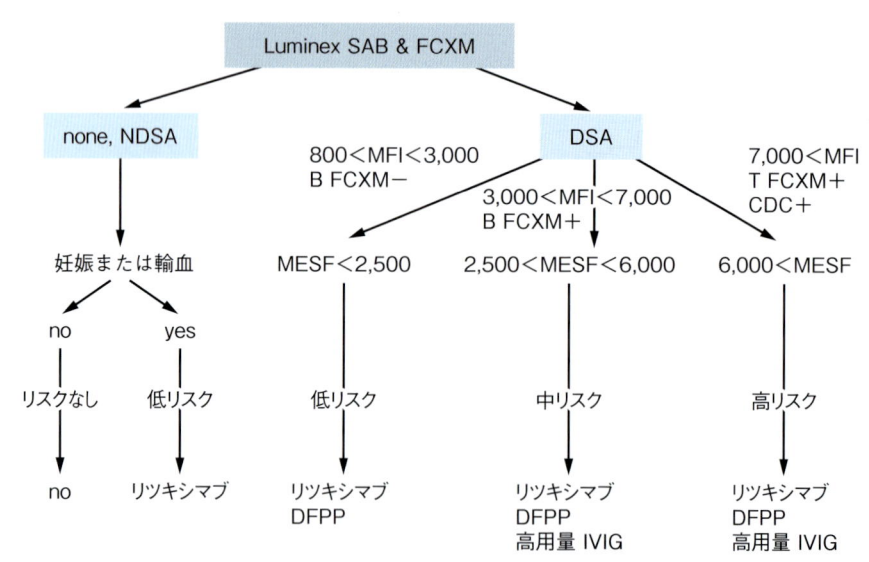

● **図8** ● **免疫学的なリスクによる脱感作および免疫抑制療法の選択の一例**
（田邊一成．泌尿器外科．2013；26：37-9）

Expert Opinion　MFI 値の問題点と MESF

　DDSA の強度が高いほど AMR の頻度が高い[16]．そして一般に median fluorescent intensity（MFI）値は DSA の強度として捉えられている．しかし，その測定に使用するフローサイトメトリーがもつレーザー出力は同じ機種であっても施設により異なり，また同じ機械であっても測定条件により異なる．そのため，その値を単純に比較しただけで DSA の強度の比較をできないことが問題となっている．つまり DSA の強度が脱感作療法により十分減少したかの判断が難しい．現在，可溶性蛍光色素分子等量（molecules of equivalaent soluble fluorochrome：MESF）による検査解析法の標準化が進められている[17]．

Column　IVIG による脱感作

　IVIG の作用機序の詳細は不明である．しかし，補体に結合する抗体の中和，補体の抑制，抗体を産生する形質細胞の抑制，炎症性サイトカインの中和や抗炎症サイトカインの誘導などの作用があるとされている．PRA≧50％を有する腎移植待機者に対して高用量 IVIG（2 g/kg/月）の 4 カ月間投与とプラセボを比較した RCT では高用量 IVIG 使用群では有意な PRA の低下を認め，有意に移植実施率が向上したと報告されている[18]．さらなる脱感作を目標にリツキシマブとの併用が海外では積極的にされるようになり，既存抗体陽性症例に対する脱感作のプロコトールとしては

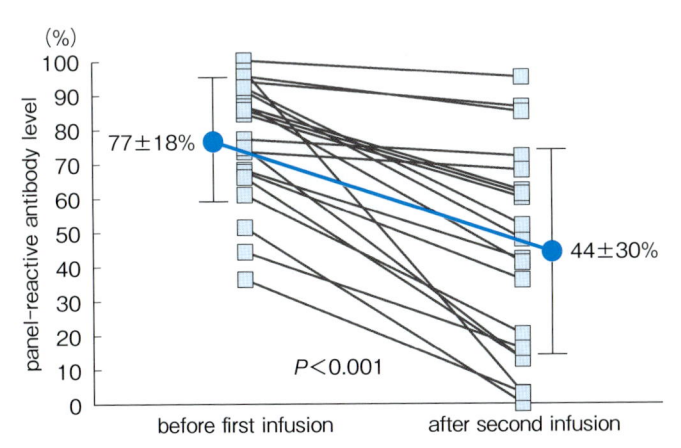

● 図 9 ● 高用量 IVIG＋リツキシマブ（抗 CD20 抗体）による脱感作療法
（Vo AA, et al. N Engl J Med. 2008；359：242-51）[16]

血漿交換＋低用量 IVIG＋リツキシマブ（抗 CD20 抗体）または高用量 IVIG＋リツキシマブ（抗 CD20 抗体）を使った報告が多い（図9）[16]．

おわりに

DSA の移植腎に対する影響，病態，対処法について述べた．DSA の検出と脱感作は移植腎生着に大きな影響を与えることが判明しているが，その検出法や脱感作の方法・タイミングに関して，統一された見解はまだない．DSA の検出法の進歩，DSA 産生の新たな病態の解明，DSA による AMR 治療の進歩などによって，今後もさらなる診断・治療の変化が予想される領域であり，継続的に update していく必要がある．

文　献

1) Meier-Kriesche HU, Schold JD, Kaplan B. Long-term renal allograft survival: have we made significant progress or is it time to rethink our analytic and therapeutic strategies? Am J Transplant. 2004; 4: 1289-95.
2) Meier-Kriesche HU, Scornik JC, Susskind B, et al. A lifetime versus a graft life approach redefines the importance of HLA matching in kidney transplant patients. Transplantation. 2009; 88: 23-9.
3) Su X, Zenios SA, Chakkera H, et al. Diminishing significance of HLA matching in kidney transplantation. Am J Transplant. 2004; 4: 1501-8.
4) Gjertson DW, Cecka JM. Living unrelated donor kidney transplantation. Kidney Int. 2000; 58: 491-9.
5) Lefaucheur C, Loupy A, Hill GS, et al. Preexisting donor-specific HLA antibodies predict outcome in kidney transplantation. J Am Soc Nephrol. 2010; 21: 1398-406.
6) Mohan S, Palanisamy A, Tsapepas D, et al. Donor-specific antibodies adversely affect kidney allograft outcomes. J Am Soc Nephrol. 2012; 23: 2061-71.
7) Wiebe C, Gibson IW, Blydt-Hansen TD, et al. Evolution and clinical pathologic correlations of de novo donor-specific HLA antibody post kidney transplant. Am J Transplant. 2012; 12: 1157-67.
8) Hidalgo LG, Campbell PM, Sis B, et al. De novo donor-specific antibody at the time of kidney transplant biopsy associates with microvascular pathology and late graft failure. Am J Transplant. 2009; 9: 2532-41.
9) Tait BD, Süsal C, Gebel HM, et al. Consensus guidelines on the testing and clinical management issues associated with HLA and non-HLA antibodies in transplantation. Transplantation. 2013; 95: 19-47.
10) Opelz G. Non-HLA transplantation immunity revealed by lymphocytotoxic antibodies. Lancet. 2005; 365: 1570-6.
11) Zou Y, Stastny P, Süsal C, et al. Antibodies against MICA antigens and kidney-transplant rejection. N Engl J Med. 2007; 357: 1293-300.
12) Terasaki PI, Ozawa M, Castro R. Four-year follow-up of a prospective trial of

HLA and MICA antibodies on kidney graft survival. Am J Transplant. 2007; 7: 408-15.
13) Hirai T, Kohei N, Omoto K, et al. Significance of low-level DSA detected by solid-phase assay in association with acute and chronic antibody-mediated rejection. Transplant International. 2012; 25: 925-34.
14) Bentall A, Cornell LD, Gloor JM, et al. Five-year outcomes in living donor kidney transplants with a positive crossmatch. Am J Transplant. 2012; 13: 76-85.
15) Marfo K, Lu A, Ling M, et al. Desensitization protocols and their outcome. Clin J Am Soc Nephrol. 2011; 6: 922-36.
16) Vo AA, Lukovsky M, Toyoda M, et al. Rituximab and intravenous immune globulin for desensitization during renal transplantation. N Engl J Med. 2008; 359: 242-51.
17) Ishida H, Hirai T, Kohei N, Significance of qualitative and quantitative evaluations of anti-HLA antibodies in kidney transplantation. Transplant International. 2010; 24: 150-7.
18) Jordan SC. Evaluation of intravenous immunoglobulin as an agent to lower allosensitization and improve transplantation in highly sensitized adult patients with end-stage renal disease: Report of the NIH IG02 Trial. J Am Soc Nephrol. 2004; 15: 3256-62.

<河原崎宏雄>

Chapter 6 免疫抑制薬について

Point

① 腎移植における免疫抑制療法は多剤併用療法が基本である.
② 拒絶反応抑制と過度の免疫抑制による副作用の発現とのバランスが重要である.
③ 維持免疫抑制療法の minimization に伴う慢性抗体関連型拒絶反応の出現には十分注意が必要である. 根拠をもって薬剤調整を行うべきである.
④ 実際の処方とアドヒアランスは異なる. 多職種間での情報共有が重要である.

はじめに

　腎移植の成績向上は免疫抑制薬の発展とともに進んできた. 現在の免疫抑制療法はほぼ確立された形となり, 移植腎機能障害の原因のうち免疫学的要因（拒絶反応）は比較的コントロールされるようになってきた. しかしその一方で, 非免疫学的要因である生活習慣病（メタボリック症候群）からの移植腎機能障害, 心血管疾患発症, 感染症, 悪性腫瘍による移植腎生着中の死亡, が大きな問題となっている. このように免疫抑制薬は拒絶反応の抑制と過度の免疫抑制による副作用の発現のバランスが大事となる. またそのなかでも中核をなすカルシニューリン阻害薬は薬物相互作用の問題も多く, 使用に当たっては十分な知識と経験が必要になる. 本稿では苦手意識をもちやすい"基礎的"な免疫学からのアプローチは可能な限り避け, 臨床で必要な免疫抑制薬使用の"実践的"なアプローチを中心に概説する.

免疫抑制薬の変遷と移植成績（図1）[1]

　腎移植が初めて長期生着したのは, 1954 年に行われた一卵性双生児間の移植である. 一卵性双生児間であったために血液型および HLA は当然一致しており, 免疫抑制薬なしで 8 年間生着した. しかしこれはあくまで一卵性双生児間の移植であり, 一卵性双生児間以外の腎移植の場合には免疫応答を抑制するために, 免疫抑制薬が必要不可欠である. 1950 年から 1960 年代にかけては, 拒絶反応の詳細なメカニズムがわかっていない状況であったことや, 放射線照射, 6-MP（メルカプトリン）, ス

6章 免疫抑制薬について

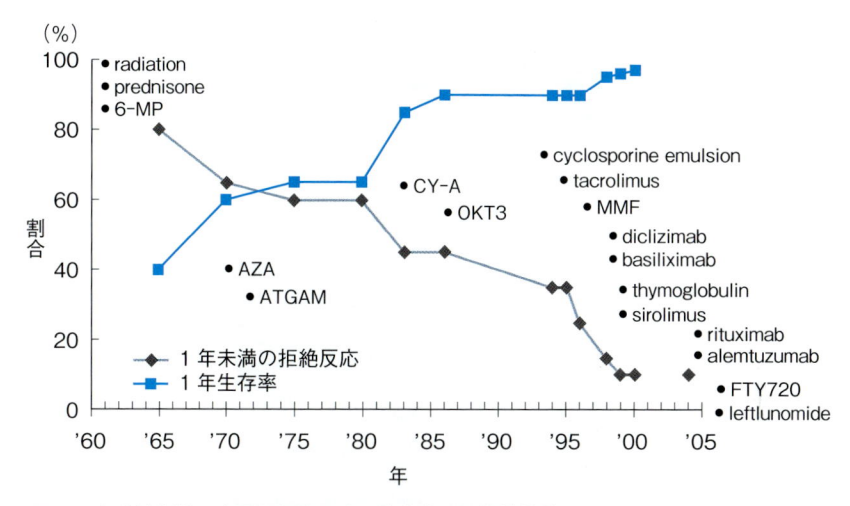

●図1● 免疫抑制薬の変遷と拒絶反応・生存率の経年的推移
(Zand MS. Semin Dial. 2005; 18: 511-9)[1]

テロイドなど効果の低い免疫抑制薬しか使用できず，移植腎予後は非常に悪かった．1970年代後半になりカルシニューリン阻害薬（CNI）のシクロスポリンが開発され，飛躍的な成績の向上を認めた．さらにその10年後にシクロスポリンの吸収を安定化させたマイクロエマルジョン製剤やタクロリムスが登場してさらに成績が向上している．また本邦においては2000年にミコフェノール酸モフェチル，さらに抗体製剤であるバシリキシマブが使用可能となり，免疫抑制薬はほぼ現在のスタンダードとなった．

Column　腎臓内科医ははじめから腎移植に関与していた

　前述の初めて長期生着した腎移植には外科医のみならず内科医もこのチームに参加していた．形成外科医（Joseph E. Murray），泌尿器科医（Hartwell Harrison），腎臓内科医（John P. Merrill）の3名が主体となり1954年12月23日に行われた（図2）[2]．この壁画はハーバード大学医学部図書館のメインロビーにある（図3）[3]．欧米では基本的に腎移植に腎臓内科医が関与しており，本邦でも包括的腎不全治療の実践や腎移植の成績の向上のためにさらなる腎臓内科医の腎移植への関与が望まれる．特に腎移植後の内科的管理（他章参照）において内科医の果たす役割は大きい．

6章　免疫抑制薬について

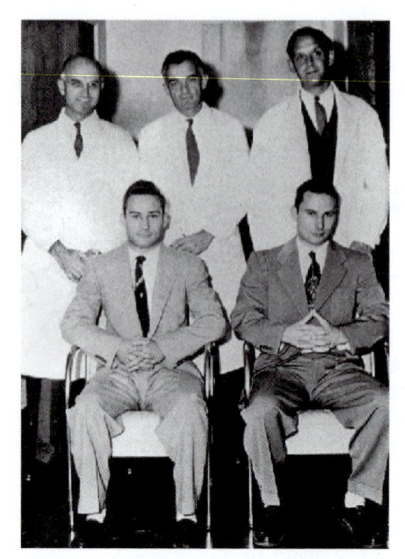

●図2● 上段左から，形成外科医，腎臓内科医，泌尿器科医，下段左からレシピエント，ドナー

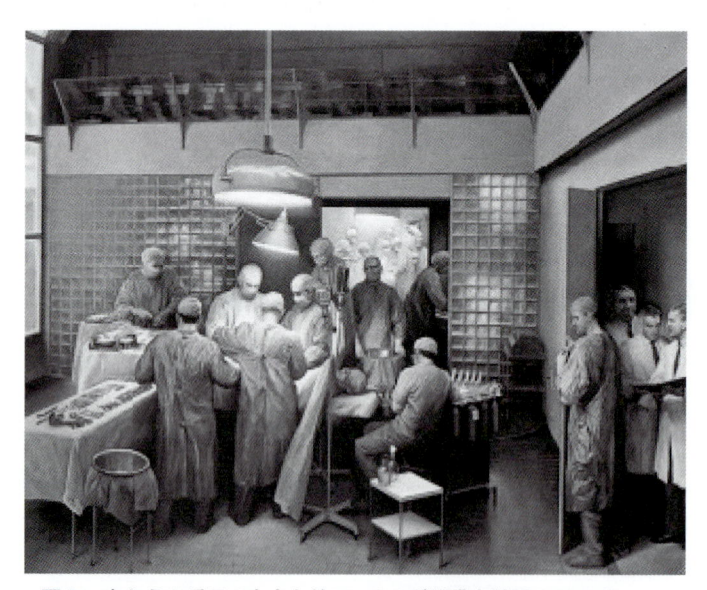

●図3● 右から2番目の白衣を着ているのが腎臓内科医のMerrill

免疫抑制療法の基本

免疫抑制療法は導入療法（induction therapy）と維持療法（maintenance therapy）の2つからなる（**表1**）．

● 表1 ● 免疫抑制薬の基本

導入療法	抗IL-2受容体抗体	バシリキシマブ
維持療法	ステロイド	プレドニゾロン/メチルプレドニゾロン
	CNI	シクロスポリン/タクロリムス
	代謝拮抗薬	MMF/AZA/MZ
	mTOR阻害薬	EVR

1．導入療法

導入療法は急性拒絶反応が最も起こりやすい移植後数日から数週間にかけて強力な免疫抑制をかけるために行う．生物学的製剤である抗体製剤が投与される．欧米のガイドラインでは，初期免疫抑制療法の一部として生物学的製剤による導入療法を推奨しており，さらに，抗IL-2受容体抗体を導入療法の第1選択とすることを比較的高いグレードで推奨している[4]．また免疫学的リスクの高いレシピエントに対しては，抗IL-2受容体抗体ではなく，抗リンパ球抗体を投与することを推奨している．本邦においてはバシリキシマブのみ使用可能である．

2．維持療法

維持療法は複数の免疫抑制を組み合わせることで各薬剤の投与量を減らし副作用の発現を軽減させる目的で多剤併用療法を行うことが基本である（**図4**）．ステロイド・CNI・代謝拮抗薬の3剤併用療法が一般的である．通常，生体腎移植の場合は移植数日前からその内服が開始となる．その一方で，献腎移植は緊急手術であるために手術直前もしくは手術時からの投与となる．CNIはタクロリムスが，代謝拮抗薬はMMFが第1選択薬である．ただし，3剤のうちでステロイドは最初から投与しないことや移植後1週間で中止するというレジメンもある[4]．

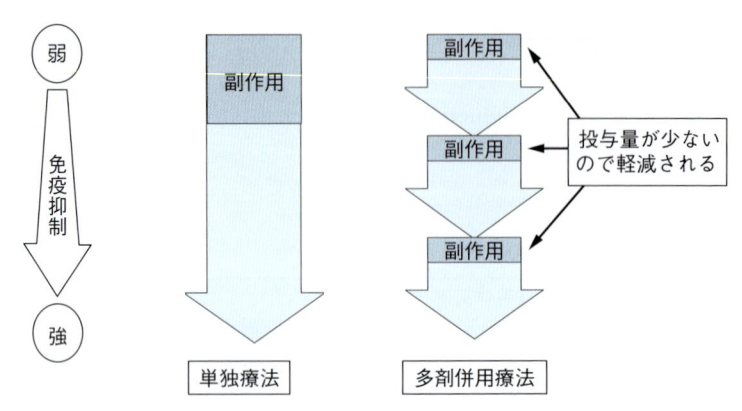

● 図 4 ● 多剤併用療法による副作用軽減のイメージ

One Point 免疫抑制薬の減量

　急性拒絶反応のリスクが高いのは移植後3カ月程度であり，その期間を過ぎ拒絶反応がなければ免疫抑制薬の減量（minimization）を試みる．ただし安易な根拠のない減量は de novo DSA 産生の原因ともなるので注意が必要である．近年 mTOR 阻害薬が本邦でも使用可能となっている．CNI による種々の副作用を回避するために CNI minimization や CNI withdrawal（mTOR 阻害薬への切り替え）が試みられている．ステロイドは移植後1週間を過ぎて使用している場合は，その後完全には中止しないほうがよいとされている[4]．

Expert Opinion 免疫抑制薬はどこで何を"抑制"しているのかを意識する

　免疫反応は移植腎を非自己として認識し，抗原提示細胞がリンパ組織で T 細胞および B 細胞を活性化，増殖させる．そして活性化された T 細胞は細胞障害性 T 細胞となり直接移植腎を攻撃し，B 細胞は抗体を産生して移植腎を攻撃する（図 5）[5]．
　移植後早期の急性拒絶反応の主体は T 細胞性拒絶である．また ABO 不適合腎移植や既存抗体陽性移植の場合は抗体産生を抑制するために B 細胞の抑制も強化する必要がある．一方，慢性期の慢性拒絶反応の主体は B 細胞の抑制が不十分な状況で DSA の産生が起こる B 細胞性拒絶である．B 細胞の抑制を十分に行い，必要最低限の T 細胞抑制を続ける．非常に大まかには以上のように考え，その戦略として T 細胞系を抑制する CNI，B 細胞系を抑制する MMF を中心にその投与量を調整する．
　T 細胞の活性化を抑制する免疫抑制薬はいくつかあるが，そのシグナル伝達経路と免疫抑制薬の作用点をみてみると理解が深まる（図 6）[6]．例えば，本邦において

6章 免疫抑制薬について

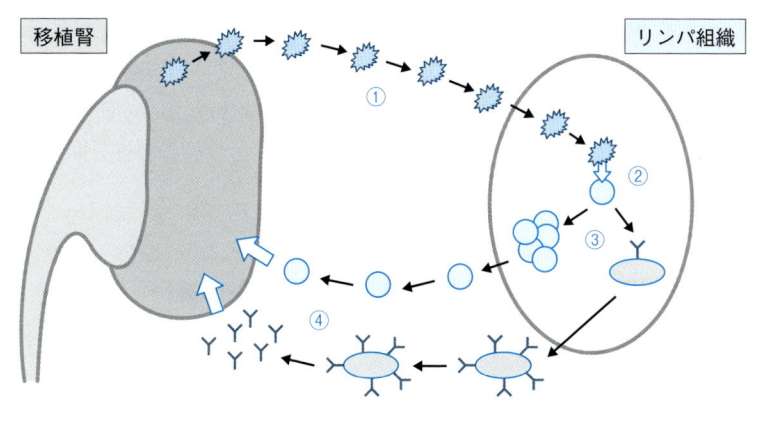

● **図5● 移植腎への免疫反応の流れ**（柴垣有吾. 腎移植の進歩 わが国の現状と今後の展望. 東京: 東京医学社; 2006[5]）を改変）
① 移植後のドナーおよびレシピエント由来抗原提示細胞（APC）のリンパ組織への移動
② 抗原提示細胞によるT細胞およびB細胞の活性化
③ サイトカインなどによるT細胞およびB細胞の増殖
④ 増殖した活性化T細胞およびB細胞の末梢への移行と移植腎へのダメージ

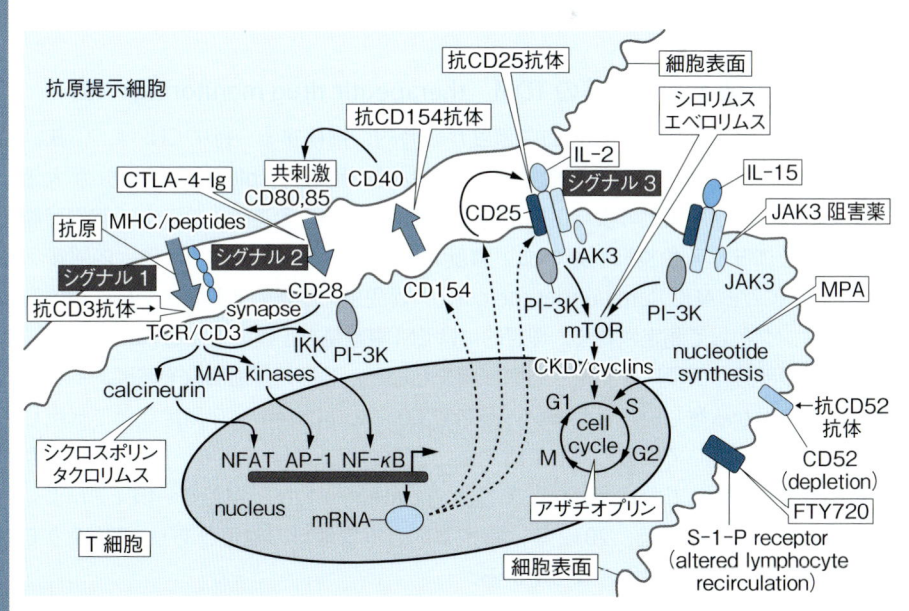

● **図6● T細胞活性化の3つのシグナル**（Halloran PF. N Engl J Med. 2004; 351: 2715–29[6]）を改変）
シグナル1: 抗原（HLA）の認識，シグナル2: 共刺激，シグナル3: 細胞増殖

6章 免疫抑制薬について

導入療法で使用される抗体製剤であるバシリキシマブは抗 IL-2 受容体抗体（抗 CD25 モノクローナル抗体）であり，シグナル 3 を抑制し T 細胞の増殖を抑制している．また普段使用していない薬剤，例えば有名な Symphony 研究の導入療法で使用されたダクリツマブも，本邦のバシリキシマブと同様の部位を抑制する抗体製剤であることがわかる．

Column 米国と本邦の免疫抑制療法のトレンドの違い

米国では導入療法の抗体製剤はサイモグロブリンやアレムツズマブなどが約 60％を占め，本邦で唯一保険適応があるバシリキシマブが約 30％程度である．また CNI は約 90％がタクロリムスを使用し，代謝拮抗薬も MMF が 90％以上を占める．ステロイドは約 30％が使用しておらず本邦の傾向とは大きく異なる[7]．

一方，本邦は保険適応となっている免疫抑制薬の種類が少ないために，ほぼ統一された導入療法および維持療法となっている．導入療法の抗体製剤はバシリキシマブが約 95％で使用されている．維持療法としてはステロイドおよび CNI が 90％弱で使用されている．CNI は約 80％がタクロリムスを使用し，代謝拮抗薬も MMF が約 80％を占めている．また近年 mTOR 阻害薬を使用するプロトコールが増加しており，mTOR 阻害薬は約 10％で使用されている[8]．

One Point 免疫抑制薬の TDM（therapeutic drug monitoring）（図7）

免疫抑制薬を内服すると血中濃度が経時的に推移する．特に CNI は，①狭い治療域濃度，②個体間および個体内での生物学的利用能（bioavailability）が大きく異なり，固定用量での投与には不向きな薬剤である．そこで，コスト・実現可能性などを加味して免疫抑制薬の血中濃度測定を行う．トラフ（C0）値，内服後 2 時間値（C2），AUC（area under the curve）が免疫抑制薬の効果判定や副作用のモニタリングとして測定される．理想的には CNI 曝露量を正確に捉える AUC 0～12h（グレーの部分総面積）を測定するのが望ましいが，頻回の採血回数や時間的拘束，コストの面から難しいことが多い．そこで C0，AUC 0～4h，C2 測定などで代用し，調整の根拠としている．同じ CNI でも，タクロリムスは AUC 0～12h と C0 がよく相関するとされており，シクロスポリンは AUC 0～12h と AUC 0～4h, C2 がよく相関するとされている．2012 年に特定薬剤治療管理料の改正があり，MMF と EVR の血中濃度測定も可能となっている．

6章　免疫抑制薬について

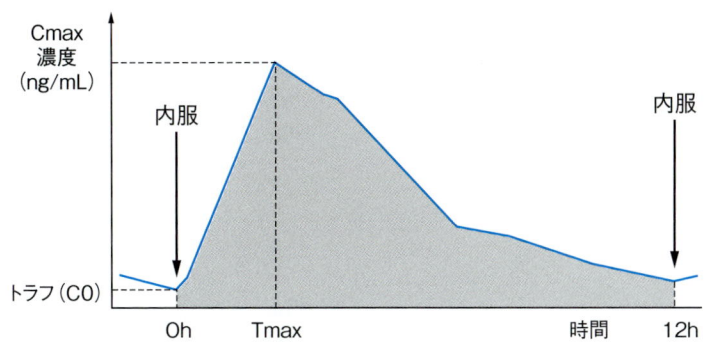

●図7● 免疫抑制薬内服の血中濃度の推移

各論（表2〜5）

　各免疫抑制薬の詳細，投与量，副作用，使用にあたっての注意点などを簡単に述べる．施設毎のプロトコールがあり，特にTDMによるtarget AUC，C0値などは絶対的なものはないが，参考として提示する．

1．抗体製剤

a．バシリキシマブ（表6）

　バシリキシマブはヒト/マウスキメラ型抗体のためにinfusion reactionが少なく，中和抗体もできにくい．また，CD25は活性化T細胞のみに発現しているため，抗CD3モノクローナル抗体であるムロモナブCD3（OKT3）とは異なり，バシリキシマブは選択的に拒絶反応に関与する活性化T細胞のみを抑制する．腎移植後の急性拒絶反応の抑制に保険適応があり，移植前2時間以内（術中）と移植後4日後に1回40 mgを2回点滴投与する．IL-2受容体の発現を約45日間抑制できるため，この期間はT細胞性拒絶の抑制効果は高い．KDIGOのガイドラインでは，導入免疫抑

●表2● 本邦で使用可能な抗体製剤

	一般名	商品名
抗IL-2受容体抗体 抗CD25モノクローナル抗体	バシリキシマブ	シムレクト®
抗リンパ球ポリクローナル抗体	抗ヒト胸腺細胞ウサギ免疫グロブリン	サイモグロブリン®
抗CD3モノクローナル抗体	ムロモナブ-CD3	オルソクローンOKT-3®
抗CD20モノクローナル抗体	リツキシマブ	リツキサン®

6章 免疫抑制薬について

● 表3 ● 本邦で使用可能な維持免疫抑制薬

	一般名	略	商品名	投与方法
代謝拮抗薬	ミコフェノール酸モフェチル	MMF	セルセプト®	内服
	ミゾリビン	MZ	ブレディニン®	内服
	アザチオプリン	AZA	イムラン® アザニン®	内服
カルシニューリン阻害薬	シクロスポリン	CyA CsA	ネオーラル® サンディミュン®	内服 点滴・内服
	タクロリムス	Tac FK506 TAC-ER	プログラフ® グラセプター®	内服・点滴 内服
mTOR阻害薬	エベロリムス	EVR RAD	サーティカン®	内服
ステロイド	プレドニゾロン メチルプレドニゾロン	PSL mPSL	プレドニン® プレドニゾロン® メドロール®	内服 点滴

● 表4 ● 本邦未承認の抗体製剤

本邦未承認の薬剤	一般名	商品名
抗ヒト化CD25モノクローナル抗体 抗IL-2受容体抗体	ダクリズマブ	ゼナパックス®
抗ヒト化CD52モノクローナル抗体	アレムツズマブ	キャンパス-1H®
CTLA4細胞外領域をもつヒトIgG製剤（CTLA-4Ig）	ベラタセプト	Nulojix®

● 表5 ● 移植関連薬剤で骨髄抑制を起こす薬

	高頻度	低頻度
貧血	AZA, MMF, RAS阻害薬	CNI, OKT3, ST合剤
好中球減少	AZA, MMF, 抗リンパ球抗体, VGCV, ST合剤	RIT, RAS阻害薬
血小板減少	MMF, AZA, 抗リンパ球抗体	OKT3, VGCV

● 表6 ● バシリキシマブ（シムレクト®）：抗IL-2受容体抗体（抗CD25モノクローナル抗体）

略称	Basi, BXM
投与量	移植前2時間以内（術中）と移植後4日後の2回．1回20 mgを点滴投与

制療法として抗体製剤の使用を推奨している[4]．メタ解析では移植後6カ月および1年の拒絶反応抑制効果がプラセボ群と比較して有意に良好であった[9]．欧米ではより強力なT細胞枯渇性抗体製剤のサイモグロブリンが使用される割合が高い．しかし本邦においてサイモグロブリンは急性拒絶反応の治療に対する保険適応はあるが，導入療法に対する保険適応はまだない．

One Point ベラタセプトについて

ベラタセプトはCTLA4にイムノグロブリンのFc部分を結合させた抗体製剤である．抗原提示細胞上のレセプターであるCD80/86に結合し，T細胞上のCD28との結合を阻害して CD80/86とCD28による共刺激を抑制する．ベラタセプトはシクロスポリンと比較して生存率や生着率に差がないと報告されている（BENEFIT研究）[10]．また急性拒絶反応を同等に抑制しながらも，移植腎機能を良好に保ち，高脂血症を軽減して心血管系イベントを減少させるとされている．本邦においては腎移植に保険適応はない．

2．ステロイド

腎移植に用いられるステロイドは，プレドニゾロン（PSL）とメチルプレドニゾロン（MP）である．各種サイトカインを抑制することによるTおよびB細胞抑制作用を発揮すると同時に，抗炎症作用も併せもつ．PSLとMPのどちらを用いるかは施設によって異なるが，MPの方がリンパ球抑制作用が強く，生着率が良好であるとの報告もある[11]．合併症が多くステロイドは糖/脂質代謝障害，高血圧，消化管出血，緑内障，白内障，座瘡，満月様顔貌，大腿骨頭壊死，骨粗鬆症などを認めるが，他の免疫抑制薬との併用により近年ではその使用量は少なくなってきている．ステロイド早期離脱やステロイドをまったく使用しない免疫抑制療法も行われている．

3．カルシニューリン阻害薬（CNI）

カルシニューリンは細胞質に存在する蛋白質脱リン酸化酵素である．この酵素はnuclear factor activated T-cell（NFAT）を脱リン酸化し，インターロイキン2などのサイトカイン産生を亢進する．CNIには，シクロスポリンとタクロリムスがある．まったく構造は違うものの，シクロスポリンはシクロフィリンを，タクロリムスはFK binding proteinと結合し，両者ともカルシニューリンを阻害することにより，インターロイキン2の産生を阻害しT細胞活性化と増殖を抑制する．小腸や肝臓におけるCYP3A4やP糖蛋白による代謝を受ける．副作用および薬物相互作用を引き起こす薬剤が多く注意が必要な薬剤である．CNI（タクロリムスとシクロスポリン）

6章 免疫抑制薬について

共通の副作用と，各々に特徴的な副作用がある．

a．タクロリムス（表7）

TDM が必要である．AUC 0～12h とトラフ値がよく相関する．トラフ値を術後早期は 10 ng/mL 前後とやや高め，維持期は 5 ng/mL 前後を目標とすることが多い．しかし患者毎で吸収が異なるためトラフ値との乖離を認めることもある．移植後早期は可能な限り AUC を複数回測定し，患者個人のトラフ値との相関や乖離を確認しておくことは非常に重要である．

副作用としては，シクロスポリンに比較し耐糖能障害/移植後新規発症糖尿病（NODAT）が多い[12,13]．またタクロリムスに特徴的な副作用としては，脱毛，振戦，胸痛・動悸，消化器症状などである．肝代謝のため肝障害を呈することも多い．CNI 共通の副作用もある．また CYP3A4 で代謝を受けるために様々な薬剤との相互作用に注意しなければならない．

● 表7 ● **タクロリムス**（プログラフ®，グラセプター®）

略称	Tac, FK506　＊徐放性製剤の場合，TAC-ER
ターゲット	T 細胞抑制
初期投与量	0.2 mg/kg/日（0.1 mg/kg/回×2 回），0.1～0.25 mg/kg/日（0.05～0.125 mg/kg/回×2 回）[†] ＊TAC-ER の場合は 0.15 mg/kg/日（1 日 1 回投与），0.1～0.25 mg/kg/日[†]
維持投与量	下記，目標トラフ値や AUC に合わせて調整
コントロール	トラフ値[†]：0～1 カ月：8～15 ng/mL，1～3 カ月：5～12 ng/mL，3 カ月以降 5 ng/mL 前後 AUC 0～12h：術後早期 200～250 ng・hr/mL，術後 3 カ月以降 100～150 ng・hr/mL AUC 0～4h：術後早期 80～100 ng・hr/mL，術後 3 カ月以降 50 ng・hr/mL
代謝	CYP3A4，P 糖蛋白

[†] 日本 TDM 学会/日本移植学会．免疫抑制薬 TDM 標準化ガイドライン 2014【臓器移植編】．東京：金原出版；2014．

One Point　タクロリムスの徐放性製剤

タクロリムスは，内服の場合には 1 日 2 回投与であったが，1 日 1 回投与の徐放性製剤（グラセプター®）が 2008 年に開発され，服薬コンプライアンスの向上につながっている．同量での 2 回製剤との効果の比較は 24 時間 AUC やトラフが約 25％低値となると報告がなされている[14]．一方で，24 時間 AUC が 2 回製剤と変わらなかったという報告もある[15]．内服薬を 2 回製剤と徐放性製剤との間で切り替え

る場合にはモニタリングは必須である．

Column　Symphony 研究

　Symphony 研究では標準量シクロスポリン群，低用量シクロスポリン群，低用量タクロリムス群，低用量シロリムス群の 4 つのレジメンを比較検討している．低用量タクロリムス群では，移植後 1 年間の急性拒絶反応が標準量シクロスポリン群や低用量シクロスポリン群と比べて有意に少なかった[12]．また，その extension study でも，3 年間の急性拒絶反応は低用量タクロリムス群において有意に少なかった[16]．低用量タクロリムス群と低用量シクロスポリン群とでは生着率や生存率に有意な差はなかった．Symphony 研究の結果より CNI はタクロリムスが中心的に使用されるようになり，KDIGO のガイドラインでもその使用を推奨している[4]．しかし Symphony 研究のプロトコールをよくみてみると，標準量シクロスポリン群には導入療法として抗体製剤が入っていなかったことや低用量シクロスポリン群の目標トラフ値が移植後早期にしては低かったなどの問題点も指摘されている．シクロスポリンとタクロリムスを症例に応じて使い分ける必要があり，特に NODAT や BKV 腎症などに苦慮する場合にはシクロスポリンへの変更を考慮する．

b．シクロスポリン（表8）

　シクロスポリンは 1980 年代以降の臓器移植の成績を飛躍的に向上させた．当初はサンディミュン®が使用されており，油性製剤であり吸収にばらつきが大きいという

● 表8 ● シクロスポリン（サンディミュン®，ネオーラル®）

略称	CyA，CsA
ターゲット	T 細胞抑制
初期投与量	8 mg/kg/日（4 mg/kg/回×2 回），6～8 mg/kg/日（3～4 mg/kg/回×2 回）*
維持投与量	下記，目標トラフ値や AUC に合わせて調整
コントロール	トラフ値*：0～1 カ月：150～250 ng/mL，1～3 カ月：100～150 ng/mL，3 カ月以降 100 ng/mL C₂ 値*：0～1 カ月：1000～1200 ng/mL，1～3 カ月：800～1000 ng/mL，3 カ月以降 600～800 mg/mL AUC 0～4h：0～1 カ月：3000～3500 ng・hr/mL，1～3 カ月：2000～3000 ng・hr/mL，3 カ月以降 1500～2000 ng・hr/mL
代謝	CYP3A4，P 糖蛋白

*日本 TDM 学会/日本移植学会．免疫抑制薬 TDM 標準化ガイドライン 2014【臓器移植編】．東京：金原出版；2014．

問題点があった．現在使用されているネオーラル®は安定した薬物動態が得られるように改良されたマイクロエマルジョン製剤である．

TDM が必要である．シクロスポリンは AUC 0〜12h と C2 がよく相関する．タクロリムスと異なりトラフ値はばらつきが大きい．またシクロスポリンは内服のタイミングと食事摂取によって大きく血中濃度が動くために，内服時間を徹底する必要がある（通常は食前投与）．

副作用としては，多毛，歯肉増殖などが特徴的である．またタクロリムスと比較して高血圧の合併が多い[17]．タクロリムスと同様に肝障害や振戦を認める．CNI 共通の副作用もある．また CYP3A4 で代謝を受けるために様々な薬剤との相互作用に注意しなければならない．

One Point　CNI の内服ができないとき

腹部手術などで CNI の内服ができない場合がある．その場合，タクロリムスは内服量の 1/5〜1/3 量を 24 時間かけて点滴静注する．一方，シクロスポリンは内服量の 1/3〜1/2 量を生食に溶解し，1 日 2 回（＝1 回量：1/6〜1/4 を生食 100 mL に溶解），1 回 2〜4 時間程度かけて点滴静注する（日本 TDM 学会/日本移植学会. 免疫抑制薬 TDM 標準化ガイドライン 2014【臓器移植編】. 東京：金原出版; 2014）．

One Point　CNI と腎障害について[18,19]

CNI には様々な副作用があるが，腎臓内科医の視点から病態生理を考えると理解しやすい．

① 腎機能障害

輸入細動脈の収縮作用により GFR が低下することが主因であり，可逆性であることが多い．しかし慢性的な CNI 毒性による尿細管間質障害や血管内皮障害は非可逆的な腎機能障害を引き起こす．

② 高 K 血症

高 K 血症は移植後に最も頻度の多い電解質異常である．CNI は皮質集合管において K を排泄するいくつかのステップ（アルドステロン活性，Na-K ATPase 活性，ROMK など）を阻害するため高 K 血症となる．特に CNI と RAS 阻害薬の併用はときには思わぬ高 K 血症を呈することがあり注意を要する．

③ 代謝性アシドーシス

移植後は様々な原因で代謝性アシドーシスを認める．その中でも CNI による RTA は腎移植患者の約 15％に認めるとされている．近位型および遠位型 RTA のどちらの RTA にもなりうる．しかし最も有名なのは 4 型 RTA であり，これは CNI によりアルドステロン活性の低下などが起こり高 K 血症によりアンモニア産生が低下するためとされている．

* **高 K 血症や代謝性アシドーシスは CNI 毒性や CNI の血中濃度が高いことを疑うきっかけとなる．**

④ 高血圧

血管内皮障害，血管収縮亢進，RAS 活性化，食塩感受性亢進，交感神経活性などが原因となる．CNI による高血圧はタクロリムスよりもシクロスポリンの方が影響が強いとされている．

⑤ 低 P 血症，低 Mg 血症

CNI は近位尿細管および腸管の Na 依存性リン酸トランスポーターを抑制するため，尿中 P 排泄が亢進し，腸管での P 吸収が低下する．また遠位尿細管における Mg 再吸収の低下（TRPM6 の発現を低下）により尿中 Mg 排泄が亢進する．

⑥ 高 Ca 尿症

CNI により高回転骨となり尿中 Ca 排泄が増加する．遠位尿細管での Ca 再吸収の抑制（Calbindin-D28 K の発現低下）により尿中 Ca 排泄が亢進する．

One Point　食事の影響

グレープフルーツ，ザボン，ぶんたん，はっさく，スウィーティーは CNI の血中濃度を CYP3A4 阻害作用によって上げる．温州みかん，レモン，カボス，オレンジ，ゆず，きんかんは相互作用がないとされている[20]．またハーブやサプリメントに含まれている可能性のあるセントジョーンズワート（セイヨウオトギリソウ）は CNI の血中濃度を下げることが知られており，患者への指導が重要である．

4．代謝拮抗薬

a．ミコフェノール酸モフェチル（表9）

ミコフェノール酸モフェチル（MMF）は活性のあるミコフェノール酸（MPA）の

6章 免疫抑制薬について

● 表9 ● ミコフェノール酸モフェチル（MMF：セルセプト®）

略称	MMF
ターゲット	主にB細胞抑制
初期投与量	併用がCyAの場合：2,000～3,000 mg/日（1000～1,500 mg/回を1日2回） 併用がTacの場合：1,500～2,500 mg/日（750～1,250 mg/回×2回）
維持投与量	併用がCyAの場合：1,500～2,000 mg/日（750～1,000 mg/回×2回） 併用がTacの場合：1,000～1,500 mg/日（500～750 mg/回×2回）
コントロール	可能なら固定用量ではなく，TDMを行うことが望ましい* トラフ値*・HPLC法：1.0～3.0 μg/mL 　　　　　　EMIT法：1.3～4.5 μg/mL AUC 0～12h（limited sampling strategyでも可） HPLC法：30～60 μg・h/mL EMIT法：37～70 μg・h/mL
代謝	グルクロン酸抱合

*日本TDM学会/日本移植学会.免疫抑制薬TDM標準化ガイドライン2014【臓器移植編】.東京: 金原出版; 2014.

プロドラッグであり，内服すると生体内ですみやかにMPAへ加水分解される．そのbioavailabilityは94％である．MPAは細胞内のプリン合成のde novo合成系およびsalvage合成系の主要経路のうち，de novo合成系（IMPDHおよびGMPS産生）を選択的，可逆的に阻害する．ヒトのT・Bリンパ球における核酸合成はほとんどがde novo系に依存しているため，リンパ球の増殖・活性化が選択的に阻害され，プリン塩基の再利用にsalvage系を利用できる他の正常細胞の増殖にはMPAの作用は影響しないとされている．

　TDMでは基本的に固定量で大きな問題はない．しかし腎機能，肝機能，血清ALB値，薬物相互作用，制酸薬，食事などにより血中濃度が変化するために[21]，可能ならばAUC 0～12hを測定すべきである．意外と知られていないことだが，制酸剤とMMFを併用すると吸収が低下しAUCが約15％低下する．開始・休薬時には血中濃度の変化をきたす場合があり注意を要する[22]．また，腎機能が低下しているときには，MPAおよびMPAGが蓄積するために，投与量を調整する必要がある．MPAは，AUC 0～12hとトラフ値やC2などはあまり相関しない．AUC 0～12hはHPLC法で30～60 μg・h/mLが目標となる[23]．

　副作用は，消化器症状と骨髄抑制（特にESA抵抗性の貧血）が最も多い．また同じ代謝拮抗薬のアザチオプリンと比較してBKウイルス，サイトメガロウイルス，単純・帯状疱疹の頻度が高い．催奇形性があり妊娠を希望する場合には6週間前に休薬しなければならない．

One Point　シクロスポリンとの併用（図8）

　MPAは肝臓でグルクロン酸抱合を受け未活性体のMPAGとなり胆汁排泄され，その後再び腸内細菌によって活性化されMPAに変換され，門脈より肝臓に再吸収される．シクロスポリンはこの腸管循環を抑制するためMPAの血中濃度が低下する．このためMMFとシクロスポリンを併用するときには注意が必要である．一方，同じCNIでもタクロリムスは基本的にはMMFの体内動態には影響を及ぼさないとされているが，グルクロン酸抱合の阻害によってMPAの血中濃度が上昇するとする報告もある[24]．

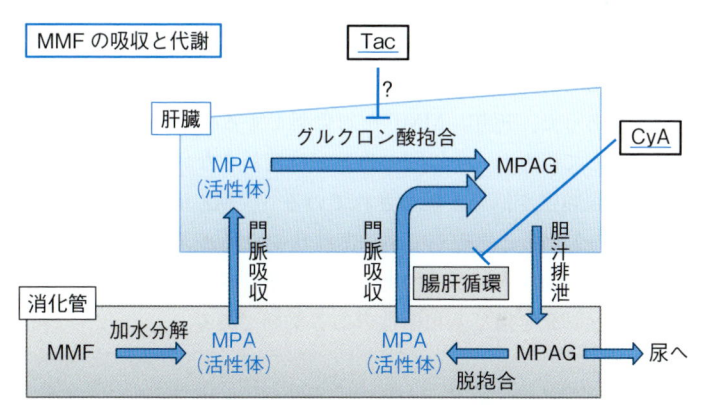

● 図8 ● **MMFの肝臓・腸管での吸収と代謝**
TacとCyAが阻害する部位も示す．

b．アザチオプリン（表10）

　アザチオプリンは世界で初の免疫抑制薬であり，1960年代からの臓器移植を支えた薬剤である．細胞内の核酸合成経路であるde novo合成系とsalvage合成系の両方を抑制する．生体内では6-MPとなり，プリン代謝を阻害することにより作用を

● 表10 ● **アザチオプリン**（イムラン®，アザニン®）

略称	AZ，AZA
ターゲット	主にB細胞抑制
初期投与量	2〜3 mg/kg/日
維持投与量	0.5〜1.0 mg/kg/日
コントロール	特になし

発揮する．副作用としては，肝障害，骨髄抑制，貧血などがあるが，フェブキソスタットとの併用は深刻な骨髄抑制を生じるために禁忌である．アロプリノールとの併用も骨髄抑制を惹起するために AZA の減量が必要である．MMF の出現以降では現在積極的に用いることはない．しかし妊娠時，妊娠希望の際には，MMF/MZ は催奇形性が指摘されているために禁忌となるため，胎盤移行性のない比較的安全な AZ に変更する必要がある．

c．ミゾリビン（表 11）

ミゾリビンは MMF と同様に核酸合成経路である de novo 合成系と salvage 合成系のうち de novo 系のみを抑制し T・B リンパ球の分裂増殖を阻害することにより細胞性免疫と液性免疫を抑制する．アザチオプリンの代用として 1990 年代に多用されていた．当時の標準投与量は少なく（1〜3 mg/kg/日），副作用は少ないが免疫抑制効果も不十分であった．近年，MMF を対象薬とする高用量試験（5 mg/kg/日）が多施設共同研究として行われ，4 年間の生着率は変わらないものの，サイトメガロウイルス感染症の発現頻度が低いと報告されている[25]．MZ は AZ と比較して骨髄抑制や肝障害が少なく，MMF と比較して消化器症状やウイルス感染症を起こしにくい．副作用としては高尿酸血症が特徴的であるが，薬剤介入にて容易にコントロール可能である．今後，再度脚光を浴びる可能性のある薬剤である．

●表 11● ミゾリビン（ブレディニン®）

略称	MZ
ターゲット	主に B 細胞抑制
初期投与量	6〜12 mg/kg/日
維持投与量	6〜mg/kg/日
コントロール	トラフ値：1 μg/mL

5．mTOR 阻害薬（表 12）

エベロリムスは免疫抑制薬（サーティカン®）としては心臓移植および腎移植における拒絶反応の抑制に対して保険適応が通っている．mTOR とは哺乳類ラパマイシン標的蛋白質（mammalian target of rapamycin）のことであり，細胞の成長・増殖や血管新生などに関わる細胞内情報伝達物質であり，mTOR 阻害薬は FKBP-12 と結合し複合体を形成して mTOR を阻害し，主に G1-S 期の細胞増殖周期を停止させる．そのため腫瘍細胞の増殖抑制効果も認められており，投与量は大きく異なるが悪性腫瘍治療薬（アフィニトール®）としても腎細胞がんと膵神経内分泌腫瘍に保険

6章 免疫抑制薬について

● 表12 ● mTOR 阻害薬（エベロリムス：サーティカン®）

略称	RAD, EVR
ターゲット	T・B 細胞抑制
初期投与量	併用が CyA の場合：1.5 mg/日（0.75 mg/回×2 回） *EVR の血中濃度が上昇するため注意が必要 併用が Tac の場合：1.5〜2.0 mg/日（0.75〜1.0 mg/回×2 回） *保険適応では Tac と EVR の併用は認められていない
維持投与量	併用が CyA の場合：1.5 mg/日（0.75 mg/回×2 回） *EVR の血中濃度が上昇するため注意が必要 併用が Tac の場合：1.5〜3.0 mg/日（0.75〜1.5 mg/回×2 回）
コントロール	トラフ値[†]で 3〜8 ng/mL（シクロスポリンとの併用でのデータ）（移植早期は 5〜8 ng/mL，安定期は 3〜5 ng/mL を目安にする）
代謝	CYP3A4 で代謝（相互作用は CNI と同じ）

[†] 日本 TDM 学会/日本移植学会. 免疫抑制薬 TDM 標準化ガイドライン 2014【臓器移植編】. 東京：金原出版; 2014.

適応となっている．

　併用する CNI によって，EVR の血中濃度が大きく変わる．特に，シクロスポリンとの併用では EVL の血中濃度が上がるため初期投与量は 1.5 mg/日とし，タクロリムスとの併用では初期投与量は 1.5〜2.0 mg/日とする．目標トラフ値は 3〜8 ng/mL とする．

　副作用は口内炎，尿蛋白，脂質異常症，創傷治癒遅延，骨髄抑制，浮腫などが知られている．しばしば高度蛋白尿を呈し，投与継続が困難になる症例を経験する．一方で複数の試験からサイトメガロウイルス感染症や BK 感染症を減少させたり，CNI 減量プロトコールでは腎機能保持作用も認められており，本来の抗腫瘍効果も加味すると，悪性腫瘍の既往があったり上記の感染症に悩む症例には使用を考慮してもよい．

One Point　Symphony 試験における mTOR 阻害薬

　Symphony 研究では導入時免疫抑制薬として mTOR 阻害薬を使用した低用量シロリムス群は，低用量タクロリムス群に比べ，移植後 1 年での生検で確認された急性拒絶反応の発症率が有意に高かった[12]．また同試験を 3 年間追跡した試験でも 3 年間での腎生着率は低用量タクロリムス群に比べ有意に悪く，移植後 1〜3 年のすべての時点において生検で確認された急性拒絶反応の発症率が有意に高かった[16]．

One Point　A2309試験とZEUS試験

　Symphony研究によりタクロリムスを中心としたCNIによる確実な免疫抑制効果の重要性が証明された．しかしCNIには長期的使用に伴うCNI腎症やCVDの副作用が存在する．このためCNIを減量あるいは回避する試みとしてA2309試験やZEUS試験が行われた．

　A2309試験は可能な限りCNIを減量してMMFの代わりにde novoでエベロリムスを使用したランダム化試験である．具体的には低用量シクロスポリン＋エベロリムス（1.5 mg/日あるいは3.0 mg/日）群と標準量シクロスポリン＋MMF群を比較した．移植12カ月後のeGFRは，エベロリムス群がMMF群より劣っていなかった[26]．一方，ZEUS試験はCNIの有効性を生かしつつ，長期使用に伴う腎機能障害を回避するために，CNIを移植後経途中から完全にwithdrawalするプロトコールで行ったランダム化試験である．具体的には，バシリキシマブ＋シクロスポリン＋MMF＋ステロイドを導入時免疫抑制療法とし，4.5カ月経過した時点で，エベロリムス＋MMF＋ステロイド群とシクロスポリン＋MMF＋ステロイド群とにランダムに振り分けた．移植12カ月後のeGFRはエベロリムス群で有意に良好であり，また試験期間全体での腎生検で確認された急性拒絶反応は両群で差がなかった[27]．同試験を3年追跡した試験では，エベロリムス群では3年間にわたり有意に腎機能が良好であったものの，腎生検で確認された急性拒絶反応や蛋白尿，CNIの再導入率は有意に高かった[28]．

One Point　免疫抑制薬の共通する副作用/特徴的な副作用（表13）

● 表13 ● **各種免疫抑制薬の副作用の比較**（KDIGO clinical practice guideline for the care of kidney transplant recipients. 2009）

	ステロイド	シクロスポリン	タクロリムス	mTOR阻害薬	MMF	AZA
肥満	↑↑					
新規発症糖尿病	↑	↑	↑↑	↑		
脂質異常症	↑	↑		↑↑		
高血圧	↑↑	↑↑	↑			
骨減少	↑↑	↑	(↑)			
貧血/白血球減少				↑	↑	↑
創傷治癒遅延				↑		
消化器症状			↑		↑↑	
蛋白尿				↑↑		
GFR低下		↑	↑			

One Point　de novo DSA（新規発生の抗ドナー抗体）を防ぐために

　移植腎機能廃絶の原因として慢性拒絶反応は依然として大きな問題である．その主な原因として de novo DSA（新規発生の抗ドナー抗体）の産生がある．de novo DSA が産生された場合の有効な治療法は現在なく，その産生を防ぐことが重要である．そのためには服薬のアドヒアランスに注意し，安易な免疫抑制薬の減量や変更をしないことに気をつけたい．

① アドヒアランスに注意する

　医療者が処方した免疫抑制薬を必ずしも患者が内服しているとは限らない．特に小児や若年者にノンアドヒアランスが多く，ノンアドヒアランスの測定方法によっても異なるが，青少年腎移植患者で約 40％[29]，成人腎移植患者でも 10〜50％がノンアドヒアランスであるとされている[30]．ノンアドヒアランスは急性拒絶反応，慢性拒絶反応，生着率に影響を及ぼす．抗体関連型拒絶反応により移植腎機能が廃絶した患者の約半数に怠薬を認めたとの報告もある[31]．移植腎予後をさらに改善させるためには，抗体関連型拒絶反応をコントロールする必要があり，アドヒアランス改善は医師のみならず，看護師・薬剤師・コーディネーターの多職種で取り組む課題である．

② 安易な免疫抑制薬の減量や変更はしない

　免疫抑制薬の減量や変更をせざるを得ないことがある．例えば，サイトメガロウイルス感染症における MMF の減量や中止，また骨髄抑制による MMF の減量，妊娠希望による MMF の AZ への変更などである．しかし常に de novo DSA 産生のリスクを忘れてはならない．状況が改善すれば，可及的速やかに再度適切な量へ調整する．CNI も同様に投与量を下げるのは簡単であるが，十分な免疫抑制がかかっていることを確認できていることが必要である．

おわりに

　腎移植の敷居が高いと感じるものの代表が免疫抑制薬である．しかし，腎臓内科医は他疾患でステロイドや CNI を使用する頻度が高い．移植に際しての使用のコツと注意点を理解していれば，経験はあるのでさほど怖くないと考える．拒絶反応と副作用のバランスを常に考え，根拠をもって免疫抑制薬の調整をする必要がある．患者のアドヒアランスに注意を払い，目先の副作用回避のための安易な減量をしないことが重要である．

文献

1) Zand MS. Immunosuppression and immune monitoring after renal transplantation. Semin Dial. 2005; 18: 511-9.
2) Epstein M. John P. Merrill: the father of nephrology as a specialty. Clin J Am Soc of Nephrol. 2009; 4: 2-8.
3) Schatzki S. The first kidney transplantation. AJR Am J Roentgenol. 2003; 181: 190.
4) KDIGO clinical practice guideline for the care of kidney transplant recipients. Am J Transplant. 2009; 9 Suppl 3: S1-155.
5) 日本腎臓学会渉外企画委員会, 日本腎臓学会渉外・企画委員会腎移植推進委員会. 腎移植の進歩 わが国の現状と今後の展望. 東京: 東京医学社; 2006.
6) Halloran PF. Immunosuppressive drugs for kidney transplantation. N Engl J Med. 2004; 351: 2715-29.
7) Matas AJ, Smith JM, Skeans MA, et al. OPTN/SRTR 2011 Annual Data Report: kidney. Am J Transplant. 2013; 13 Suppl 1: 11-46.
8) 日本臨床腎移植学会. 腎移植臨床登録集計報告 2012 年実施症例の集計報告. 移植. 2013; 48: 346-61.
9) Webster AC, Playford EG, Higgins G, et al. Interleukin 2 receptor antagonists for renal transplant recipients: a meta-analysis of randomized trials. Transplantation. 2004; 77: 166-76.
10) Vincenti F, Charpentier B, Vanrenterghem Y, et al. A phase III study of belatacept-based immunosuppression regimens versus cyclosporine in renal transplant recipients (BENEFIT study). Am J Transplant. 2010; 10: 535-46.
11) Hirano T, Oka K, Takeuchi H, et al. A comparison of prednisolone and methylprednisolone for renal transplantation. Clin Transplant. 2000; 14(4 Pt 1): 323-8.
12) Ekberg H, Tedesco-Silva H, Demirbas A, et al. Reduced exposure to calcineurin inhibitors in renal transplantation. N Engl J Med. 2007; 357: 2562-75.
13) Vincenti F, Friman S, Scheuermann E, et al. Results of an international, randomized trial comparing glucose metabolism disorders and outcome with cyclosporine versus tacrolimus. Am J Transplant. 2007; 7: 1506-14.
14) Niioka T, Satoh S, Kagaya H, et al. Comparison of pharmacokinetics and pharmacogenetics of once- and twice-daily tacrolimus in the early stage after renal transplantation. Transplantation. 2012; 94: 1013-9.
15) Tsuchiya T, Ishida H, Tanabe T, et al. Comparison of pharmacokinetics and pathology for low-dose tacrolimus once-daily and twice-daily in living kidney transplantation: prospective trial in once-daily versus twice-daily tacrolimus. Transplantation. 2013; 96: 198-204.
16) Ekberg H, Bernasconi C, Tedesco-Silva H, et al. Calcineurin inhibitor minimization in the Symphony study: observational results 3 years after transplantation. Am J Transplant. 2009; 9: 1876-85.
17) Campistol JM. Epidemiology of arterial hypertension in renal transplant patients: changes over the last decade. Nephrol Dial Transplant. 2004; 19(suppl

3)： iii62-6.
18) Lee CH, Kim GH. Electrolyte and acid-base disturbances induced by clacineurin inhibitors. Electrolyte Blood Press. 2007; 5: 126-30.
19) Thomas B, Taber DJ, Srinivas TR. Hypertension after kidney transplantation: a pathophysiologic approach. Curr Hypertens Rep. 2013; 15: 458-69.
20) Nowack R. Review article: cytochrome P450 enzyme, and transport protein mediated herb-drug interactions in renal transplant patients: grapefruit juice, St John's Wort-and beyond！ Nephrology (Carlton). 2008; 13: 337-47.
21) van Gelder T. Mycophenolate blood level monitoring: recent progress. Am J Transplant. 2009; 9: 1495-9.
22) Bullingham R, Shah J, Goldblum R, et al. Effects of food and antacid on the pharmacokinetics of single doses of mycophenolate mofetil in rheumatoid arthritis patients. Br J Clin Pharmacol. 1996; 41: 513-6.
23) Arns W, Cibrik DM, Walker RG, et al. Therapeutic drug monitoring of mycophenolic acid in solid organ transplant patients treated with mycophenolate mofetil: review of the literature. Transplantation. 2006; 82: 1004-12.
24) Zucker K, Tsaroucha A, Olson L, et al. Evidence that tacrolimus augments the bioavailability of mycophenolate mofetil through the inhibition of mycophenolic acid glucuronidation. Ther Drug Monit. 1999; 21: 35-43.
25) Yoshimura N, Ushigome H, Nobori S, et al. Excellent results of high-dose mizoribine combined with cyclosporine, basiliximab, and corticosteroids in renal transplant recipients--4-year results. Transplant Proc. 2013; 45: 1472-5.
26) Silva HT Jr, Cibrik D, Johnston T, et al. Everolimus plus reduced-exposure CsA versus mycophenolic acid plus standard-exposure CsA in renal-transplant recipients. Am J Transplant. 2010; 10: 1401-13.
27) Budde K, Becker T, Arns W, et al. Everolimus-based, calcineurin-inhibitor-free regimen in recipients of de-novo kidney transplants: an open-label, randomised, controlled trial. Lancet. 2011; 377: 837-47.
28) Budde K, Lehner F, Sommerer C, et al. Conversion from cyclosporine to everolimus at 4.5 months posttransplant: 3-year results from the randomized ZEUS study. Am J Transplant. 2012; 12: 1528-40.
29) Watson AR. Non-compliance and transfer from paediatric to adult transplant unit. Pediatr Nephrol. 2000; 14: 469-72.
30) Denhaerynck K, Dobbels F, Cleemput I, et al. Prevalence, consequences, and determinants of nonadherence in adult renal transplant patients: a literature review. Transpl Int. 2005; 18: 1121-33.
31) Sellarés J, de Freitas DG, Mengel M, et al. Understanding the causes of kidney transplant failure: the dominant role of antibody-mediated rejection and nonadherence. Am J Transplant. 2012; 12: 388-99.

〈谷澤雅彦〉

Chapter 7 腎移植レシピエントの周術期管理

> **Point**
> ① 腎移植レシピエントは内科的併存症をもっており健常者の周術期管理とは異なる．
> ② ABO適合・不適合，生体・献腎移植によって周術期の管理は大きく異なる．
> ③ 周術期管理は腎移植外科医のみならず腎移植内科医との綿密な連携が必要である．

はじめに

　腎移植レシピエントの周術期管理は腎泌尿器外科領域の手術のなかでも特殊である．1つには腎移植の種類により周術期管理が大きく異なる．さらに，レシピエントは末期腎不全患者であり，外科的侵襲は健常者のそれより負担が大きく，周術期管理のなかで外科的併発症のみならず，内科的併発症が出現することも少なくない．このようなことから腎移植レシピエントにおける周術期管理には腎移植内科医も必要に応じて介入することが望まれる．当施設では腎移植内科医が移植チームに加わり，術後の周術期管理にも積極的に介入しており，腎移植の成績の向上に明らかに寄与している．以下，腎移植におけるレシピエントの周術期管理について，生体・献腎，ABO適合・不適合に分けて述べる．

生体腎移植

1．ABO適合生体腎移植

a．術前の管理

　生体腎移植は通常，予定される定時手術で行われる．外科処置を行うにあたっての前処置で特別なものはない．ただし先行的腎移植や腹膜透析の患者では，術前に体液過剰であることも多く，血液透析による体液量の調節を行うこともある．
　導入免疫抑制療法は術前3～5日前からカルシニューリン阻害薬および代謝拮抗薬の内服を開始する．免疫抑制薬の副作用として，カルシニューリン阻害薬では関節痛

● 表1 ● 生体腎移植後の輸液

処方例1
ソルアセトF 1,500 mL＋生食 1,000 mL＋ソルデム3A 500 mLをバッグにつめてトータル 3,000 mLをメイン輸液とする．術直後は1時間尿量と等しい量を次の1時間で入れるよう指示を出す．

たとえば20時から21時までの尿量が500 mLなら21時から22時までのメイン補液を500 mL入れる．…これの繰り返し．

処方例2
ソルアセトF 1,500 mL＋生食 1,000 mL＋ソルデム3A 500 mLをバッグにつめてトータル 3,000 mLをメイン輸液とする．メイン輸液量を1時間500 mLに設定し，3時間ごとに尿量をチェックするよう指示を出す．

3時間尿量が1,000 mL以下ならラシックス20 mg iv，2,000 mL以上なら輸液量を1時間あたり700 mLにアップなど．

や手指の痺れ，代謝拮抗薬では下痢，嘔気などの消化器症状や骨髄抑制に注意する必要がある．

b．術中・術後の管理
① 体液・循環管理

生体腎移植では，移植腎の血流再開直後，術中から大量に利尿が得られる．そのため体液の喪失による血圧の低下，またそれによる腎血流の低下を避けるために積極的に輸液を行う．輸液の例を示す（**表1**）．腎血流を維持するための指標として収縮期血圧とCVPが使用されることが多い．目安としては収縮期血圧140～160 mmHg程度，CVP 10～15 cmH$_2$Oに管理する．術当日の体液のin-outバランスおよび血圧は1時間間隔でモニタリングすることが望ましい．また利尿目的にてループ利尿薬やマンニトール，腎血流の維持目的にてカテコラミン，HANP，プロスタグランジンE$_1$などを適宜使用する．術翌日の体重は，術前体重（透析患者であればドライウェイト）より2～3 kgの増加となっていることが多いので数日かけて戻すように輸液量を調節する．

> **One Point** 大量輸液の注意点
>
> 脱水，血圧低下による急性尿細管壊死を防ぐため，術中・術後に**表1**のような大量輸液が行われることが多い[1]．このためほとんどの症例において体液量過剰となっている．しかし心機能が低下している症例での大量輸液は心不全の増悪や肺水

腫などをきたす可能性がある．そのような症例には維持量の輸液を行い，昇圧薬の持続投与などで腎血流を落とさない工夫が必要となる．また何らかの理由で利尿が得られない場合，体液量過剰による心不全や腎うっ血をきたし，さらには腎機能の低下もきたしうるため，血液透析による除水も考慮する．

② 免疫抑制療法

術中の血流再開1時間前にはステロイド大量静脈投与とバシリキシマブの静脈投与を行う．内服が行えない場合にはカルシニューリン阻害薬の持続静脈注射とステロイドの点滴静脈注射を行い，内服が可能となったら速やかに代謝拮抗薬も含めて内服を再開する．当施設ではほとんどの症例が術後1日目からカルシニューリン阻害薬の内服の再開が可能であり持続静脈注射は行っていない．

術後1週間程度で腎機能は安定し，また全身状態も安定するためカルシニューリン阻害薬や代謝拮抗薬の治療薬物モニタリング（TDM）を行い，トラフ値とAUCの関係を明らかにし詳細な内服量を決定していく．ステロイドに関しては当施設ではメチルプレドニゾロンを術後1日目から24 mgとし，3日おきに8 mgの減量とし入院中は8 mgで維持としている．当施設におけるABO適合腎移植の免疫抑制導入療法プロトコールを示す（図1）．

③ 外科的管理

外科的な管理としては，創部を毎日観察し，感染予防などに注意をはらう．感染予

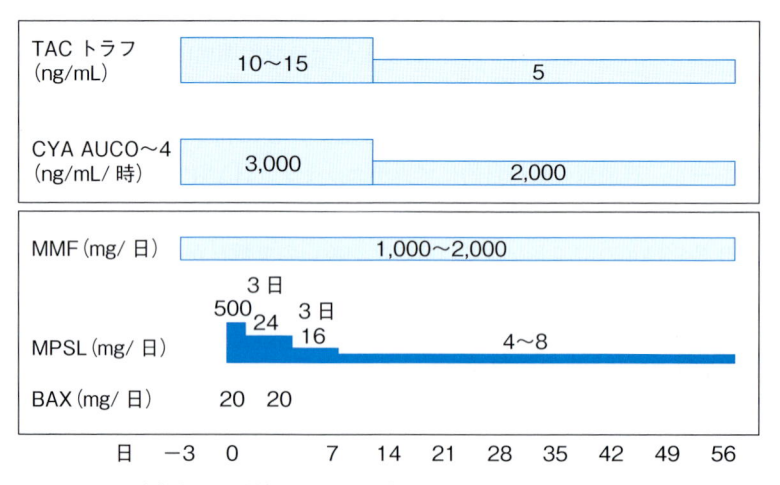

●図1● ABO適合生体腎移植の免疫抑制プロトコールの一例（聖マリアンナ医科大学）

防として第1世代もしくは第2世代のセフェム系抗生剤を1日2回投与で3日間点滴静脈注射する．以降に感染兆候がなければ創部感染に対して抗生剤は必要としない．通常，術後数日で尿量も安定し，全身状態も落ち着くため，その時期に中心静脈カテーテルを抜去する．ドレーンチューブは排液が少なければ早期に抜去したいが，ドレーン量が減少しない場合に早まって抜去せずリンパ漏や尿漏を考慮する．ドレーン排液の電解質，クレアチニン値を測定することによって，排液がリンパ液であるか尿であるか鑑別することができる．尿漏がなければ尿道留置カテーテルは術後5日目から7日目に抜去を考慮する．

④ 腎機能の評価

術後約1週間はほぼ連日尿検査，末梢血液検査，血液生化学検査，およびカルシニューリン阻害薬の薬物血中濃度測定を行う．経過が順調であれば血清クレアチニン値は日ごとに改善を認める．改善が悪いときには早急に原因を検索し対応する必要がある．

移植腎超音波検査は術後の移植腎の状態を把握するために，非常に有用である．腎血流の状態，水腎の有無，移植腎周囲の液体貯留などを確認する．移植腎のみならずレシピエント自身に対しても非侵襲的であり，簡便に多くの情報を得られるため，血清クレアチニン値の改善不良や，利尿の低下，血尿の出現など血液学的変化や身体所見の変化を認めたときにはファーストチョイスとなる検査である．当施設では術後の経過が安定していても術後2週間程度は，ほぼ毎日創部の観察時に移植腎超音波検査を行っている．

移植腎生検は基本的に拒絶反応が強く疑われる場合に考慮する．しかし術後1週間内の移植腎生検は血腫や出血のリスクがあり行われることは少ない．移植腎生検を行う前に臨床的な経過，画像所見，血液検査などで他の腎機能障害の原因を可能な限りルールアウトする．術中に行われる，0時間生検，血流再開後1時間生検も腎機能の経過の判断材料とする．

⑤ 内科的管理

術後約1週間程度で腎機能は安定し，外科的侵襲からもほぼ回復する．その後は免疫抑制薬の調節や内科的管理が主体となる．腎血流を維持するために術後1週間はやや高めの血圧を許容する．しかし，いったん腎機能が安定したのちは厳格な血圧管理を行う．降圧薬としてはカルシウム拮抗薬，アンジオテンシンⅡ受容体拮抗薬（ARB）などを使用する．レシピエントが糖尿病罹患者であることも少なくなく，血糖の管理も重要である．術後早期は大量にステロイドを使用することにより，血糖コ

ントロールが悪くなることがある．必要に応じて内服の追加やインスリンを投与する．

2．ABO不適合生体腎移植

術中・術後の輸液管理など基本的な管理はABO適合生体腎移植に準じる．一方，ABO不適合生体腎移植に特殊な点がいくつかある．

a．術前の管理—脱感作療法を中心に—

ABO不適合腎移植においては，適切な前処置を行わないまま移植を行うと超急性拒絶反応や促進型急性拒絶反応が起き移植腎の予後が非常に悪くなる．このためその予防のためにABO不適合腎移植では抗血液型抗体の産生抑制と除去を行う必要があり，脱感作療法とよばれる．施設によってプロトコールは異なるが，当施設におけるABO不適合腎移植のプロトコールを示す（図2）．

① 抗血液型抗体の産生抑制
- 免疫抑制薬：ミコフェノール酸モフェチル（1,000 mg/日）およびメチルプレドニゾロン（8 mg/日）の内服を移植2週間前から開始する（T・B両細胞の機能を抑制）．早期から免疫抑制薬を開始するため特にミコフェノール酸モフェチルによる骨髄抑制に術前は注意が必要となる．
- リツキシマブ・脾臓摘出：かつては移植終了後に脾臓摘出が行われていた．しかし，近年はlow doseのリツキシマブを使用するプロトコールにて脾臓摘出を回避する

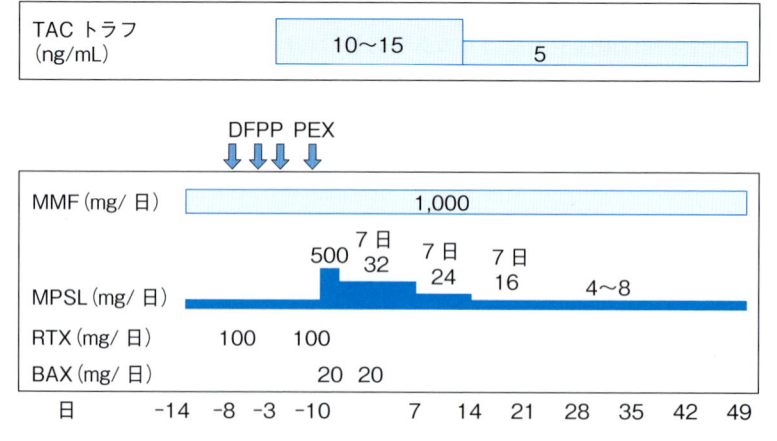

● 図2 ● ABO不適合生体腎移植の免疫抑制プロトコールの一例（聖マリアンナ医科大学）

ことが多い．当初は lymphoma dose（375 mg/m^2）のリツキシマブが投与されていたが，late onset の無顆粒球症の発症などの報告がされ[2]，現在は low dose のリツキシマブが標準となっている．当施設ではリツキシマブ 100 mg を移植前 8 日と 1 日に投与する[3]．リツキシマブを使用するか脾臓摘出を行うかは十分に説明し患者に選択してもらう．

② 抗血液型抗体の除去

DFPP や PEX を抗血液型抗体の除去を目的として行う．抗血液型抗体の抗体価によっても変わってくるが，DFPP を隔日で 3 回，そして手術前日に PEX を行い凝固因子の補充をする．当施設での手術前の抗体価の目標値は 32 倍以下である．適宜抗体価をみつつ調節する．

b．術中・術後の管理

① 維持免疫抑制療法

ABO 不適合腎移植における術後免疫療法はほぼ ABO 適合腎移植に準ずる．当施設では，カルシニューリン阻害薬，ミコフェノール酸モフェチルについては ABO 適合腎移植と同じであるが，ステロイドはメチルプレドニゾロンを術後 1 日目から 32 mg で開始し，以降 1 週間おきに 8 mg 減量し，入院中は 8 mg で維持としている．

② 外科的管理

ABO 不適合腎移植は症例によっては術前から DFPP や PEX を行い，術前も比較的長期にミコフェノール酸モフェチルを内服している．PEX では凝固因子を補充するものの，術中は易出血傾向であり，術後も術創部から出血を認めることも少なくない．創部内の出血が皮下組織レベルのもので，少量であれば凝固因子の補充や圧迫止血で対応は可能である．しかし移植床での出血は，貧血の進行のみならず，出血・血腫が移植腎を圧迫し，移植腎機能障害をきたすことがある．その際には，全身麻酔下にて創部を開放し血腫除去を考慮する．

③ 内科的管理

術後は連日血液型抗体価を測定する．抗体価の上昇を伴う血清クレアチニン値の上昇を認めたときには，抗体の関与した強い拒絶反応と考え，ただちに抗体除去（DFPP または PEX）を行う．抗体価の上昇がみられるものの，他に急性拒絶反応を疑わせる所見がないときには慎重に経過を観察する．抗血液型抗体が関与する拒絶反応は，腎移植後 2 週間以内に起こることがほとんどであり，この時期を過ぎれば免疫学的

順応（accommodation）が成立するとされている[4]．また，ABO不適合生体腎移植では術前からの脱感作療法を行い，またaccommodationが確立する期間まではABO適合腎移植に比べ免疫抑制療法をやや強力に行う．このためウイルス感染症に対するモニタリングや骨髄抑制に対する注意は常に必要である．

術後の抗血小板薬・抗凝固薬の投与は国内の約半数の施設で行われている．その効果は明らかにされていないが，行う場合にはバイアスピリン（100 mg/日）を投与する．

献腎移植

献腎移植は生体腎移植と異なる．移植までの待機期間が非常に長く，その一方で手術が突然決まるため術前の時間が著しく短く，レシピエントの状態が生体腎移植に比較して悪い．通常ドナー情報に基づきネットワークから連絡があると，レシピエントは30分以内に手術を受けるか否かの決断を行わなければならない．その後ただちに移植施設に入院し，透析を行いながら移植腎の到着を待つことになる．手術に対する不安や，術後の生活に対する希望，長年待ち続けた移植手術に対する期待などが複雑に入り混じり，レシピエントの精神状態も独特のものとなっていることが多い．

1．術前の管理

術直前の検査では，①全身麻酔の手術が可能な心肺機能を有するか，②問題となる心血管病変がないか，③感染症の有無を移植腎が到着するまでに早急に確認する．具体的には感染症を含めた一般的な採血，胸腹部単純X線検査，心電図，心臓超音波検査，呼吸機能検査，胸下腹部単純CTなどを行い評価する．このような精査を進めつつ手術の開始時刻を考慮し，術前に血液透析を行い電解質や体液量などの調節を行い手術に備える．

2．術中・術後の管理

a．体液・循環管理

生体腎移植と最も異なる点は，術中・術後からの利尿が得られない場合が多いことである．特に心停止下献腎移植では全阻血時間が長く，移植腎機能発現遅延（DGF）の原因となっている[5,6]．そのため生体腎移植と同じように大量輸液をして利尿を得ようとしてはならない．体液のin-outバランスに注意し，必要なら術直後から血液透析にて体液管理をする．血液透析を要する期間は多くの症例で1～2週間程度である．しかしこれ以上遷延する場合には術中の移植腎生検や，対側腎の臨床経過を参

考にし，必要に応じて移植腎生検を行う．1日1,000 mL前後の尿量が得られ，自力で血清クレアチニン値が下がりはじめるまでは血液透析を継続する．過度の除水や低血圧などの血液透析に伴う合併症を避けるためこまめに透析条件を確認する必要がある．

b．免疫抑制薬

術直前に可能であればミコフェノール酸モフェチル（1,000 mg/日）を開始する．手術までの時間が短く投与できなければそれでもよい．一方，時間がない場合にはカルシニューリン阻害薬は経口ではなく初めから持続静脈注射で血中濃度を維持する．メチルプレドニゾロンは生体腎と同様，手術当日に500 mgを投与し，翌日から24 mgとし，3日おきに8 mgずつ減量し維持量とする．またバシリキシマブを生体腎と同様に手術当日と術後4日目に20 mg静脈投与する．術後に腎機能が発現するまでは，カルシニューリン阻害薬の血中濃度が不安定になることが多く，血中濃度が高値となると移植腎機能障害もきたすため注意が必要である．

c．外科的管理

血流再開後もすぐに利尿が得られないこと，またレシピエントは長期透析患者であることがほとんどであり，膀胱や尿管の廃用性萎縮があり，尿路の外科的なトラブルを認めることも少なくない．このため術後に移植腎尿管に尿管ステントを留置してくる症例もある．

d．移植腎機能の評価

献腎移植ではほとんどの症例においてDGFがみられ，術後に血液透析を施行する．尿量が十分に得られず，また血清クレアチニン値が自力で低下しないこの時期に腎機能を評価することは難しい．そのなかでも移植腎超音波検査は非常に有用であり，利尿の発現の有無にかかわらず，少なくとも透析療法から離脱するまでは毎日創部の観察時に移植腎超音波検査を行うことが望ましい．DGFが長期間にわたる場合，急性尿細管壊死に急性拒絶反応が合併していることがある．術後1週間内の移植腎生検は出血のリスクがあり通常は行われないが，2週間以上のDGFを認めるときは，鑑別のために移植腎生検を考慮する．

おわりに

腎移植における周術期管理の良し悪しは，その後の腎機能予後に深くかかわっている．また，生体・献腎，ABO適合・不適合のみならず，レシピエントおよびドナー

腎のコンディションによって，術後の経過は多様な病態をたどる．このような，多岐にわたる病態に対応するために腎移植外科医と腎移植内科医が逐一連携し周術期管理を行っていくことが理想である．

文 献

1) 内田潤次. 周術期における腎移植患者の体液管理. 体液・代謝管理. 2012; 28: 27-33.
2) Mitsuhata N, Fujita R, Ito S, et al. Delayed-onset neutropenia in a patient receiving rituximab as treatment for refractory kidney transplantation. Transplantation. 2005; 80: 1355.
3) Chikaraishi T, Sasaki H, Tsutsumi H, et al. ABO blood type incompatible kidney transplantation without splenectomy prepared with plasma exchange and rituximab. Transplant Proc. 2008; 40: 3445-7.
4) Takahashi K, Saito K, Takahara S, et al. Excellent long-term outcome of ABO-incompatible living donor kidney transplantation in Japan.; Japanese ABO-Incompatible Kidney Transplantation Committee. Am J Transplant. 2004; 4: 1089-96.
5) Saito K, Takahara S, Nakagawa Y, et al. Obstacles of non-heart-beating donor kidney transplantation in Japan to date and future perspectives. Transplant Proc. 2013; 45: 2866-70.
6) Abboud I, Viglietti D, Antoine C, et al. Preliminary results of transplantation with kidneys donated after cardiocirculatory determination of death: a French single-centre experience. Nephrol Dial Transplant. 2012; 27: 2583-7.

〈中澤龍斗〉

Chapter 8 移植腎機能障害

Point
① 移植腎機能障害は腎移植後の合併症として最多である．
② 腎移植後は腎機能を含めた定期的なスクリーニング検査を行う．
③ 移植腎機能障害の鑑別には移植後の期間と発症・進行形式が重要である．
④ 腎移植患者も慢性腎臓病患者である．慢性の移植腎機能障害の発症・進行予防には内科的管理が必須である．

はじめに

　移植腎機能障害は腎移植後の合併症として最多である．移植腎機能障害の鑑別には移植後の期間とその発症・進行形式が重要である．移植後の時期は，移植直後，移植後早期，移植後後期の3つに分け，発症・進行形式は急性と慢性の2つに分けて考える．腎移植患者も慢性腎臓病患者である．腎移植後の血清クレアチニン値上昇の鑑別は，一般の慢性腎臓病患者と共通する部分も多い．しかしさらに移植患者特有の鑑別をあげる必要がある．移植後の期間に加えて発症・進行形式を考慮し，腎障害の原因部位を腎前性，腎性，腎後性に分けて鑑別をすすめると見落としが少ない（**表1**）．

Column　SGF，DGF，PNFについて

　移植後の血清クレアチニンの低下が遅いが透析療法を必要としていないことをslow graft function（SGF）とよぶ．血清クレアチニンの低下が遅いだけでなくさらに移植後に透析療法が必要となることをdelayed graft function（DGF：移植腎機能発現遅延）とよぶ．DGFの患者の約5％では移植腎機能がまったく発現しない．これをprimary non function（PNF）とよぶ．DGFの危険因子はレシピエントの要因とドナーの要因に分けることができる．レシピエントの要因として男性，透析期間，RPA陽性率が高い，HLAミスマッチ数が多い，複数回の腎移植などがある．一方，ドナーの要因として献腎移植（心停止ドナー，マージナルドナーである脳死ドナー），高齢ドナー，阻血時間の延長などがある[1]．

表1 ● 移植腎機能障害の原因の鑑別

	移植直後 〜1週間以内	移植早期 1週間〜3カ月	移植後期 3〜6カ月以降 急性に上昇	移植後期 3〜6カ月以降 慢性に上昇
腎前性	●体液量欠乏 ●術中の低血圧 ●動静脈血栓症 ●血管吻合不全 など	●体液量欠乏 ●低血圧 ●動静脈血栓症 ●RAS阻害薬＋脱水 など	●体液量欠乏 ●低血圧 ●腎動脈狭窄症 ●RAS阻害薬＋脱水 など	●腎動脈狭窄症 ●心不全 など
腎性	●虚血によるATN ●aHUS ●超急性/促進型拒絶反応 ●再発性腎炎 ●急性のCNI腎毒性 など	●急性拒絶反応 ●急性のCNI腎毒性 ●ウイルス感染 ●再発性腎炎 ●急性腎盂腎炎 ●急性間質性腎炎 ●aHUS など	●急性拒絶反応 ●急性のCNI腎毒性 ●ウイルス感染 ●再発性腎炎 ●急性腎盂腎炎 ●急性間質性腎炎 など	●慢性拒絶反応 ●慢性のCNI腎毒性 ●ウイルス感染 ●再発性腎炎 ●de novo腎障害 ●ドナー要因 ●一般的なCKDの増悪因子 など
腎後性	●尿路閉塞/通過障害 ●尿漏 ●膀胱尿管逆流 など	●尿路閉塞/通過障害 ●尿漏 など	●尿路閉塞/通過障害 など	●尿路閉塞/通過障害 など

Column 正常な移植後の経過

　"異常"をみつけるには"正常"を知っておく必要がある．ほぼすべての生体腎移植，そして多くの脳死ドナーからの献腎移植において術直後より利尿がみられる．つまり透析患者が生体腎移植後に透析から離脱できないのであればそれは"異常"である．その一方で，心停止ドナーからの献腎移植では術後数日から2週間の間に利尿が得られるようになる（図1）（http://www.usrds.org/atlas12.aspx）．つまり，DGFがみられ，すぐに透析から離脱できなくても必ずしも"異常"ではない．いずれの場合も，利尿とともに血清クレアチニン値は徐々に低下しだし，利尿が得られてから1週間前後で血清クレアチニン値が一定の値となることが多い．

8章 移植腎機能障害

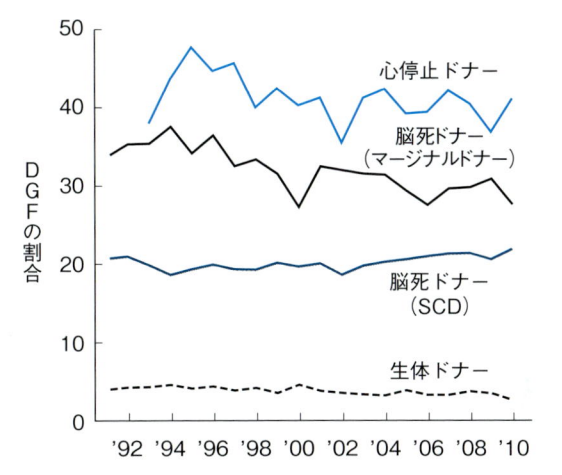

● 図1 ● 生体腎移植および献腎移植の DGF の割合
(USRDS Annual Report 2012)

Do ○ & Don't ✗ 腎移植後は定期的にスクリーニング検査をする[1]

　腎移植後の定期的な検査間隔は施設により異なるが KDIGO の 2009 年ガイドラインが参考になる(**表2**)[2]．移植腎機能不全を可能な限り速やかに発見することで，早期診断と治療が可能となり，転帰が改善される．特に血清クレアチニン値と尿蛋白定量は，多くの施設で容易に行うことができ，急性および慢性の移植腎機能障害の発見に有用である．我々の施設では尿蛋白定量検査を血清クレアチニン値と同様の間隔で検査しており，移植後早期に出現する再発腎炎の発見に役立っている．患

● 表2 ● 腎移植後の定期的なスクリーニング検査

スクリーニング検査	移植後の経過時間別のスクリーニング間隔					
	1週目	1カ月目	2〜3カ月目	4〜6カ月目	7〜12カ月目	12カ月以降
SCr	連日	週2〜3回	週1回	2週毎	月1回	2〜3カ月毎
尿蛋白量	少なくとも月1回			3カ月毎		年1回
全血球数	連日	週2〜3回	週1回	月1回		年1回
血糖値 or HbA1c	週1回			3カ月毎		年1回
脂質異常症	年1回					
BK ウイルス	月1回			3カ月毎		
血圧，体重	診察毎					

者の原疾患や免疫学的なリスクを考慮し，症例毎で検査間隔の調整を行うことが重要である．

移植後の時期および発症様式による分類

1．移植直後（術後〜1週間以内）

　移植直後の血清クレアチニン値の低下速度が遅い場合や利尿が認められない場合，SGF や DGF を考える．そのほとんどが ATN ではあるが，その他の鑑別疾患も忘れてはならない．腎前性，腎性，腎後性に分けて鑑別をすすめる．

- 腎前性：血圧低下や循環血漿量の減少による腎血流の低下が原因として多い．腎血流障害の原因としてその他にも，腎動静脈血栓症，血管吻合不全（特にキンク）も鑑別としてあげられる．動静脈血栓症は，過凝固状態，抗リン脂質抗体症候群，手術手技の問題（キンク，解離）などが原因となる．動静脈血栓症では急に尿量が低下するが，キンクによる血流障害では尿量の低下がはっきりしないこともある[3]．腎動静脈血栓症による腎血流の完全途絶は移植腎の虚血・壊死を生じ，高率に移植腎機能を喪失する可能性がある．早急な対応が必要となる．

- 腎性：腎虚血後の尿細管壊死および虚血再灌流障害が最も多い．超急性拒絶反応，促進型急性拒絶反応，aHUS（薬剤性 or 再発），巣状分節性糸球体硬化症（FSGS）などの再発性腎炎，CNI 腎毒性なども原因となる．

- 腎後性：尿路閉塞/通過障害や尿漏が原因となる．膀胱機能不全（特に糖尿病患者，長期透析患者），前立腺肥大（男性患者），尿管壊死・拒絶反応，縫合不全による尿漏，血腫による閉塞などが鑑別にあがる．

腎障害の評価と対応（図2）[4]
　超急性拒絶反応，促進型急性拒絶反応，血管吻合不全，腎動静脈血栓症などが最初から強く疑われる場合には腎移植外科医への連絡を含め，緊急手術や血漿交換など迅速な対応が必要となる．それ以外の場合には，まず腎前性の原因を除外する．腎前性の評価は体液量や血圧の評価を術中輸液量，術中血圧，下大静脈径，中心静脈圧，体重の推移などを参考にして行う．心機能が良好な患者では，術直後は酸素飽和度（SAT）が安定している限りやや体液過剰でもよい．必要に応じて補液を行う．体液

```
                    ┌──────────────────────────┐  あり ┌──────────┐
                    │超急性拒絶反応，促進型急性拒絶│─────→│緊急手術や │
                    │反応，血管吻合不全，腎動静脈 │      │血漿交換など│
                    │血栓症の疑い              │      └──────────┘
                    └──────────────────────────┘
                                │なし
                    ┌──────────────────────────┐
                    │   体液量および血圧の評価    │
                    └──────────────────────────┘
```

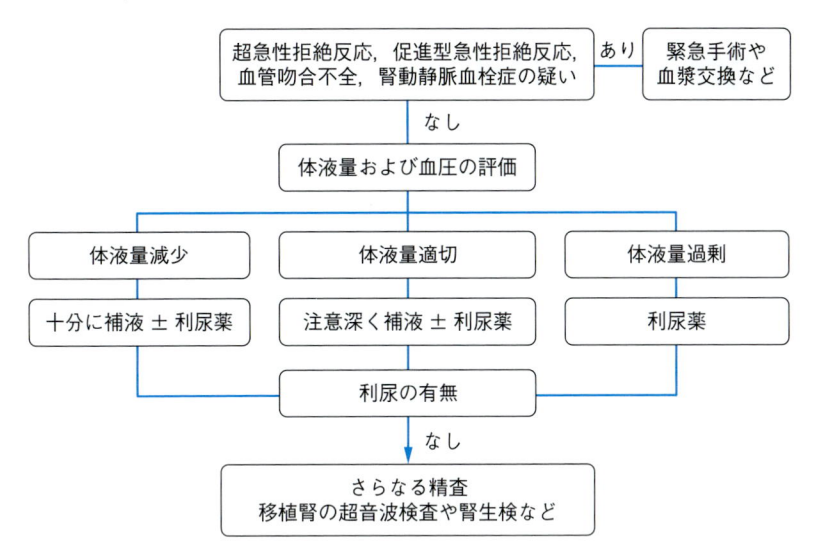

● 図2 ● 移植直後の腎機能障害の評価と対応の一例
（Chandraker A, et al. Core concepts in renal transplantation. Springer. 2012）[4]

量過剰であれば利尿薬を投与する．体液量および血圧が適切であるのにもかかわらず利尿薬に反応がみられない場合，移植腎の超音波検査が必須となる．腎皮質の血流評価を行い，腎動静脈血栓症の有無を確認するとともに水腎症や尿漏を疑わせる所見の有無など腎後性の評価を合わせて行う．ATN は除外診断となるが，この時期においてもハイリスク患者では積極的に移植腎生検を考慮する．

Column　移植腎周囲の液体貯留

術後の数週間は移植腎周囲に液体貯留がみられることがある．血腫，膿瘍，尿嚢腫，リンパ嚢腫の4つが鑑別にあがる．血腫やリンパ嚢腫は尿路閉塞をきたさない限りドレナージなどせず経過観察となることが多い．血腫が感染して膿瘍となることが多く，その場合には吸引ドレナージの適応となる．尿嚢腫は尿漏が原因のことが多く，尿管膀胱吻合部にみられる．尿嚢腫とリンパ嚢腫の鑑別には吸引液中のクレアチニン濃度が有用である．尿嚢腫では吸引液中のクレアチニン濃度が血清クレアチニン濃度よりも高い．尿嚢腫では手術が必要となることが多い．

One Point　移植後の血圧目標

　実際の臨床の場においては，さらなる補液が必要か，昇圧が必要かを迷うことが多い．そのような場合は手術記録が参考になる．術中に腎動脈を吻合した後に良好に尿量が得られ，移植腎自体も良好な色調や膨化を示していた場合には，そのときの血圧が周術期の目標血圧となる．正常腎と異なり，移植腎には移植直後には血圧の自己調節能がなく体血圧が腎血流と相関するためである．ドナーならびにレシピエントが高度の動脈硬化を有している場合にも，血圧を高めに維持する必要がある．ただし，収縮期血圧が 180 mmHg を超えてくるようであれば，出血合併症が危惧されるため緩徐な降圧を検討する．

2．移植後早期（1週間〜3カ月以内）

　移植後早期に血清クレアチニン値の上昇が認められた場合，一般的な CKD 患者と同様な AKI の原因に加えて，移植患者特有の問題として特に急性拒絶反応を忘れてはならない[5]．

- 腎前性：血圧低下や循環血漿量の減少による腎血流の低下が原因として多い．RAS 阻害薬内服中に脱水や下痢を合併すると AKI が惹起されやすい．急性拒絶反応の頻度が多い，移植後早期の RAS 阻害薬の服用は可能な限り避ける．

- 腎性：急性拒絶反応，CNI 腎毒性，再発性腎炎，急性腎盂腎炎，急性間質性腎炎などが鑑別にあがる．

- 腎後性：移植直後と同様の鑑別を考える．さらに移植直後には認められていなくても腎採取時の剥離操作による尿管下端の虚血や尿管の拒絶反応に伴う吻合部狭窄や下部尿管狭窄などは尿路の器質的な通過障害を生じる可能性がある．また，特に糖尿病患者や長期透析患者では膀胱容積の低下や収縮能低下により蓄尿・排尿障害といった膀胱機能不全を認めることが多いため注意が必要である．

腎機能障害の評価と対応（図3）[4]

　この時期には多くの症例で術後のベースラインまで血清クレアチニン値が低下している．血清クレアチニン値が再上昇した場合には，まず腎前性および腎後性の原因を除外する．腎前性の評価は体液量や血圧の評価に加えて RAS 阻害薬の内服の有無などを確認する．必要に応じて補液，降圧薬の調節，過度な塩分制限の中止を行う．腎

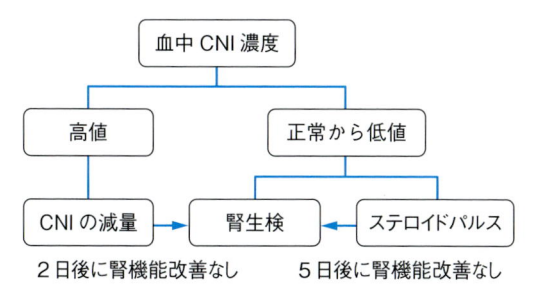

```
           血中 CNI 濃度
           ┌──────┴──────┐
          高値        正常から低値
           │              │
       ┌───┴───┐          │
   CNI の減量 → 腎生検 ← ステロイドパルス
   2日後に腎機能改善なし   5日後に腎機能改善なし
```

● **図3** ● **移植後早期の腎機能障害の評価と対応の1例**
(Chandraker A, et al. Core concepts in renal transplantation. Springer. 2012)[4]

後性の評価は超音波検査やCT検査にて水腎・水尿管症の有無などを確認する．水腎・水尿管症を認めた場合には，尿路閉塞や膀胱尿管逆流の評価も行う．尿管ステントの抜去後に腎後性の要素が出現した場合には，膀胱尿管移行部狭窄か尿管−尿管（もしくは尿管−膀胱）吻合の手術手技の問題であることが多い．

　腎性の原因としてはカルシニューリン阻害薬（CNI）による腎毒性と急性拒絶反応をまず考える．特にCNIの血中濃度が高い場合にはCNIを減量する．CNIの腎毒性に伴う血清クレアチニン値の上昇であれば減量に速やかに反応する．減量後2日以上経過しても血清クレアチニン値が改善しない，もしくはもともとCNIの血中濃度が低い場合，急性拒絶反応を考え，腎生検を行う．腎生検を施行せずに経験的治療としてステロイドパルス療法が行われることもあるが，可能な限り腎生検をして病変を確認した上で急性拒絶反応の治療をすることが望ましい．

3．移植後後期（3〜6カ月以降）に急激に血清クレアチニン値が上昇

　移植後後期に急激な血清クレアチニン値の上昇を認めた場合，その鑑別は移植後早期のそれと大きく変わらない．

- 腎前性：移植後早期と同様の鑑別を考える．血圧が高い症例では腎動脈狭窄も鑑別にあがる．

- 腎性：移植後早期と同様の鑑別を考える．特にこの時期以降はサイトメガロウイルスやBKウイルスによる腎障害も忘れてはならない．また，急性拒絶反応を認めた場合は免疫抑制薬の減量や服薬アドヒアランスの低下が原因となっていることが多い．

- 腎後性：移植後早期と同様の鑑別を考える．新たに尿管結石や悪性腫瘍による尿路閉塞も鑑別に加わる．

腎機能障害の評価と対応

　その評価と対応も基本的には移植後早期と同様である．特に6カ月以降に急性拒絶反応を認めた場合には内服薬の服薬状況およびCNIの血中濃度の確認が重要である．また本邦においては血中BKウイルスのPCRによるスクリーニングは行われていない．尿中にデコイ細胞を認める場合，BKウイルス腎症を疑う．確定診断には移植腎生検が必要となる．

4．移植後後期（3～6カ月以降）で徐々に血清クレアチニン値が上昇

　免疫抑制薬などの進歩により腎移植の1年生着率は著明に改善した．しかし長期の移植腎予後はそれと同等には改善していない．その予後を左右するのがこの移植後後期の慢性の移植腎機能障害である．この慢性の移植腎機能障害は過去には慢性移植腎症（chronic allograft nephropathy：CAN）という便利な用語で一括りにされて

● 表3 ● 慢性の移植腎機能障害

機序[1]	原因
免疫学的機序	慢性拒絶反応[2]
非免疫学的機序	腎移植：慢性のCNI腎毒性／ウイルス感染腎炎／再発性腎炎／de novo 腎障害／腎動脈狭窄症／尿路閉塞／グラフトサイズミスマッチ　など
非免疫学的機序	慢性腎臓病：高血圧／脂質異常症／耐糖能異常症／貧血／喫煙　など

[1] 機序・原因が判明しない場合は IF/TA に分類される（Banff 2013）．
[2] 急性拒絶反応の合併も起こり得る．

いた．しかし，その機序は免疫学的機序によるものと非免疫学的機序によるものとに大別される（**表3**）．

　免疫学的機序によるものは慢性Tリンパ球関連型拒絶反応と慢性抗体関連型拒絶反応がある．また非免疫学的機序によるものは，腎動脈狭窄症，CNI腎毒性，ウイルス感染性腎症，再発腎炎，de novo 腎障害，慢性の尿路閉塞，ドナー要因などの移植に関連する要因と，慢性高血圧，耐糖能異常，脂質異常症，貧血などの一般的なCKDの増悪因子がある．ドナー要因としてはグラフトサイズミスマッチやマージナルドナーなどが問題となる．

- 腎前性：腎動脈狭窄や慢性心不全などが鑑別にあがる．

- 腎性：慢性拒絶反応（別章参照），慢性のCNI腎毒性，ウイルス感染性腎症，再発腎炎，de novo 腎障害，ドナー要因などに加えて一般的なCKDの増悪因子が重要である．

- 腎後性：移植後早期と同様である．

腎機能障害の評価と対応

　多くの場合，診断には移植腎生検が必要である．また腎機能障害の原因が複数存在することも多い．例えば，慢性拒絶反応に慢性のCNI腎毒性，さらにBKウイルス腎症などが併存していると治療選択にも苦慮することとなる．拒絶反応の治療とCNI腎毒性やBKウイルス腎症の治療は方向性が真逆となる．どの要因が移植腎機能低下にもっとも寄与しているかを考え，優先順位をつけて治療することとなる．また一般的なCKDの増悪因子の管理も重要となる．移植外来において腎移植内科医が高血圧，脂質異常症，耐糖能異常，貧血などをきちんとみることが長期予後の改善につながる．

おわりに

　移植腎機能障害の早期発見・早期治療が移植腎の長期予後改善に不可欠である．ほとんど症状を伴わない急性拒絶反応も多い．慢性の移植腎機能障害の場合はなおさらである．患者の症状から移植腎機能障害の早期発見は不可能であり，スクリーニング検査として血清クレアチニンと尿蛋白の検査を定期的に行うことが基本である．腎移植外来において血清クレアチニンの上昇や尿蛋白の出現をみつけ，その原因診断ならびに治療介入を迅速に行うのが腎移植内科医の役割である．

文献

1) Saidi RF, Elias N, Kawai T, et al. Outcome of kidney transplantation using expanded criteria donors and donation after cardiac death kidneys: realities and costs. Am J Transplant. 2007; 7: 2769-74.
2) KDIGO clinical practice guideline for the care of kidney transplant recipients. Am J Transplant. 2009; 9 Suppl 3: S1-155.
3) Humar A, Matas AJ. Surgical complications after kidney transplantation. Semin Dial. 2005; 18: 505-10.
4) Chandraker A, Sayegh MH, Singh AK. Core concepts in renal transplantation. Springer; 2012.
5) Sollinger HW. Mycophenolate mofetil for the prevention of acute rejection in primary cadaveric renal allograft recipients. U.S. Renal Transplant Mycophenolate Mofetil Study Group. Transplantation. 1995; 60: 225-32.

〈松井勝臣〉

Chapter 9 拒絶反応（その治療を中心に）

> **Point**
> ① 急性拒絶反応は近年大きく減少した．
> ② 慢性拒絶反応の予防と治療が移植腎の長期生着の鍵である．
> ③ 急性T細胞性拒絶反応の多くはステロイドパルス療法に反応する．
> ④ 慢性抗体関連型拒絶反応の治療は抗ドナー抗体の除去と産生予防が必須である．

はじめに

拒絶反応は移植腎機能廃絶の主要な原因の1つである．急性拒絶反応の頻度は免疫抑制薬の進歩により近年，大きく減少し約20％の患者でしか発症しなくなっている[1]が，移植後腎機能障害の重要な鑑別疾患であることに変わりはない．急性拒絶反応は早期の治療介入が必要であり，その治療効果は高く，寛解率も高い．一方，慢性拒絶反応は移植腎機能廃絶の原因として生着中死亡とともに大きな割合を占める[2]．なかでも腎移植後，新たな抗ドナー抗体（de novo DSA）が出現する慢性抗体関連型拒絶反応が特に問題となっている．

拒絶反応の分類（表1，図1）

拒絶反応は移植後の発症時期により超急性拒絶反応，促進型急性拒絶反応，急性拒絶反応，慢性拒絶反応と大きく4つに分けられる．ただし，移植後6カ月以降でも急性拒絶反応と診断すべき症例や，移植後6カ月以内でも慢性拒絶反応と診断すべ

● 表1 ● 拒絶反応の分類

病理学的分類	細胞性拒絶反応 液性拒絶反応
時期的分類	超急性拒絶反応 促進型急性拒絶反応 急性拒絶反応 慢性拒絶反応

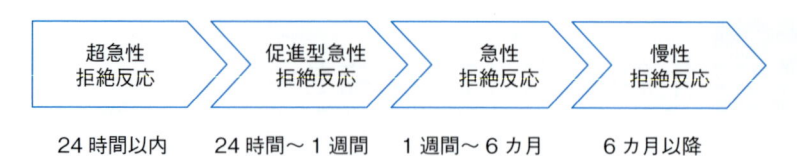

```
超急性        促進型急性      急性         慢性
拒絶反応  →  拒絶反応   →  拒絶反応  →  拒絶反応

24時間以内   24時間～1週間   1週間～6カ月   6カ月以降
```

● 図1 ● 発症時期による拒絶反応の分類

き症例も存在する（詳細は11章バンフ分類を参照）．急性拒絶反応および慢性拒絶反応は，さらに発症機序により細胞性拒絶であるT細胞性拒絶反応と液性拒絶である抗体関連型拒絶反応の2つに分けられる．拒絶反応の名称は，この2つの分類を組み合わせて行う．例えば，急性期に起こる拒絶反応で，その原因として液性免疫が関与しているのであれば急性抗体関連型拒絶反応となる．

T細胞性拒絶反応と抗体関連型拒絶反応（表2）

T細胞性拒絶反応と抗体関連型拒絶反応はその発生のメカニズムが大きく異なる．前者では同種抗原を抗原提示細胞がヘルパーT細胞に提示することで免疫応答が開始され，細胞傷害性T細胞が攻撃の主体となる．一方，後者では既存抗体（抗血液型抗体や抗ドナーHLA抗体など）や新規の抗ドナーHLA抗体が攻撃の主体となる．その産生はB細胞や形質細胞による．そして自然抗体である抗血液型抗体による抗体関連型拒絶反応はT細胞非依存性であるが，獲得抗体である抗ドナーHLA抗体による抗体関連型拒絶反応はT細胞依存性であるという違いがある．

● 表2 ● 腎移植後の拒絶反応とその主病変

	責任細胞	主病変
T細胞性拒絶反応	T細胞	間質 尿細管 血管内皮
抗体関連型拒絶反応	B細胞 形質細胞	傍尿細管毛細血管 糸球体係蹄 血管内皮

拒絶反応：各論

1．超急性拒絶反応

　移植後24時間以内に起こる拒絶反応で，多くが移植直後に急激な拒絶反応としてとらえられる．典型的には，移植腎の血管吻合後，術中より尿量が得られず，移植腎がチアノーゼ様になる．前感作抗体が原因となる．T細胞クロスマッチが陽性の場合には前感作抗体が陽性と判断する．超急性拒絶反応や促進型急性拒絶反応のリスクが高く，抗体除去療法を行わずに腎移植を行うことはできない．
- 治療

　有効な治療法はない．移植腎の摘出が必要となる．

2．促進型急性拒絶反応

　移植後24時間以降から1週間以内に起きる拒絶反応である．前感作抗体を原因とする抗体関連型拒否反応が反応の主体と考えられている．抗体除去療法を十分に行わずに腎移植を行うと急性の抗体関連型拒絶反応が起こり得る．
- 治療

　後述する急性抗体関連型拒絶反応の治療に準ずる．

3．急性拒絶反応

　移植後1週間以降，主として移植後3〜6カ月以内に起こる拒絶反応である．免疫抑制薬の進歩により，急速に移植腎機能廃絶に至る症例は少なくなった．また発熱，乏尿，グラフトの腫大/圧痛の3徴を有する典型的な症例も少なくなり，ほとんどの患者で症状を認めない．このため，早期診断には血清クレアチニン値のモニタリングが必須である．移植腎エコー所見（RI＞0.6）や核医学検査での核種排泄遅延などの検査所見も参考にはなるが，血清クレアチニン値の上昇が持続あるいは改善しない場合には確定診断のために移植腎生検が不可欠となる．早期の治療介入で予後改善が期待できるため，迷わず移植腎生検をすることが大事である．

a．急性T細胞性拒絶反応

　以前は急性T細胞性拒絶反応が腎移植後の拒絶反応の中心であったが，免疫抑制薬の進歩に伴い，発症頻度は減少した．急性T細胞性拒絶反応は急性拒絶反応の約90％を占める．T細胞性拒絶反応では異なったHLA抗原を認識したT細胞が組織障害を起こす（詳細は11章バンフ分類を参照）．

9章 拒絶反応（その治療を中心に）

● 治療（図2, 表3）

　治療に際してはバンフ分類による急性T細胞性拒絶反応の診断が治療法の選択に重要である（図2, 表3）．境界型の変化が認められる場合をはじめとして，すべての場合において免疫抑制薬の最適化を再検討する．具体的には，①カルシニューリン阻害薬の濃度の確認，②シクロスポリンからタクロリムスへの変更，③アザチオプリンを使用している場合にはMMFへの変更，などを考慮する．

　軽症であるボーダーラインまたはバンフⅠの拒絶反応では，まずゴールドスタンダードであるステロイドパルス療法を行う．約70％の症例が反応する[3]．開始後1週間の時点でも血清クレアチニン値の低下や尿量の増加が認められない場合にはスパニジンやサイモグロブリンを追加投与し，再度移植腎生検を検討する．

　血管に拒絶反応を認める重症のバンフⅡまたはⅢの拒絶反応にはステロイドパルス療法は効果がないため，最初からサイモグロブリンを投与する．ステロイドパルス療法およびサイモグロブリンには約90％の症例が反応する．上記に反応しない急性T細胞性拒絶反応が約10％みられるが，その場合には経験的にIVIGを使用することもある．

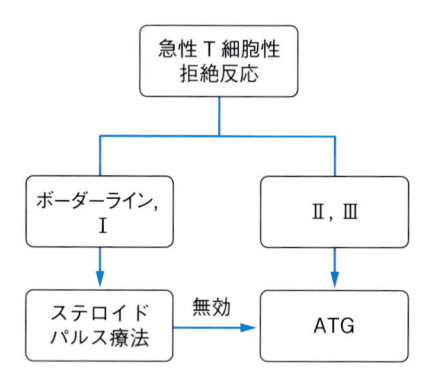

● 図2 ● 急性T細胞性拒絶反応の治療例

● 表3 ● 急性T細胞性拒絶反応の治療法

製剤	処方例	期間
メチルプレドニゾロン	500〜1,000 mgを生食100 mLに溶解し1時間以上かけて	計3日間
スパニジン	3〜5 mg/kgを生食500 mLに溶解して3時間以上かけて	計5〜10日間
サイモグロブリン	1.5 mg/kgを生食に溶解して6時間以上かけて	計7〜14日間

Column 抗ヒト胸腺細胞ウサギ免疫グロブリン（サイモグロブリン）と感染症予防

　サイモグロブリンはヒト胸腺細胞に対するウサギ免疫グロブリンである．2011年4月に急性拒絶反応に対する治療薬として認可されている．投与後は約半年間T細胞の数が極度に減少するため，特にサイトメガロウイルス感染，ニューモシスティス肺炎（PCP），BKV感染に注意が必要となる（より長期的にはPTLDの発症も増えるとされている）．PCP予防にて半年間のST合剤の予防投与が推奨される．サイトメガロウイルス感染とBKV感染のスクリーニングも適宜行う．

Expert Opinion　なぜ急性T細胞性拒絶反応の予防が重要か

　前述のように急性T細胞性拒絶反応の治療への反応はほとんどの場合において良好であり，その寛解率も高い．現在，急性T細胞性拒絶反応によって直接，移植腎機能が喪失されることはほとんどない．しかし，依然として急性T細胞性拒絶反応を予防することは非常に重要である[4]．これは急性拒絶反応がde novo DSA産生のリスクファクターであり，その予防が慢性抗体関連型拒絶反応の予防，さらには移植腎の長期予後の改善につながるからである．

One Point　ボーダーライン変化について

　軽度の尿細管炎，間質の炎症のみを認め，明らかな拒絶反応にバンフ分類にて分類されないボーダーライン変化はプロトコール腎生検によってみつかることも多い．急性T細胞性拒絶反応が"疑わしい"状態である．これを治療するかしないかは議論のあるところではあるが，少なくとも免疫抑制薬の調節は必須である．KDIGOのガイドラインでは急性T細胞性拒絶反応に準じた治療を推奨しており，ステロイドパルス療法が行われることが多い．

b．急性抗体関連型拒絶反応

　急性抗体関連型拒絶反応は急性拒絶反応の約10％を占める．急性抗体関連型拒絶反応は移植後に産生された抗ドナー抗体により発症する拒絶反応である．その詳細な障害機序についてはまだ不明な点も多いが，B細胞や形質細胞から産生された抗体が血管内皮細胞の抗原と反応して血管内皮障害を起こし，補体の活性化，血栓形成から血流障害を生じ，組織の壊死や梗塞を生じる．つまり，抗体関連型拒絶反応は"血管"の拒絶反応である．急性T細胞性拒絶反応と異なり乏尿や無尿を伴い急速に移植腎機能が悪化することが多い．

One Point　抗体関連型拒絶反応の診断とC4d染色（表4）

　抗体関連型拒絶反応の診断には，①血清中にDSAの存在が認められること，②血管内皮細胞に対する抗体の存在を示す組織所見が認められること，③組織障害の所見が認められること，が3つの前提条件である[5]．抗体関連型拒絶反応が最初に定義されたころは，血管内皮細胞に対する抗体の存在を示す組織所見として尿細管周囲毛細血管のC4d陽性所見がよいマーカーであった．しかしその後，補体非依存的な抗体関連型拒絶反応，またABO不適合腎移植やエクリツマブ使用腎移植などでみられるC4dの非特異的な陽性所見が認識されるようになった[5]．さらに病理所見として，尿細管周囲毛細血管炎や内皮細胞の活性化を示す遺伝子発現の検出の有効性が報告され，C4d陰性の抗体関連型拒絶反応が広く認識されるようになった．この結果，最新のBanff 2013分類ではこれらが診断基準に取り入れられている（詳細は11章バンフ分類を参照）．

表4　C4d染色と抗体関連型拒絶反応

（Djamali A, et al. Am J Transplant. 2014; 14: 255-71）[5]

		C4d 陽性	C4d 陰性
血清学的所見		DSA 陽性	DSA 陽性
免疫病理学的所見		IF：びまん性 C4d 陽性 PTC IHC：びまん性，局所性 C4d 陽性 PTC	mRNA による内皮細胞の炎症の所見 （例：W/F，PECAM，SELE など） 糸球体・PTC 内膜増殖の所見 （CD31 陽性，Ki67 陽性細胞の存在）
組織病理学的所見	急性	ATN 様変化 PTCitis 糸球体炎 動脈フィブリノイド壊死 慢性細動脈障害の所見なし	PTCitis 糸球体炎 血栓性微小血管障害症 TMA 動脈フィブリノイド壊死 慢性細動脈障害の所見なし
	慢性	移植腎症 PTC 基底膜の二重化 IFTA 動脈の内膜線維性肥厚 糸球体炎または PTCitis の併存	移植腎症 PTC 基底膜の二重化 動脈の内膜線維性肥厚 糸球体炎または PTCitis の併存

ATN，急性尿細管壊死；DSA，抗ドナー抗体；IF，免疫染色；IFTA，間質線維化・尿細管萎縮；IHC，免疫組織化学染色；PTC，尿細管周囲毛細血管；PTCitis，尿細管周囲毛細血管炎

① 急性抗体関連型拒絶反応の予防
(詳細は4章 ABO 血液型不適合腎移植や5章既存抗体陽性の腎移植を参照)

抗体関連型拒絶反応の予防には脱感作療法を行う．脱感作療法は，ⓐT 細胞の活性化の抑制，ⓑ既存抗体の除去，ⓒ残存する抗体および補体活性化の抑制，ⓓ抗体産生細胞やその前駆細胞の除去の4つを目的とする．ⓐにつきカルシニューリン阻害薬をベースとして MMF，ステロイド，抗 CD25 抗体，サイモグロブリンなどを使用する．ⓑとして血漿交換を行う．そしてⓒおよびⓓとして免疫グロブリン大量療法，リツキシマブ（抗 CD20 抗体），ボルテゾミブなどを使用する．

② 急性抗体関連型拒絶反応の治療（図3）

急性抗体関連型拒絶反応の治療はその予防と共通するところが多い．治療のポイントは，ⓐDSA の除去，ⓑ血管炎症の沈静化，ⓒ併存する T 細胞性拒絶反応の治療，ⓓDSA 産生の予防であり，種々の治療法を組み合わせて行う．具体的には，免疫抑制薬の強化，血漿交換，メチルプレドニゾロンのパルス療法，リツキシマブ，免疫グロブリン療法，ボルテゾミブ，エクリズマブ，脾摘などがあげられる．

ⓐ　DSA の除去
血漿交換が有効であり，血漿交換は抗体と同時に抗体関連型拒絶反応における細胞

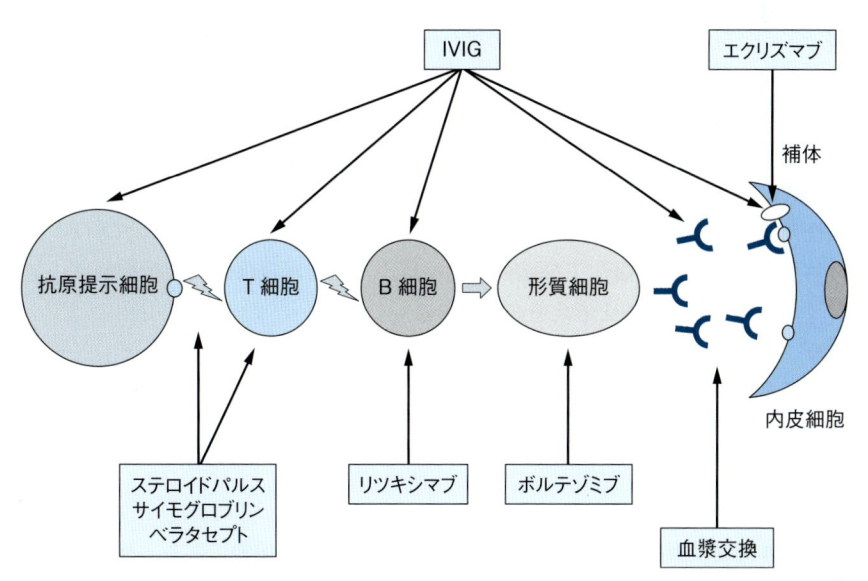

● 図3 ● **抗体関連型拒絶反応の治療**（Djamali A, et al. Am J Transplant. 2014; 14: 255-71）[5]

障害の本質である補体の除去も可能とする．循環している DSA が低下するまで連日施行し，その後は隔日に施行する．なお血漿交換の代用として DSA の中和を目的に IVIG（高用量：2 g/kg）を投与することもある．

ⓑとⓒ　血管炎症の沈静化と併存する T 細胞性拒絶反応の治療
　抗体関連型拒絶反応はほとんどの場合で T 細胞性拒絶反応と関連している．血管炎症と T 細胞性拒絶反応の両方を治療する目的でステロイドパルスやサイモグロブリンを投与する．

ⓓ　DSA 産生の予防
　血漿交換の終了後に IVIG（低用量：100 mg/kg）を投与する．リツキシマブ（抗 CD20 抗体）の投与を行うこともある．リツキシマブは B 細胞を除去することによって，新しい形質細胞の形成を予防する．しかし CD20 が陰性である形質細胞は除去できない．
　＊上記治療法は，メチルプレドニゾロンおよびサイモグロブリン以外は保険適応がない．血漿交換も既感作症例には移植後 2 回まで保険適応があるが，de novo DSA 症例には保険適応がない．

4．慢性拒絶反応
　慢性拒絶反応は移植後 3〜6 カ月以降に出現することが多い．徐々に腎機能が低下し，高血圧，貧血，蛋白尿を主徴とし，やがて移植腎機能の廃絶に至る．最も治療が困難な拒絶反応である．

a．慢性 T 細胞性拒絶反応
　慢性 T 細胞性拒絶反応は免疫抑制薬の進歩により，その頻度は減少している[6]．逆に，移植 1 年後以降に慢性 T 細胞性拒絶反応を認めた場合は常に免疫抑制薬のアドヒアランスが悪い可能性を考える必要がある．
- 治療
　急性 T 細胞性拒絶反応に準じた治療がなされる．しかし，腎機能の改善はほとんどないことが多く，効果はあまり期待できない．

b．慢性抗体関連型拒絶反応（図 4）
　慢性抗体関連型拒絶反応は移植腎機能廃絶の原因として重要である．移植後に新たに産生される de novo 抗 HLA 抗体がその原因として重要であり，特に注目されてい

る．ドナー特異的 de novo 抗 HLA 抗体が移植後の経過中に陽性となる症例では，移植腎機能喪失のリスクが増大する[7]．ドナー特異的 de novo 抗 HLA 抗体の出現に引き続き，subclinical な障害，臨床的な腎機能障害，そして最終的には移植腎機能の喪失につながる[7]（図4）．慢性的な血栓形成，炎症，そしてその修復が繰り返されるたびに組織障害を起こし，尿細管周囲毛細血管炎や移植糸球体炎，さらには移植糸球体症などの病変の出現に引き続き，徐々に腎機能が低下する．

● 治療

リツキシマブやスパニジンの投与が有効であったとの報告はあるが，治療抵抗性であり確立された有効な治療法はない．de novo DSA を作らせないという予防が最重要となる．そのためにも急性期の拒絶反応の予防と慢性期の免疫抑制薬のアドヒアランスが大事である．

おわりに

慢性抗体関連型拒絶反応の予防と治療が移植腎の長期生着の鍵となっている．そしてそれには移植腎生検による正確な診断が不可欠であり，腎移植病理医の協力が不可欠である．その病理診断はバンフ分類の改訂とともに今まで以上に今後大きく変わっていく可能性がある．

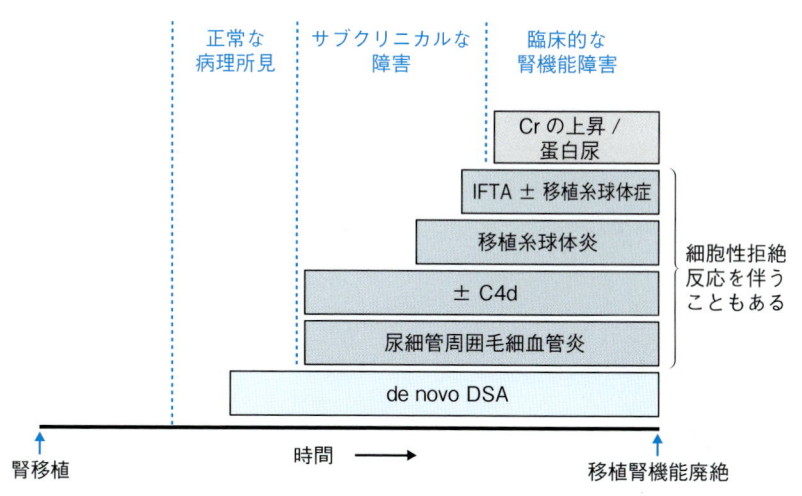

● 図4 ● de novo DSA の産生から移植腎機能の廃絶まで
（Djamali A, et al. Am J Transplant. 2014; 14: 255-71）[5]

9章 拒絶反応（その治療を中心に）

文献

1) Cohen DJ, St Martin L, Christensen LL, et al. Kidney and pancreas transplantation in the United States, 1995-2004. Am J Transplant. 2006; 6(5 Pt 2): 1153-69.
2) 日本移植学会. 臓器移植ファクトブック 2013.
3) Shinn C, Malhotra D, Chan L, et al. Time course of response to pulse methylprednisolone therapy in renal transplant recipients with acute allograft rejection. Am J Kidney Dis. 1999; 34: 304-7.
4) Matas AJ, Gillingham KJ, Humar A, et al. Posttransplant diabetes mellitus and acute rejection: Impact on kidney transplant outcome. Transplantation. 2008; 85: 338-43.
5) Djamali A, Kaufman DB, Ellis TM, et al. Diagnosis and management of antibody-mediated rejection: Current status and novel approaches. Am J Transplant. 2014; 14: 255-71.
6) Allison AC, Eugui EM. Mechanisms of action of mycophenolate mofetil in preventing acute and chronic allograft rejection. Transplantation. 2005; 80(2 Suppl): S181-90.
7) Terasaki PI, Ozawa M. Predicting kidney graft failure by HLA antibodies: a Prospective Trial. Am J Transplant. 2004; 4: 438-43.

〈今井直彦〉

Chapter 10-1 移植外来
腎移植ドナーのフォロー

> **Point**
> ① ドナーのフォローはレシピエントのフォローと同じくらい重要である.
> ② ドナーは必ずしもきちんとフォローされていない. 見失わない努力が必要である.
> ③ ドナーは不足しており,今後ますますハイリスクドナーが増えていく.
> ④ ドナーのフォローは腎機能に加えて高血圧や蛋白尿の出現,糖尿病の発症に注意する.
> ⑤ ドナーの長期予後のエビデンスは十分ではない. データベースの構築が求められている.

はじめに

ドナーの腎提供は Do No Harm が原則である医療において非常に特殊な医療である. これはドナーには腎提供による"明らかなメリット"は何一つないからである. 本来, ドナーの安全性が完全に担保されていることが生体腎移植の理想である. しかし厳密には生体ドナーにも一定のリスクが存在する. 腎移植後のフォローという点に

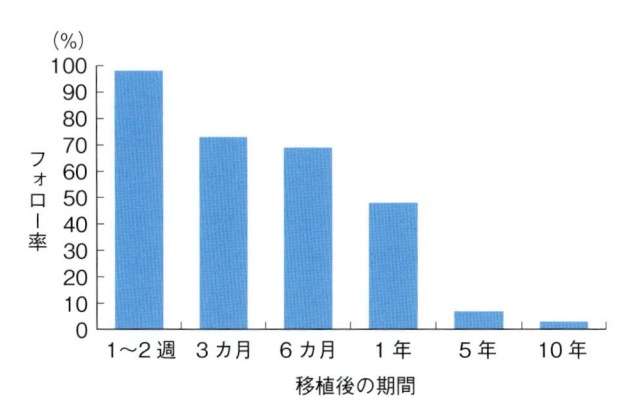

● 図1 ● 移植後の期間とフォロー率(米国)
(Mandelbrot DA, et al. Transplantation. 2009; 88: 855-60)[1]

おいてレシピエントのフォローと同じくらいドナーのフォローも重要である．きちんとドナーをフォローできない施設は本来，腎移植を行うべきではない．だが現実には米国では移植後10年で約3%のドナーしか実際にはフォローされていない(**図1**)[1]．ドナーの長期予後に関するエビデンスもまだ十分とはいえない．このためドナーの健康を守るためにドナーをきちんとフォローし，同時にドナーの抱えるリスクのエビデンスを将来のドナーのために蓄積することが大事となる．

One Point　ドナーを見失わないために

移植後のドナー外来において，腎移植内科医は腎機能のフォローに加えて高血圧，蛋白尿の出現に注意することが大事である．このようなことに留意しながら外来を行う必要があるが，ドナーにきちんと外来に通院してもらうことが実は一番大変かつ大切なことである．レシピエントは免疫抑制薬を内服しており，外来に来なくなる人というのは本邦においてはほとんどいない（米国では結構いる）．しかし，ドナーはもともと"健康であった"という自負があり，腎提供により腎機能が低下していることをきちんと説明しないと外来に来なくなってしまうこともある．長期にわたり定期的にドナーをフォローすることが重要である．一番にはレシピエントとドナーに一緒に通院してもらうのが最良と思われる．ただ，ドナーとレシピエントが同じ病院に通院できない場合もあり，そのような場合には特にドナーを見失わない努力が必要となる．ここでも移植コーディネーターが果たす役割は大きいと考える．

増えているハイリスクドナー

ドナー不足のなかでドナーを増やそうと以前なら認められなかったようなドナーがドナーとなっている．この流れは献腎移植における expanded criteria donor (ECD) のみならず，生体腎移植においてもみられている．生体腎移植ドナーのスクリーニングの際に考慮される年齢，腎機能，高血圧，血尿，蛋白尿，腎結石，肥満といった危険因子を，1つのみならず複数もったドナーのフォローをすることもまれではない．その結果，以前は腎機能からは慢性腎臓病（CKD）第3期に分類されるもののCKDの進行因子を1つももたないドナーのフォローがドナー外来の中心であったのが大きく変わりつつある．このようにドナーが高齢化し，さらにほとんどのドナーがCKDのなんらかの危険因子をもっており，それらの因子に対する早期介入が重要となる．

1. 腎移植ドナーのフォロー

ドナー外来での腎臓内科医の役割

　ドナー外来でドナーのフォローは前述のようにCKD進行の危険因子をもったドナーをフォローすることが多くなり，ドナー外来というよりもむしろCKD外来に近い．その一方でまったく危険因子をもたないドナーももちろんおり，そのようなドナーでは腎機能のフォローに加えて高血圧の出現，蛋白尿の出現，糖尿病の発症（特に糖尿病の家族歴がある場合）に特に注意を払う必要がある．ここではドナー外来で診るべき代表的なポイントについて簡単に解説したい（図2）．

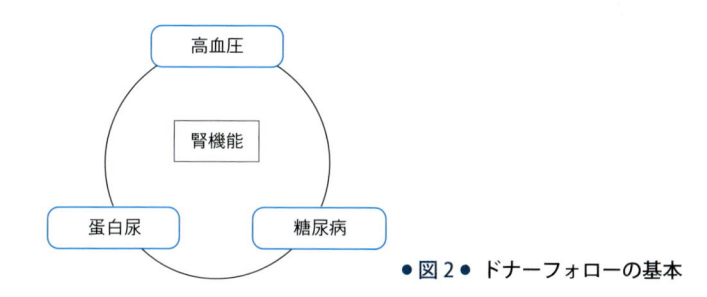

● 図2 ● ドナーフォローの基本

1. 腎機能障害

　当たり前であるがドナー外来ではドナーの腎機能をフォローする．ドナーの国籍，年齢，腎機能の評価法により腎提供後にCKD第3期に分類されるドナーの割合は様々である（6〜90%）．年齢が若く，腎提供前の腎機能がよいほど腎提供後にeGFR<60 mL/min/1.73 m^{2}となる割合も少ない．本邦においては腎提供後にドナーの約9割はeGFR<60 mL/min/1.73 m^{2}となり，eGFR上はCKD第3期に分類されるようになる[2]（表1）．腎提供によりeGFR上は"慢性腎臓病"になっていることを説明すると戸惑うドナーは少なくない．元来進行しないCKDとされていたドナーのCKDであるが(Column参照)，注意すべきなのは前述のように近年ハイリスクドナーが増えている点である．つまりドナーのCKDといえども以前のようにCKDの進展

● 表1 ● ドナーの移植後の腎機能（本邦）
（Kido R, et al. Am J Transplant. 2009; 9: 2514-9）[2]

	術前	術後1年	術後3年
eGFR（mL/min/1.73 m^2）	76.8	47.7	49.9
CKD第3期の割合（%）	6.2	87.0	87.0

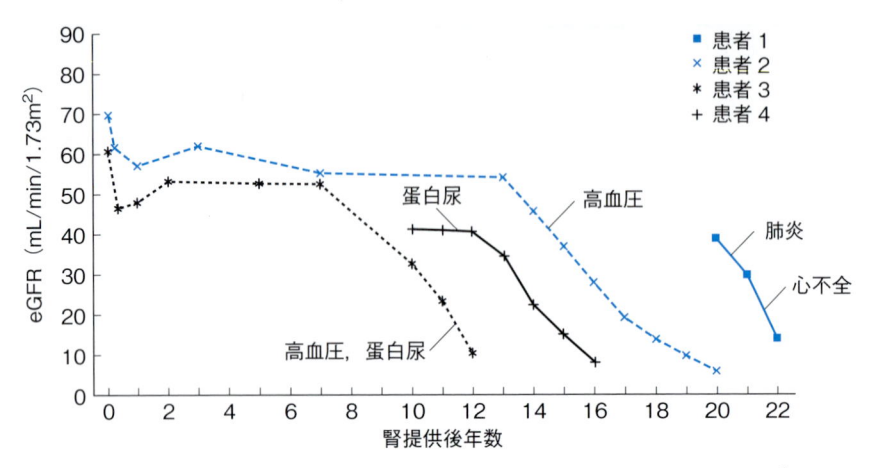

● 図3 ● 末期腎不全に至ったドナー（Kido R, et al. Am J Transplant. 2009; 9: 2514-9[2] より改変）

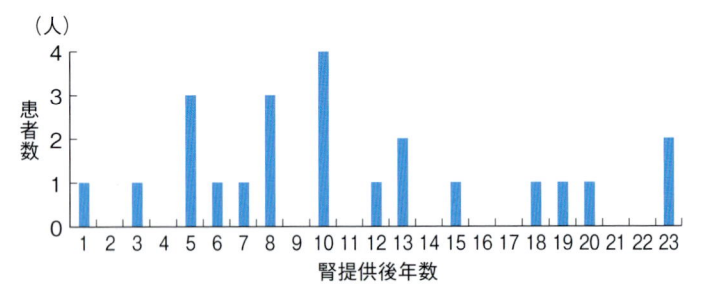

● 図4 ● ドナーの透析導入までの期間
（日本移植学会ドナー安全対策委員会アンケート結果）

危険因子が除外されている集団とはいえないということである．そしてまた，末期腎不全に至るドナーが存在することも忘れてはならない．これらの症例の多くでは，なんらかのCKDの危険因子の発症とともに急速に末期腎不全に至っている（**図3**）[2]．また平均約11年で末期腎不全に至っているが，術後5年以内に末期腎不全となった症例も存在する（**図4**）．定期的かつ長期的なドナーのフォローが必要である．

Column　ドナーのCKDは本当にCKDか

CKD分類をドナーにそのまま当てはめてしまってよいのかは議論があるところである．つまり病的な過程により腎機能が徐々に低下しCKDとなった患者と腎提

供により腎機能が低下したドナーとを同じ分類に当てはめてよいのかということである．実際，腎機能は同じでもドナーのCKDは一般的なCKDと異なる特徴をもつ．つまり，ドナーのCKDはその特徴として進行しない，むしろ腎提供後の腎機能は数年間はゆっくりと改善するとされている．高血圧のドナーを一切認めないなどド

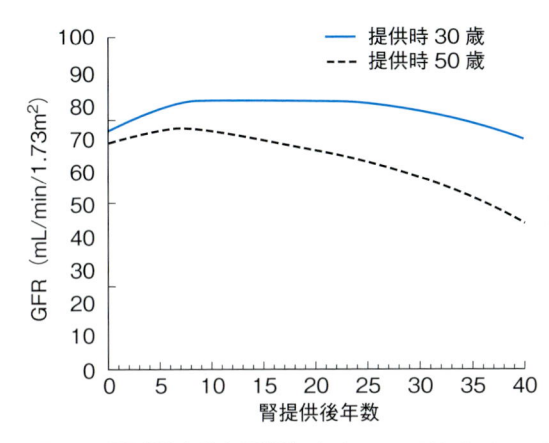

● 図5 ● **腎提供後年数と腎機能**（Fehrman-Ekholm I, et al. Nephrol Dial Transplant. 2011; 26: 2377-81）[3]

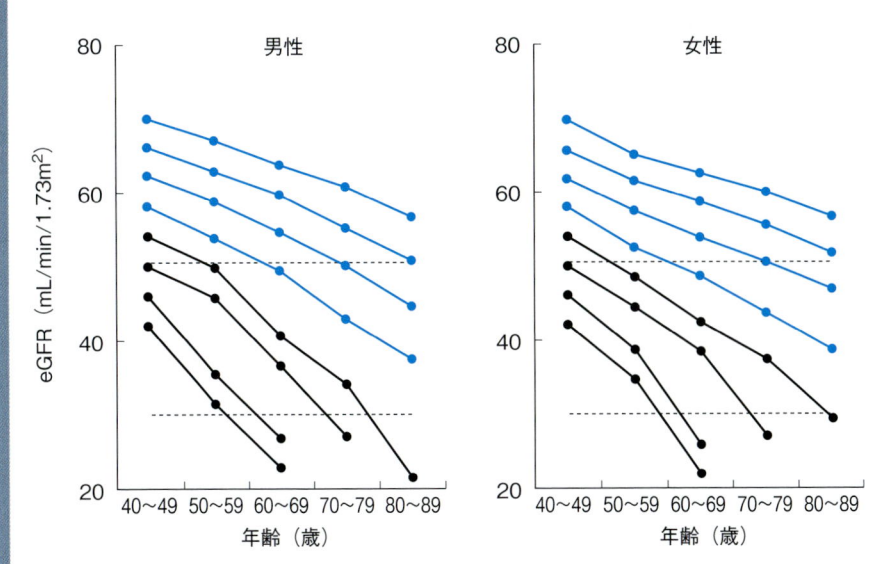

● 図6 ● **加齢に伴う腎機能の低下**
（日本腎臓学会, 編. CKD 診療ガイド 2012. 東京: 東京医学社; 2012. p.1-160）[4]

ナーの選択基準が非常に厳しいスウェーデンからの報告では，腎提供後の腎機能は約10年近くまで改善している（図5)[3]．これはeGFR＜50 mL/min/1.73 m^2 前後から腎機能低下のスピードが進行するといわれている一般的なCKD患者とは大きく異なる（図6)[4]．このように元来リスクの低いドナーにおいては腎提供後の腎機能低下は必ずしもCKDの進展にはならない．腎腫瘍や外傷などの腎提供以外の理由で片腎摘された患者を長期フォローした研究においても腎機能低下の進行を認めないことが報告されている．

2．高血圧

腎提供後にドナーの約3割で高血圧を認めるようになる[5]．腎提供後5〜10年で加齢に伴う血圧上昇に加えて5 mmHg程度の血圧上昇がみられるとされている[6]．ドナーが高血圧を発症した場合，ドナーのほとんどがCKD第3期であることより，日本腎臓学会のCKD診療ガイドに準じて降圧薬を選択する（図7)[4]．つまり蛋白尿の有無，糖尿病の有無によりRAS阻害薬を第1選択とする場合とそうでない場合に分けて治療する．

3．蛋白尿

腎提供後にドナーの約2〜3割で蛋白尿を認めるようになる[5]．一般的には蛋白尿は腎機能の悪化や心血管疾患と関連しており，蛋白尿の出現は望ましいことでは決してない．今までのところ，ドナーにおいて蛋白尿と心血管疾患の増加との関連は認められていない．しかし，一般のCKDにおいて蛋白尿がCKDの進行因子であり加療対象であるように，ドナーに新たに出現した蛋白尿も加療対象とされている．ドナーが高血圧を発症した場合と同様に，日本腎臓学会のCKD診療ガイドに準じてRAS阻害薬を使用し，蛋白尿の軽減を図る[4]．

4．糖尿病

ドナーの糖尿病は，腎提供後にドナーが糖尿病になる場合と，もともと糖尿病がある患者がドナーとなる場合とがある．アムステルダムフォーラムガイドラインでは糖尿病がある場合はドナーの禁忌とされているが，もともと生体腎移植ドナーが少ない本邦では，耐糖能障害はもちろん糖尿病があっても腎提供を認めることもある[7]．糖尿病患者をドナーとした場合はより綿密なドナーのフォローが必要となる．

a．腎提供後糖尿病を発症した場合

糖尿病でないドナーが腎提供後に糖尿病を発症する危険因子として，男性，肥満，

1. 腎移植ドナーのフォロー

```
┌─────────────────────────────┐          ┌─────────────────────────┐
│  糖尿病合併 CKD,             │          │  正常蛋白尿の糖尿病非合併 CKD │
│  軽度以上の蛋白尿を呈する糖尿病非合併 CKD │          └─────────────────────────┘
└─────────────────────────────┘
```

第1選択薬

RAS 阻害薬（ARB，ACE 阻害薬）
- すべての CKD ステージにおいて投与可能
- ただし，CKD ステージ G4, G5，高齢者 CKD では，まれに投与開始時に急速に腎機能が悪化したり，高 K 血症に陥る危険性があるので，初期量は少量から開始する．
- 降圧が認められ，副作用がない限り使い続ける．

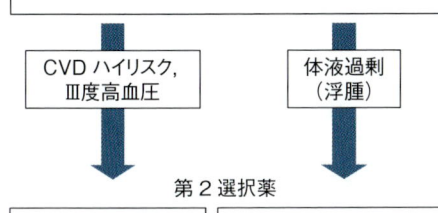

↓ CVD ハイリスク，Ⅲ度高血圧
↓ 体液過剰（浮腫）

第2選択薬

長時間作用型 Ca 拮抗薬
- すべての CKD ステージにおいて投与可能
- 尿蛋白減少効果のある Ca 拮抗薬を考慮

サイアザイド系利尿薬
- 原則 CKD ステージ G1〜G3（CKD ステージG4〜G5ではループ利尿薬との併用可）

長時間作用型ループ利尿薬
- CKD ステージG4〜G5

第3選択薬

利尿薬　　**長時間作用型 Ca 拮抗薬**

右列：

降圧薬の種類を問わないので，患者の病態に合わせて降圧薬を選択

RAS 阻害薬（ARB，ACE 阻害薬）
- すべての CKD ステージにおいて投与可能
- ただし，CKD ステージ G4, G5，高齢者 CKD では，まれに投与開始時に急速に腎機能が悪化したり，高 K 血症に陥る危険性があるので，初期量は少量から開始する．

長時間作用型 Ca 拮抗薬
- すべての CKD ステージにおいて投与可能
- CVD ハイリスク, Ⅲ度高血圧症例に考慮

利尿薬
- 体液過剰（浮腫）症例に考慮

（サイアザイド系利尿薬）
- 原則 CKD ステージ G1〜G3（CKD ステージG4〜G5ではループ利尿薬との併用可）

長時間作用型ループ利尿薬
- CKD ステージG4〜G5

そのほかの降圧薬
- β遮断薬，α遮断薬，中枢性交感神経遮断薬など
- 降圧薬の単独療法あるいは3剤までの併用療法にて降圧が認められ，副作用がない限り使い続ける．

● 図7 ● CKD 合併高血圧に対する降圧薬の選択
（日本腎臓学会, 編. CKD 診療ガイド 2012. 東京：東京医学社; 2012. p.1-160) [4]

糖尿病の家族歴があげられる．糖尿病を発症しても必ずしも腎機能の低下が早まるとはされていない．しかし，糖尿病を発症したドナーの約7割が高血圧を，約2割が蛋白尿の合併を認めており，特に注意深いフォローが必要となる[8]．

b．糖尿病患者がドナーとなった場合

繰り返しになるが世界的には糖尿病患者がドナーとなることは認められていない．しかし，本邦では耐糖能障害に限らず，内服薬にて血糖コントロールが良好な2型糖尿病患者をドナーと認めることもある[7]．血糖コントロールが良好で微量アルブミ

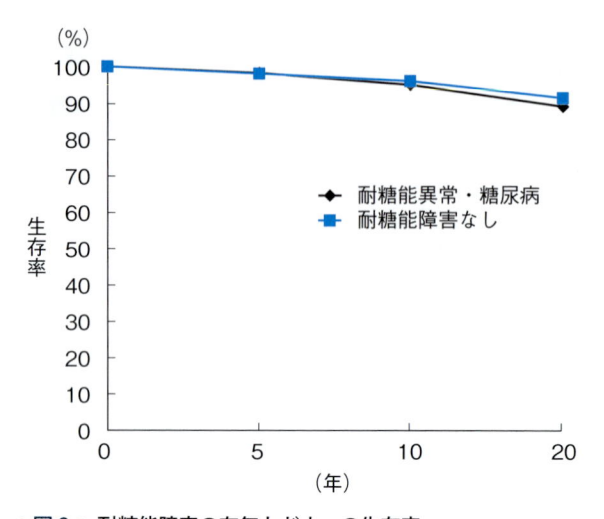

● 図8 ● 耐糖能障害の有無とドナーの生存率
(Okamoto M, et al. Transplantation. 2010; 89: 1391-5)[9]

ン尿を含めた糖尿病合併症を認めない2型糖尿病患者をドナーとした場合のドナーの生命予後は良好であると報告されている（**図8**）[9]．以前は降圧薬を内服している高血圧患者は移植ドナーとして認めていなかった時代があったが，今はそのようなことはない．同様に，経口血糖降下薬を内服している糖尿病患者を，場合によっては移植ドナーとして認めるようになった．しかし現段階では積極的に糖尿病患者をドナーにできる十分なエビデンスがあるとはいいがたくきわめて慎重にその適応を見極める必要がある．

5．CVDの予防

　腎機能の低下はCVDの危険因子であり，その結果，CKD患者ではCVDの危険がCKDでない患者と比べて約3倍であるとされている[6]．では腎機能が低下したドナーでも同じようにCVDのリスクが増えるのかどうか．そもそも一般のCKDにおいては蛋白尿が存在しなければeGFR 30〜59 mL/min/1.73 m^{2}と60 mL/min/1.73 m^{2}以上ではCVDのリスクは変わらないとされている[10]．ドナーにおいても10年以下という短期間の観察期間では一般健康人と比較してCVDのリスクは高くならないとされている[11]．しかしドナーにおいて腎提供後に蛋白尿や高血圧といったCVDのその他の危険因子が出現することも多々あり，これらがどの程度CVDの発症に寄与するかはまだ明らかではない．近年，ハイリスクドナーが増えており，CVDの予防のためにもきちんとフォローすることが重要となる．

6. 精神面の健康とQOL

　ドナーの精神面の健康とQOLは近年注目を浴びている領域の1つである．元来，ドナーは一般人口と同じ寿命，健康状態そして高いQOLが期待される[5]．米国のドナーの6割は同世代の人よりもその健康状態や精神状態がよいと感じている．もともと"健康に自信のある人"がドナーとなっている背景もあるが，ドナーはレシピエントが"元気になる，そして元気でいる"のをみて"元気に感じる"といわれている．これは生体腎移植が親族間に制限されている本邦ではなおさらであろう．ノルウェーからの生体腎移植ドナーのQOLについての報告では95％の腎移植ドナーが再度ドナーとなってもよいと答えている[12]．ここで，注目すべきは再度ドナーとなりたくないと答えた残りの5％である（図9）．腎提供後の医学的問題の発生，移植腎の廃絶，非親族への腎提供などが危険因子である（表2）[12]．またレシピエントの死亡や移植腎の廃絶はドナーのうつ病のリスクと関連している．ドナーのQOLを考える場合，レシピエントが"元気であること"が非常に重要となる．

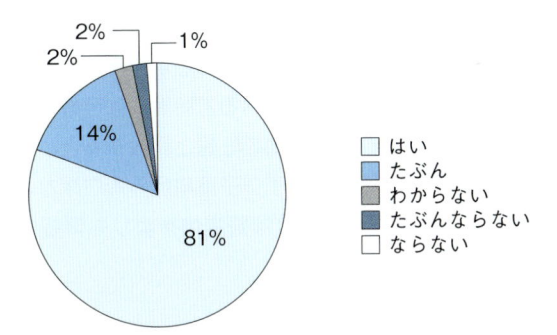

● 図9 ● ドナーへのアンケート：もう一度，ドナーになりますか？
（Mjøen G, et al. Am J Transplant. 2011; 11: 1315-9）[12]

● 表2 ● ドナーが腎提供を後悔する危険因子
（Mjøen G, et al. Am J Transplant. 2011; 11: 1315-9）[12]

	オッズ比	P値
腎提供後に医学的問題が発生	3.7	<0.001
移植腎の廃絶	3.1	<0.001
非親族への腎提供	2.2	0.01
腎提供後より12年以内	1.8	0.04

One Point　肥満ドナーについて

　本邦では欧米と比較して肥満の人の割合が少ないこともあり，それほど肥満ドナーが問題となることは少ない．肥満ドナーについては，その腎機能，高血圧やアルブミン尿の出現などに関して様々な報告があるが，その結果は必ずしも一致してはいない．Tavakol らは腎機能やアルブミン尿の出現は普通のドナーと変わらないが高血圧の出現は普通のドナーよりも多いと報告している[13]．肥満ドナーの抱えているリスクは肥満によるものであって，腎提供によってそのリスクが増えているわけではないとされており，肥満ドナーの体重管理は重要である[13]．特にドナーとなるために頑張って減量したドナーの腎提供後のリバウンドには十分な注意が必要となる．

Column　ドナーはいつ妊娠するべきか

　若いドナー，特に妊娠を今後予定しているようなドナーは本邦ではほとんどおらず，また腎提供を認めていない施設が多い．これは本邦での生体腎移植の特徴の1つとして子から親への腎提供がほとんどないこととも関連する．しかし米国では子から親への腎提供も決して少なくなく，特に女性である場合その妊娠時期を考慮する必要がある．腎提供後の妊娠は一般人口と比べると胎児および妊婦の合併症の発症率に有意な差は認めない．しかし，腎提供前の妊娠と比較すると，提供後の妊娠は胎児死亡，早期産，妊娠糖尿病，妊娠高血圧，子癇前症，蛋白尿などのリスクが高まる（表3）[14]．妊娠を考えているのであれば腎提供後よりも腎提供前にするのが望ましい．

● 表3 ● 腎提供前後の妊娠合併症の比較

(Ibrahim HN, et al. Am J Transplant. 2009; 9: 825-34)[14]

		腎提供前の妊娠 (%)	腎提供後の妊娠 (%)	P値
胎児	正期産	84.6	73.7	0.0004
	胎児喪失（死亡，流産，中絶）	11.3	19.2	<0.0001
妊婦	妊娠糖尿病	0.7	2.7	0.0001
	妊娠高血圧	0.6	5.7	<0.0001
	子癇前症	0.8	5.5	<0.0001
	蛋白尿	1.1	4.3	<0.0001

ドナーのデータベースの構築

　繰り返しになるが生体ドナーにも一定のリスクが存在する．そして危険因子を複数もった medical complex donor が増えるに連れ，そのリスクはさらに大きくなっている．個々の危険因子についてはある程度ドナーの予後に対する影響がわかっていても，それらが複数絡みあった場合の影響はほとんどわかっていない．この medical complex donor が抱えるリスクのエビデンスを将来のドナーのために蓄積することが大事となる．これらのエビデンスが実際の臨床にフィードバックされるのは何年も先のことになるであろうが，ドナー，レシピエント，そして移植医のために必要不可欠なことである．そして，このようなデータベースの構築は施設ごとではなく，全国規模，世界規模で行われるべきことが望まれている．英国を例に取ると 2000 年にデータベースが作られ，ドナーは退院時，1 年後，2 年後，5 年後，10 年後，それ以降は 5 年毎に各種の検査項目についてフォローを受け，その結果をデータベースに登録することとなっている[15]．日本においてもきちんとしたドナーのデータベースの構築が急務となっている．

おわりに

　ドナーは善意で腎臓を提供している．そのような善意の提供者が不利益を受けるようなことがあってはならないが，必ずしもそうではない．たとえば，腎提供後に生命保険料が上昇あるいは生命保険の加入や維持の問題を抱えるなどの経験をドナーの約 1 割がしているとの報告もある[16]．ドナーが安心して腎提供をできる体制を整えることが今後さらに生体腎移植を増やす上で重要である．ドナーが末期腎不全になったら米国のように優先的に献腎移植を受けられるようにするのもよいであろう．同時にまた，ドナーの予後に関してはわかっていないことも多く，エビデンスも十分とはいえない．ドナーをきちんとフォローしてエビデンスを蓄積していくことが大事となる．その一方で"慢性腎臓病患者"ということを強調することで不必要な不安をあおることは避けなくてはならない．

文　献

1) Mandelbrot DA, Pavlakis M, Karp SJ, et al. Practices and barriers in long-term living kidney donor follow-up: a survey of U.S. transplant centers. Transplantation. 2009; 88: 855-60.
2) Kido R, Shibagaki Y, Iwadoh K, et al. How do living kidney donors develop end-stage renal disease?　Am J Transplant. 2009; 9: 2514-9.

3) Fehrman-Ekholm I, Kvarnstrom N, Softeland JM, et al. Post-nephrectomy development of renal function in living kidney donors: a cross-sectional retrospective study. Nephrol Dial Transplant. 2011; 26: 2377-81.
4) 日本腎臓学会, 編. CKD 診療ガイド 2012. 東京: 東京医学社; 2012. p.1-160.
5) Ibrahim HN, Foley R, Tan L, et al. Long-term consequences of kidney donation. N Engl J Med. 2009; 360: 459-69.
6) Boudville N, Prasad GVR, Knoll G, et al. Meta-analysis: risk for hypertension in living kidney donors. Ann Intern Med. 2006; 145: 185-96.
7) 日本移植学会および日本臨床腎移植学会　生体腎移植ドナーガイドライン策定合同委員会. 生体腎移植のドナーガイドライン. 2014. p.1-6.
8) Ibrahim HN, Kukla A, Cordner G, et al. Diabetes after kidney donation. Am J Transplant. 2010; 10: 331-7.
9) Okamoto M, Suzuki T, Fujiki M, et al. The consequences for live kidney donors with preexisting glucose intolerance without diabetic complication: analysis at a single Japanese center. Transplantation. 2010; 89: 1391-5.
10) Hemmelgarn BR, Manns BJ, Lloyd A, et al. Relation between kidney function, proteinuria, and adverse outcomes. JAMA. 2010; 303: 423-9.
11) Garg AX, Prasad GVR, Thiessen-Philbrook HR, et al. Cardiovascular disease and hypertension risk in living kidney donors: an analysis of health administrative data in Ontario, Canada. Transplantation. 2008; 86: 399-406.
12) Mjøen G, Stavem K, Westlie L, et al. Quality of life in kidney donors. Am J Transplant. 2011; 11: 1315-9.
13) Tavakol MM, Vincenti FG, Assadi H, et al. Long-term renal function and cardiovascular disease risk in obese kidney donors. Clin J Am Soc of Nephrol. 2009; 4: 1230-8.
14) Ibrahim HN, Akkina SK, Leister E, et al. Pregnancy outcomes after kidney donation. Am J Transplant. 2009; 9: 825-34.
15) Emara M, Ragheb A, Hassan A, et al. Evidence for a need to mandate kidney transplant living donor registries. Clin Transplant. 2008; 22: 525-31.
16) Yang RC, Thiessen-Philbrook H, Klarenbach S, et al. Donor Nephrectomy Outcomes Research (DONOR) Network. Insurability of living organ donors: a systematic review. Am J Transplant. 2007; 7: 1542-51.

〈今井直彦〉

Chapter 10-2 移植外来
腎移植レシピエントのフォロー
a. 一般的な内科管理

> **Point**
> ① 移植腎機能喪失の原因として末期腎不全に至る前の生着中の死亡（death with functioning graft）が多い．
> ② 腎移植患者の死因として心血管合併症による死亡が約2割を占め，CKD管理が重要である．
> ③ 腎移植患者の管理の多くは一般のCKD患者に準ずる．
> ④ 生活習慣病とCKDに伴う貧血とCKD-MBDの厳格な管理が腎移植患者の予後改善につながる．

はじめに

　腎移植後にはレシピエントの多くは慢性腎臓病（CKD）第3期となる．レシピエントは一般のCKD患者と同様に末期腎不全のハイリスク群である．また移植腎機能廃絶の原因として生着中の死亡（death with functioning graft）が大きな割合を占めていることを忘れてはならない．死因として心血管合併症が約2割を占める．長期的な腎機能予後と心血管合併症の予防のためには内科的なCKD管理が重要となる．腎移植患者の内科的管理に関するエビデンスはあまりなく，その管理は一般のCKD患者に準ずるところが多い．生活習慣病である高血圧，移植後発症糖尿病，脂質異常症，高尿酸血症，肥満の5つとCKDに伴う貧血およびCKD-MBDの管理が主体となる．

生活習慣病の管理（表1）[1]

1. 高血圧

　高血圧は腎移植患者の約50〜80%に認める．一般のCKD患者のみならず腎移植患者においても高血圧は腎機能増悪およびCVDの危険因子である[2,3]．高血圧患者の降圧療法の有効性は周知のとおりであり，血圧管理は重要である．長期的な血圧管理の達成状況が移植腎機能予後にも大きく影響することが明らかになっている[4]（図1）．

10章 移植外来

● 表1 ● 腎移植後の生活習慣病の管理目標

管理項目	目標値
高血圧	血圧<130/80 mmHg，降圧薬の第1選択はRAS阻害薬
NODAT	空腹時血糖<130 mg/dL，食後2時間値<180 mg/dL，HbA1c<6.5%
脂質異常症	LDL管理目標は，一次予防群で<120 mg/dL，二次予防群で<100 mg/dL
高尿酸血症	血清尿酸値<8 mg/dL
肥満	BMI<25 kg/m^2 が推奨され，移植後の体重増加は5%以下にとどめる．

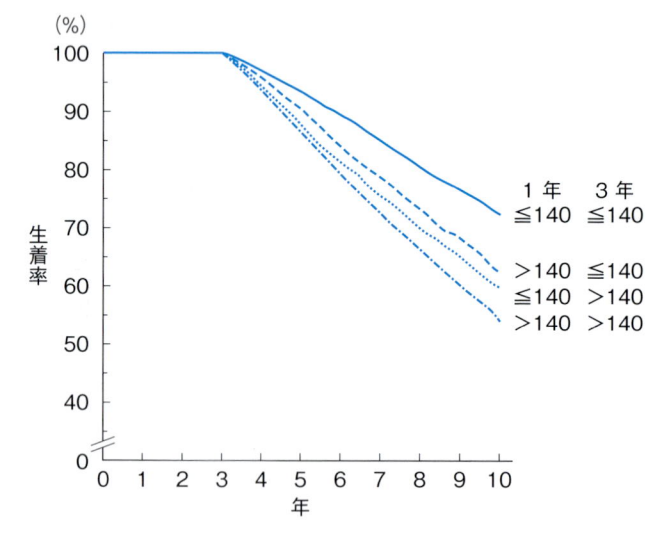

● 図1 ● 腎移植後1年目および3年目の収縮期血圧と移植腎機能の関係
(Opelz G, et al. Am J Transplant. 2005; 5: 2725-31)[4]

腎移植患者の降圧目標に明らかな基準は示されていないが，一般のCKD患者と同様の血圧管理が必要であると考える．降圧目標は一般のCKD患者に準じて収縮期血圧/拡張期血圧130/80 mmHg未満とする．降圧薬の第1選択はRAS阻害薬である[1]．

2．新規発症移植後糖尿病（newly onset diabetes after transplantation：NODAT）

　移植後の糖尿病は糖尿病のレシピエントと移植後に新規に発症した糖尿病の大きく2つに分けられる．移植後新規に発症した糖尿病のことをNODATとよぶ．腎移植患者の移植後1年以内のNODAT罹患率は約10％である[3]．このように腎移植後患者では移植前に耐糖能異常の既往がなくとも移植後のステロイドやCNIにより耐糖能異常を生じることがある．このため腎移植後はすべての患者において耐糖能異常の悪

化や新たな耐糖能異常の出現の有無を定期的にスクリーニングする必要がある．

　NODAT は腎移植後の心血管死と関連して腎移植患者の生命予後を低下させ[5]，またグラフト生着率も低下させるため，その早期診断と早期治療開始が重要である．NODAT の発症要因としては免疫抑制薬（ステロイドやカルシニューリン阻害薬）の影響に加え，年齢や性別なども発症に関与し，経年的にリスクが上昇していく[6]（**表2**）．

　NODAT の管理目標値は，空腹時血糖 130 mg/dL 未満，食後 2 時間値 180 mg/dL 未満，HbA1c 6.5％未満である[1]．HbA1c は貧血が存在する場合には正確に反映しないため注意が必要である．また低血糖にも十分に注意する必要がある．KDOQI では HbA1c＜6％を避けるように推奨している[7]．

● 表2 ● NODAT の要因（日本臨床腎移植学会ガイドライン作成委員会, 編. 腎移植後内科・小児科系合併症の診療ガイドライン 2011. 東京：日本医学館；2011）[1]

	既存の要因	腎移植に関連した要因
介入不可能なもの	年齢 男性 非白人 家族歴	移植腎のインスリン代謝
介入可能なもの	肥満 運動不足 C 型肝炎	移植後体重増加 ステロイド CNI

3．脂質異常症

　脂質異常症は腎移植患者の約 60％でみられる．移植前からの脂質異常症のみならず移植後に免疫抑制薬（特にステロイド，シクロスポリンは有名である）によって惹起される脂質異常症も重要である．免疫抑制薬を減量することで脂質異常症が改善することが示されている[8,9]ため，必要最小限を使用することが望ましいが，減量による急性拒絶反応の発症増加に注意が必要である．

　脂質異常症は特に CVD との関連が問題となる．腎移植患者は CKD 患者であるだけでなく，また CVD のリスク因子を多数もつことが多く，ハイリスク患者としてフォローする．目標値は冠動脈疾患がない一次予防群で LDL-C 120 mg/dL 以下，冠動脈疾患がある二次予防群で 100 mg/dL 以下として，生活指導およびスタチン製剤を中心とした薬物療法を行う．移植患者においてもスタチン製剤の積極的な使用により CVD 発症のリスクが減ることが示されている[10]（**図2**）．

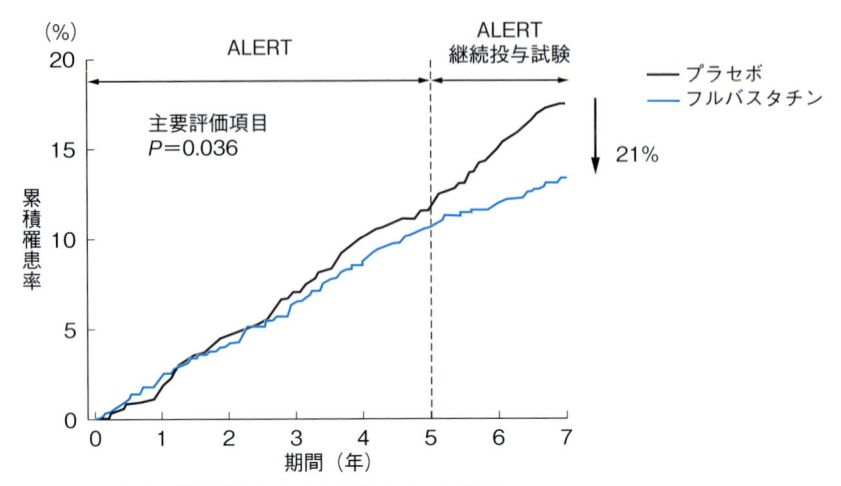

●図2● スタチン製剤投与による心血管イベント抑制
(Holdaas H, et al. Am J Transplant. 2005; 5: 2929-36)[10]

One Point　スタチン製剤とカルシニューリン阻害薬の相互作用

　スタチン製剤の使用の際にはCNIとの相互作用に注意する必要がある．CNIによりスタチンの代謝酵素であるCYP3A4が阻害されるため，スタチンの血中濃度が上昇しやすい．特にシクロスポリンとの併用によりどのスタチンも血中濃度が2～8倍にも上昇する[11]．少量（1/3～1/2量）より開始したうえで横紋筋融解症などの副作用に十分に注意する．添付文書上はシクロスポリンとの併用が禁忌となっているスタチンもある（表3）．

●表3● スタチンとシクロスポリンとの併用

一般名	商品名	添付文書
シンバスタチン	リポバス®	併用注意
プラバスタチン	メバロチン®	併用注意
フルバスタチン	ローコール®	併用注意
アトルバスタチン	リピトール®	併用注意
ピタバスタチン	リバロ®	併用禁忌
ロスバスタチン	クレストール®	併用禁忌

4．高尿酸血症

　高尿酸血症は腎移植患者の約40％に認められる．高尿酸血症は一般のCKD患者

ではCKD進展やCVD発症の危険因子であるとされてきた．しかし最近になり，腎移植患者においても高尿酸血症がCKD進展やCVD発症の危険因子であることが複数の疫学研究から示唆されている．また組織学的にも高尿酸血症は腎細動脈硬化とそれに伴う間質線維化/尿細管萎縮（IF/TA）と強い関連があるとされている[12, 13]．このため腎移植患者においても高尿酸血症の治療が必要と考える．血清尿酸値 8.0 mg/dL 以下を目標[1]として，生活指導を行った上で薬物治療を考慮する．薬物療法としては，その安全性および尿酸降下作用の点から尿酸生成抑制薬のフェブキソスタットが処方されることが多い．

5．肥満

欧米では腎移植患者の肥満は非常に頻度が高いが日本においても腎移植患者の約10～30％に認められる（海外ではBMI 30以上を肥満と分類しているが，本邦では25以上を肥満としている）．肥満は移植前（レシピエントの評価参照）もさることながら移植後も問題となる[14]．移植後の高血圧，NODAT，脂質異常症の発症リスクを高め，移植後のCVDの発生リスクを高めるとされている[15]．

腎移植後は肥満患者だけでなく，ほとんどの患者において体重増加がみられるため，腎移植外来においては毎回体重を測定しBMIを評価することが重要である．腎移植後の体重増加は移植腎機能の喪失とも関連する．腎移植後の体重増加は5％以下にとどめるようにする．厳しい食事制限からの解放，体調の改善，ステロイド使用，身体活動不足など体重増加の原因は様々である．腎移植後の体重増加のリスク因子として，若年での移植，女性，移植前からの肥満，ステロイド使用，拒絶反応の回数，生体腎移植などがある[16]．

貧血の管理

貧血はCKDの代表的な合併症の1つである．一般のCKD患者と同様に移植腎機能の悪化とともに腎移植患者においても貧血の割合が増加する．また腎移植患者では一般のCKD患者と比べて，その腎機能が同じであってもより貧血の頻度が多いという特徴がある[17]．移植後の貧血の原因として，移植腎機能障害に加えて，薬剤による骨髄抑制，TMA，RAS阻害薬，そして感染症などがある[18]．骨髄抑制をきたす薬剤として代謝拮抗薬，ST合剤，さらには抗ウイルス薬（ガンシクロビルなど）などが腎移植後に使用される．RAS阻害薬は腎移植患者の降圧薬の第1選択である．また，パルボウイルス感染も貧血をきたすことがあり忘れてはならない．貧血を認める場合，その後の腎機能予後および生命予後が悪いことからも腎移植後の貧血の重要性は

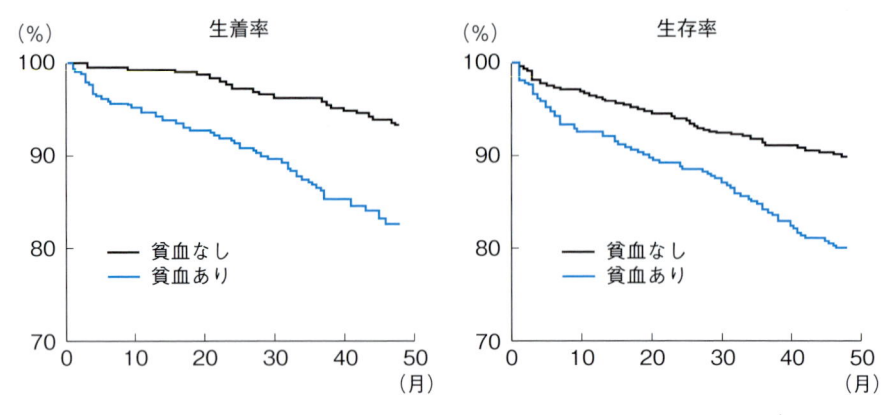

● 図3 ● 貧血の予後への影響 (Molnar MZ, et al. Am J Transplant. 2007; 7: 818-24)[19]

明らかであると推測される[19]（図3）．しかし，どの時点で，どの程度のヘモグロビン値を目標とするべきかはまだ共通のコンセンサスはない．

One Point　ヘモグロビンの目標値について

　一般のCKD患者においてはCHOIR，CREATE，TREATといった大規模介入研究から，ヘモグロビン値を12 g/dL以上に改善しても生命予後，腎機能予後，心血管合併症の観点から有益ではないとされている．その一方で，腎移植患者の貧血に対するESA製剤の使用についてのエビデンスはまだ十分でない．しかし，腎移植患者を対象としたCAPRIT研究ではヘモグロビンを13 g/dL程度まで改善させることにより移植腎機能の予後改善が示されている[20]．腎移植後の腎性貧血の治療や治療目標は今後大きく変わる可能性がある．

CKD-MBDの管理

　腎移植患者は一般的なCKD患者とは異なったミネラル代謝異常を呈する．異なる点として移植後の遷延性副甲状腺機能亢進，リン利尿ホルモン〔fibroblast growth factor（FGF）23〕の産生・分泌亢進，免疫抑制薬の影響などがあげられる．移植後に発生する代表的なミネラル代謝異常として，高カルシウム血症と低リン血症がある．

1．高カルシウム血症

　移植後の高カルシウム血症の発生頻度は30〜50％とされている[21]．その主たる機序は移植後の遷延する副甲状腺機能亢進症（三次性副甲状腺機能亢進症ともよぶ）で

あるが，それに加えて異所性石灰化の吸収，腸管や尿細管からのカルシウムの吸収増加，そして移植後の活性型ビタミンDの産生増加なども原因となる．PTHは移植後の3～6カ月で約50％低下し，その後は緩やかに低下する．移植1年後にPTH高値が遷延している頻度は約25％とされる．また移植1年後および5年後に高カルシウム血症が認められる頻度はそれぞれ約30％，10％である．

高度な高カルシウム血症は脱水，腎機能障害，そして頻度は少ないもののカルシフィラキシス[22]や膵炎[23]という重篤な疾病を招く恐れがある．移植半年後の約20％の症例で移植腎内の異所性石灰化がみられる．その病態にはやはり移植後の遷延する副甲状腺機能亢進症が関与し，移植1年後の腎機能にも影響することが示唆されている[24]．

このため有症状の高カルシウム血症性の副甲状腺機能亢進症，もしくは無症状でも高度の高カルシウム血症の持続に対しては，活性型ビタミンD製剤の使用が困難であることから，副甲状腺摘出術が唯一の積極的治療となる．そのタイミングについては1年後まで様子をみるべきとする意見もあるが，明確な指標がない．最近では移植後のシナカルセト使用による血清カルシウムとリン値のコントロールの有効性を示す報告もある[25]が，本邦では保険適応がない．

2．低リン血症

移植後の低リン血症は，術後早期に約90％と高頻度で発生する．血清リン値の回復は移植後，持続的かつ緩徐に回復することが多い．一般的には移植後数カ月で正常化するが，一般的なCKD患者と比較すると，血清リン値は低いまま推移する[26]．低リン血症の発生機序に，移植後遷延する副甲状腺機能亢進症の存在が考えられていたが，近年になり，移植後早期の段階においてはリン利尿ホルモン（FGF23）の存在が確認されるようになった．

リンは細胞内エネルギー産生などにおいて欠かせない元素であり，移植後早期の高度な低リン血症では脱力，血球機能の低下などが出現しうる．移植後の慢性的な低リン血症の影響に関してはまだ不明な点が多いが，骨代謝への影響も考えられている[27]．現段階では移植後の低リン血症に対する適切な治療法は確立していないが，高カルシウム血症と同様に副甲状腺機能の適切なコントロールが重要であると考えられる．リン負荷として乳製品摂取を励行したり，経口リン製剤を投与することもある．

One Point　腎移植とFGF23

FGF23は近位尿細管において主にナトリウム-リン共輸送体を抑制することによってリンの再吸収を抑制し，1α水酸化酵素の産生を抑制することによって，活

性型ビタミンDの産生を抑える．これらの作用により血清リンを低下させるFGF23は透析患者において著明高値になることが知られている．移植後のFGF23は緩徐に減少し，移植後約1年で一般的なCKD患者と同程度となる．FGF23の半減期は短いにもかかわらず，移植後も高FGF23血症が持続する原因は不明である．そのなかで，移植後1年経っても低リン血症を示す例においては，遷延する副甲状腺機能亢進症の関与があげられる．つまり移植後早期の低リン血症にはFGF23が強く関与しており，移植後半年から1年以降の低リン血症にはPTHが強く関与していることが推測される[26]．

One Point　移植後の骨病変について

移植後の骨病変は移植前の腎性骨症，ステロイド使用，移植後腎機能，遷延性副甲状腺機能亢進症などの影響を受け，複雑な病態を呈する（**図4**）．一般的に腎移植患者は，もともとの腎性骨症や遷延性副甲状腺機能亢進のためか，その他の臓器移植と比較して骨折の頻度が多い[28]．また移植待機患者と比較しても骨折の頻度が多い[29]．骨折の頻度が多い時期は移植後3〜5年で大腿骨骨折の発症リスクが高い．腎移植後は骨密度が減少するが，移植後の骨密度と骨折との関係は必ずしも相関せず，骨代謝（骨回転や骨質）を考慮した治療を考える必要がある．活性型ビタミンD製剤やビスホスホネート製剤は腰椎や大腿骨頸部の骨密度の改善効果はあるものの骨折率の低下には繋がっていない．またこれらの薬剤の長期投与の影響はいまだに明確ではない．

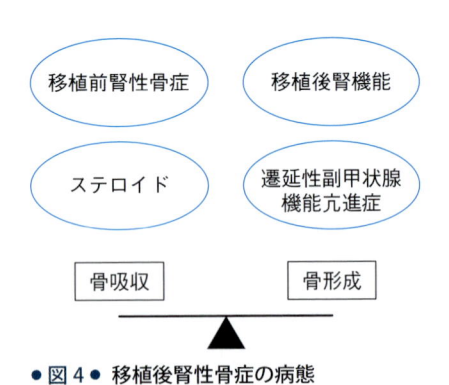

● 図4 ● 移植後腎性骨症の病態

⭕&❌ 禁煙指導を続ける

　喫煙は明らかな CVD のリスクであると同時に，移植腎の予後を悪化させることが知られている[30]．術前に禁煙していることは無論であるが，術後に喫煙を再開していないかどうか尋ね，繰り返し指導することが重要である．

おわりに

　腎移植患者の管理というと急性拒絶反応や慢性拒絶反応の予防や治療に目がいきやすくなる．しかし，生活習慣病である高血圧，NODAT，脂質異常症，高尿酸血症，肥満と CKD に伴う貧血および CKD-MBD の管理がそれ以上に重要である．腎移植外来において腎移植内科医が内科的管理を行うことにより腎移植患者の移植腎予後および生命予後を改善することができる．腎移植内科医が中心となった腎移植患者の管理がより多くの移植施設で行われることが望まれる．

文献

1) 日本臨床腎移植学会ガイドライン作成委員会．腎移植後内科・小児科系合併症の診療ガイドライン 2011．東京：日本医学館；2011．
2) Opelz G, Wujciak T, Ritz E. Association of chronic kidney graft failure with recipient blood pressure. Collaborative Transplant Study. Kidney Int. 1998; 53: 217-22.
3) Kasiske BL, Vazquez MA, Harmon WE, et al. Recommendations for the outpatient surveillance of renal transplant recipients. American Society of Transplantation. J Am Soc Nephrol. 2000; 11 Suppl 15: S1-86.
4) Opelz G, Döhler B, Collaborative Transplant Study. Improved long-term outcomes after renal transplantation associated with blood pressure control. Am J Transplant. 2005; 5: 2725-31.
5) Davidson J, Wilkinson A, Dantal J, et al. New-onset diabetes after transplantation: 2003 International consensus guidelines. Proceedings of an international expert panel meeting. Barcelona, Spain, 19 February 2003. 2003. p.SS3-24.
6) Cosio FG, Pesavento TE, Osei K, et al. Post-transplant diabetes mellitus: increasing incidence in renal allograft recipients transplanted in recent years. Kidney Int. 2001; 59: 732-7.
7) Bia M, Adey DB, Bloom RD, et al. KDOQI US commentary on the 2009 KDIGO clinical practice guideline for the care of kidney transplant recipients. Am J Kidney Dis. 2010; 56: 189-218.
8) Vanrenterghem Y, Lebranchu Y, Hené R, et al. Double-blind comparison of two corticosteroid regimens plus mycophenolate mofetil and cyclosporine for prevention of acute renal allograft rejection. Transplantation. 2000; 70: 1352-9.
9) Pascual M, Curtis J, Delmonico FL, et al. A prospective, randomized clinical tri-

al of cyclosporine reduction in stable patients greater than 12 months after renal transplantation. Transplantation. 2003; 75: 1501-5.
10) Holdaas H, Fellström B, Cole E, et al. Long-term cardiac outcomes in renal transplant recipients receiving fluvastatin: the ALERT extension study. Am J Transplant. 2005; 5: 2929-36.
11) Kasiske B, Cosio FG, Beto J, et al. Clinical practice guidelines for managing dyslipidemias in kidney transplant patients: a report from the Managing Dyslipidemias in Chronic Kidney Disease Work Group of the National Kidney Foundation Kidney Disease Outcomes Quality Initiative. Am J Transplant. 2004; 4 Suppl 7: 13-53.
12) Kohagura K, Kochi M, Miyagi T, et al. An association between uric acid levels and renal arteriolopathy in chronic kidney disease: a biopsy-based study. Hypertens Res. 2013; 36: 43-9.
13) Hart A, Jackson S, Kasiske BL, et al. Uric acid and allograft loss from interstitial fibrosis/tubular atrophy: post hoc analysis from the angiotensin II blockade in chronic allograft nephropathy trial. Transplantation. 2014; 97: 1066-71.
14) Olarte IG, Hawasli A. Kidney transplant complications and obesity. Am J Surg. 2009; 197: 424-6.
15) Aker S, Ivens K, Grabensee B, et al. Cardiovascular risk factors and diseases after renal transplantation. Int Urol Nephrol. 1998; 30: 777-88.
16) Potluri K, Hou S. Obesity in kidney transplant recipients and candidates. Am J Kidney Dis. 2010; 56: 143-56.
17) Chadban SJ, Baines L, Polkinghorne K, et al. Anemia after kidney transplantation is not completely explained by reduced kidney function. Am J Kidney Dis. 2007; 49: 301-9.
18) Vanrenterghem Y, Ponticelli C, Morales JM, et al. Prevalence and management of anemia in renal transplant recipients: a European survey. Am J Transplant. 2003; 3: 835-45.
19) Molnar MZ, Czira M, Ambrus C, et al. Anemia is associated with mortality in kidney-transplanted patients: a prospective cohort study. Am J Transplant. 2007; 7: 818-24.
20) Choukroun G, Kamar N, Dussol B, et al. Correction of postkidney transplant anemia reduces progression of allograft nephropathy. J Am Soc Nephrol. 2012; 23: 360-8.
21) Alshayeb HM, Josephson MA, Sprague SM. CKD-mineral and bone disorder management in kidney transplant recipients. Am J Kidney Dis. 2013; 61: 310-25.
22) Perloff LJ, Spence RK, Grossman RA, et al. Lethal post-transplantation calcinosis. Transplantation. 1979; 27: 21-5.
23) Frick TW, Fryd DS, Sutherland DE, et al. Hypercalcemia associated with pancreatitis and hyperamylasemia in renal transplant recipients. Data from the Minnesota randomized trial of cyclosporine versus antilymphoblast azathioprine. Am J Surg. 1987; 154: 487-9.
24) Evenepoel P, Lerut E, Naesens M, et al. Localization, etiology and impact of cal-

cium phosphate deposits in renal allografts. Am J Transplant. 2009; 9: 2470-8.
25) Evenepoel P, Cooper K, Holdaas H, et al. A randomized study evaluating cinacalcet to treat hypercalcemia in renal transplant recipients with persistent hyperparathyroidism. Am J Transplant. 2014; 14: 2545-55.
26) Kawarazaki H, Shibagaki Y, Fukumoto S, et al. The relative role of fibroblast growth factor 23 and parathyroid hormone in predicting future hypophosphatemia and hypercalcemia after living donor kidney transplantation: a 1-year prospective observational study. Nephrol Dial Transplant. 2011; 26: 2691-5.
27) Ghanekar H, Welch BJ, Moe OW, et al. Post-renal transplantation hypophosphatemia: a review and novel insights. Curr Opin Nephrol Hypertens. 2006; 15: 97-104.
28) Sakhaee K. Post-renal transplantation hypophosphatemia. Pediatr Nephrol. 2010; 25: 213-20.
29) Ball AM, Gillen DL, Sherrard D, et al. Risk of hip fracture among dialysis and renal transplant recipients. JAMA. 2002; 288: 3014-8.
30) Nogueira JM, Haririan A, Jacobs SC, et al. Cigarette smoking, kidney function, and mortality after live donor kidney transplant. Am J Kidney Dis. 2010; 55: 907-15.

〈河原崎宏雄〉

Chapter 10-2 移植外来
腎移植レシピエントのフォロー
b. 再発腎炎

> **Point**
> ① 移植前に末期腎不全の原疾患を必ず確認する．
> ② 移植後の蛋白尿は移植腎由来と考える．
> ③ 再発の頻度，再発までの期間，そして移植腎喪失の割合の3つが大事である．
> ④ 治療介入の観点からはFSGSと非典型HUSが特に重要である．

はじめに

　移植後に認められる糸球体腎炎は，ドナーからの持ち込み腎炎，再発腎炎，de novo 腎炎に分けられる．レシピエントが末期腎不全に至った原疾患と同じ腎疾患が移植腎にも出現した場合を再発腎炎とよぶ．一方，レシピエントが末期腎不全に至った原疾患と異なる腎炎が移植腎に出現した場合に de novo 腎炎（新規出現腎炎）とよぶ．移植腎は常に免疫抑制状態にあるにもかかわらず，再発腎炎も de novo 腎炎も起こりうる．近年，免疫抑制療法の進歩により，急性拒絶反応が減少し，移植腎の短期予後は明らかによくなった[1]．しかし，短期予後にも長期予後にも影響する因子として再発腎炎は重要である．本邦では，2001年以降では移植腎機能廃絶の原因として再発性腎炎は生着中死亡，慢性拒絶反応，primary nonfunction についで4番目となっている[2]．高齢レシピエントよりも特に若年レシピエントにおいて再発腎炎によって移植腎廃絶に至るリスクが高く[1]，大きな問題である．

原疾患と再発腎炎

　糸球体腎炎は末期腎不全の原因の約30％を占める．再発腎炎はその疾患ごとに特徴があり，再発時期や腎機能に与える影響，治療方針が大きく異なる．そのため，移植前に必ず末期腎不全に至った原疾患を確認し，腎生検を施行していれば病理標本を取り寄せて，移植前に診断名と重症度を評価しておくことが大事である．その理由として，移植後は慢性拒絶やカルシニューリン阻害薬（CNI）毒性，interstitial fibrosis and tubular atrophy (IF/TA) などの影響で，腎生検を行っても診断に苦慮する

2. 腎移植レシピエントのフォロー

● 表 1 ● 再発腎炎の特徴（Fairhead T, et al. Curr Opin Nephrol Hypertens. 2010; 19: 578-85[1], Marinaki S, et al. Transplant Proc. 2013; 45: 3-9[3] から改変）

	再発の頻度（%）	移植後から再発までの平均期間	再発後10年での移植腎喪失の割合（%）
原発性 FSGS	30 （再発既往 80～100）	数時間～数日 or 数カ月	20
IgA 腎症	15～30 （組織学的 50～60）	約 3～5 年	3～10
膜性腎症	30～40	約 2 年以内	10～50
AAV	10～17	数年	数 % 以下
ループス腎炎	5% 以下	数年	数 % 以下
HUS	STEC-HUS＜1 aHUS 50	1 年以内	80～90
MPGN I	30～50	1 年以内	15
MPGN II	80～100	1 年以内	30 以上
DM 腎症	100	数年	数 % 以下

こともも少なくないためである．原疾患と再発腎炎の特徴をまとめた（**表 1**）[1,3]．再発の頻度のみならず，移植後からの再発までの期間，そして移植腎喪失の割合の 3 つを総合的に考慮することが再発腎炎を考えるときには重要となる．例えば，糖尿病性腎症と MPGN II 型は同様に高率に再発するが，その再発までの平均期間および移植腎喪失の割合は大きく異なり，より臨床的に問題となるのは MPGN II 型の方である．治療介入という観点からは原発性巣状糸球体硬化症および非典型 HUS による再発腎炎が特に重要である．

One Point 移植後の蛋白尿はどこからきているか？

レシピエントの原疾患は様々であり，移植時に大量の蛋白尿を認めている症例や，まだ十分な尿量が保たれている症例もいる．腎移植を行うと自己腎からの蛋白尿はどうなるのであろうか．また，移植後腎炎を発症した際の初期症状としては尿蛋白などの検尿異常がみられる．その検尿異常は自己腎ではなく移植腎からのものであろうか．

結論からいうと，移植後の蛋白尿の原因としては，移植後 2 カ月目以降は自己腎ではなく移植腎からの蛋白尿と考える（移植後の蛋白尿の鑑別：**表 2**）[4]．尿量が保たれた生体腎移植レシピエントの尿蛋白量の経過を追った報告によると[5]，移植直

● 表2 ● **移植後蛋白尿の原因**（Ponticelli C, et al. Transpl Int. 2012; 25: 909-17[4]）から改変）

糸球体由来の蛋白尿	尿細管由来の蛋白尿
慢性拒絶による糸球体障害	再灌流障害
再発腎炎	急性拒絶反応
de novo 腎炎	膀胱尿管逆流
持ち込み腎炎	薬剤性（CNI, 抗ウイルス薬）
薬剤性（CNI, mTOR inhibitor）	
肥満	
高血圧	
B型肝炎, C型肝炎	

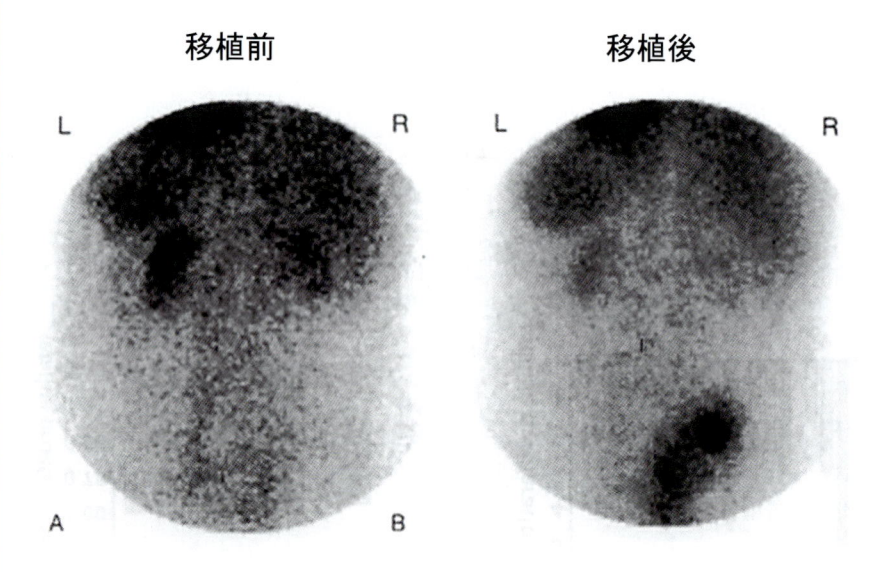

● 図1 ● **自己腎への血流は移植後に顕著に低下する**
（D'Cunha PT, et al. Am J Transplant. 2005; 5: 351-5）[5]

前の高度な蛋白尿が移植後約1カ月で消失した．つまり，自己腎からの蛋白尿は移植後約1カ月経過すると消失する．この機序の1つとしては，移植後数週間で自己腎への血流が大幅に低下し，多くの血流が移植腎へ流れるためと考えられている[5]（図1, 2）．

2. 腎移植レシピエントのフォロー

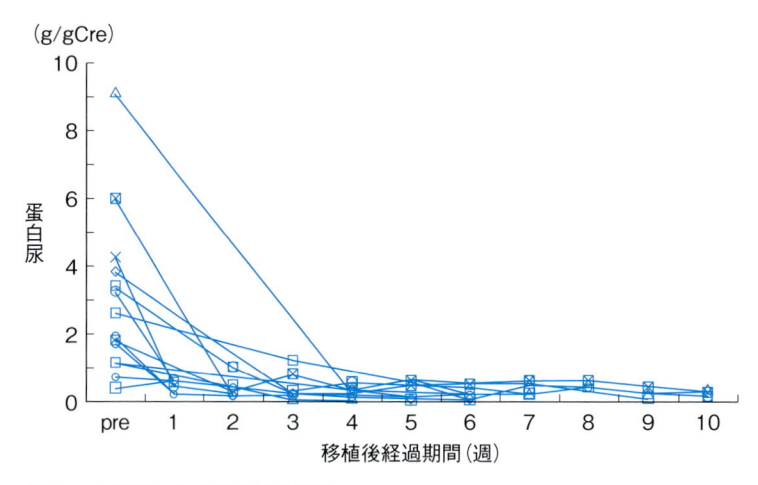

● 図2 ● **自己腎からの蛋白尿の推移**
(D'Cunha PT, et al. Am J Transplant. 2005; 5: 351-5[5] より改変)

■ 各論

IgA 腎症

　IgA 腎症は慢性糸球体腎炎のなかで最も多く，移植患者での原疾患としても多くを占めている．移植後の IgA 腎症再発率は報告により 9〜61％と大きな幅があり，その理由としては，"再発"の定義が異なるためである[3]．IgA 腎症の再発には 2 種類あり，1 つが組織学的再発，もう 1 つが臨床的再発である．組織学的再発とは，尿所見など，臨床的に再発の兆候がなく，プロトコール生検でメサンギウム領域への IgA 沈着と増殖性変化を認めるものである．臨床的再発は蛋白尿，顕微鏡的血尿を認めるもので，ごくまれに急速進行性の経過で腎機能低下を認めるものである．重要なのは臨床的再発である．

　組織学的再発は移植後早期（数週から数カ月）で約 50〜60％に起こる[6]．その一方で，臨床的再発は 15〜30％で起こる[1]．IgA 腎症再発による移植腎機能喪失のリスクは，再発後 10 年間で 3〜10％であり，それほど長期予後を悪化させていない．注意すべきなのは IgA 腎症の再発によって移植腎機能を喪失した既往をもつレシピエントや移植腎生検にて半月体形成を認める場合である[1]．半月体形成を伴う再発性 IgA 腎症では腎予後が悪化し，10 年間で 50％の症例で移植腎機能喪失を認める[1]．

またHLAが一致した血縁者ドナーからの生体間腎移植でも再発率が高いとする報告[7]もあるが否定的な見解[3]もある．大事なことはIgA腎症の組織的な再発は高率に起きること，臨床的再発もある一定の確率で発症し，場合によっては数年で移植腎機能喪失を起こす可能性があることを移植前に患者に説明することである．

IgA腎症の再発に対する治療は原発性IgA腎症に準ずるが，治療内容に関するガイドラインもエビデンスもない．一般的には腎生検によりIgA腎症の再発とその活動性を評価し治療方針を決める．病理所見の重症度にかかわらず行うべき治療として，血圧管理，減塩指導を行い，蛋白尿や血尿が多く，尿所見異常が持続する場合は，RAS阻害薬や抗血小板薬を検討する．腎生検でメサンギウム細胞の増殖や管内増殖，管外増殖（細胞性半月，線維細胞性半月）などの急性期病変を認める場合は，ステロイドパルス療法±扁桃摘出[8]を行う．また，メサンギウム病変が軽度である早期病変であるほど扁桃摘出が有効とする報告[8]もある．年齢や疾患背景，患者希望を考慮して症例ごとに治療内容を検討することが大事である．

巣状分節性糸球体硬化症

末期腎不全の原疾患としての巣状分節性糸球体硬化症（FSGS）は原発性（特発性）と続発性（二次性）に分けられるが，移植後再発するのは原発性のみである．再発率は高く初回移植患者において約30％である[9]．さらにFSGS再発の既往をもつレシピエントでは，二次移植以降での再発率が80〜100％まで著しく上昇する[9]．このため，FSGSにおける二次移植を禁忌とする施設もある．

原発性FSGSの発症機序として，糸球体基底膜の蛋白透過性を亢進させる液性因子の関与などが考えられており，再発にはレシピエント側に存在する液性因子が移植腎に対して作用することでFSGSが再発する可能性が考えられている．FSGSの再発は，移植後数時間から数日で発症する場合と，数カ月以降に発症する場合があり，前者は高度の蛋白尿（ネフローゼレベル）や血清Cr値の上昇をきたしやすく，後者は軽度の蛋白尿，血尿を呈することが多い．

早期の段階で治療介入できた場合には治療奏効率は高い．再発の高リスク群として，原疾患発症後早期（3年以内）に末期腎不全となった症例，15歳以下の症例，初回の移植で移植後早期に再発し移植腎機能喪失した症例，自己腎摘をした症例などが報告されている[3]．再発時の発症形式にもよるが，10年で20％の症例が移植腎機能喪失に至る．

再発性FSGSの治療は液性因子の除去目的に血漿交換を行う．原疾患が原発性FSGSと判明している場合は，移植前に血漿交換を行うことで再発予防が可能であっ

たとする報告[10]もある．一般的には病歴からFSGSの再発を疑う．そして腎生検で早期病変を認めたら血漿交換を中心として，ステロイドパルス療法やCNIの増量もしくは切り替えを行う[11]．CNIはシクロスポリンがよいとされている[12]．単純血漿交換では循環血漿量の1.5容/回を3日連日施行，その後1日おきに行い，計2週間もしくは尿蛋白が寛解した時点で中止する．高い奏効率を得るためにもこれらの治療を再発早期に行うことが重要となる．FSGS再発に対する治療効果は治療介入が遅れた症例も含めて，約70％の症例で完全寛解もしくは不完全寛解を達成している[1]．

Column　FSGSとリツキシマブ

近年になりリツキシマブ（RIT）の有効性が数多く報告されている．これはリツキシマブにより液性因子の産生が抑制されるためとされている．治療抵抗性，合併症でステロイドパルス療法やCNI増量が困難な症例では検討するべきである．リツキシマブの用量は多くの報告で375 mg/m^2/週を1～6回使用している．しかしこの投与量では肺障害，急性尿細管壊死，悪性腫瘍などの副作用の報告も多い[13]．ABO不適合腎移植に使用する用量（100 mg/m^2）の1～2回投与でFSGS再発に対して十分な治療効果が得られる．

One Point　病歴聴取の重要性

再発性FSGSは，移植後早期の蛋白尿，腎障害をきたす重要な鑑別疾患の1つである．診断は原疾患が原発性FSGSであったという病歴と腎生検によるが，移植後早期に再発した場合，腎生検では光学顕微鏡所見に異常なく，電子顕微鏡所見で軽度の足突起消失を認めるのみであり，生検結果ではminorとしか表現できないことがある．しかし，再発性FSGSの初期病変は電顕での足突起消失のみであり，1～2カ月程度経ってから巣状分節性の硬化像が出現する．つまり早期の再発性FSGS診断のためには病歴聴取が決め手となる．

One Point　FSGSの再発とコロンビア分類

FSGSの分類としてコロンビア分類が知られている．この分類ではFSGSを5つのvariant（Collapsing, Tip, Cellular, Perihilar, NOS）に分けている．FSGSの再発はその約80％でもとのvariantとして再発するとされている[14]．このことはその後の治療においても有用な情報をもたらす．つまり，原発性FSGSの治療として無効であったものは再発性FSGSにおいても有効でない可能性が高いということである．治療指針を決める上でもFSGSのどのvariantであったか，そして原発性FSGSの治

療として何がなされてきたのかを知っておく必要がある．

> **One Point** 遺伝性 FSGS は再発するか？
>
> 　FSGS は原発性（特発性），続発性（二次性）の病因分類がなされている．続発性には HIV やパルボウイルス B19 などのウイルス関連，ヘロイン，インターフェロンα，リチウムなどの薬剤関連，腎異形成，片腎，膀胱尿管逆流などのネフロン減少に伴う変化，高血圧，肥満，チアノーゼ型先天性心疾患，鎌状赤血球性貧血などの適応的構造・機能反応不全，そしてネフリン（NPHS1），podocin（NPHS2），CD2AP，TRPC6 などのスリット膜蛋白を構成する遺伝子異常や ACTN4，PLCE1，MYH9 などの cytosolic protein を構成する遺伝子異常などの家族性・遺伝性 FSGS が知られている．前述したように原発性 FSGS のみが再発するのであるが，例外として NPHS1 の遺伝子変異が原因の遺伝性 FSGS は再発リスクが高いとされている[15]．遺伝性 FSGS の一部も高頻度で再発しネフローゼ症候群を呈する．

膜性腎症

　末期腎不全の原疾患としての膜性腎症（MN）は原発性（特発性）と続発性（二次性）に分けられるが，移植後再発するのは原発性の膜性腎症のみである．再発率は 30～40% で，多くが移植後 2 年以内に再発する[1]．再発後の腎予後としては，報告によりかなりのばらつきがあるが，10 年で 10～50% の症例が移植腎機能喪失に至るとされている[3]．移植腎機能喪失に至る頻度にばらつきがある理由としては，de novo の MN と再発性 MN の区別が難しいためと思われる．この 2 つは腎生検では区別が難しく，発症時期や糸球体以外の病変（間質・尿細管病変）から推測するしかない．de novo MN の多くは慢性拒絶に伴う変化であり，再発性 MN よりも予後が悪いと考えられている[3]．

　MN は糸球体基底膜に免疫複合体が沈着することで発症する．近年，糸球体足細胞に発現している抗リン脂質 A2 受容体抗体（antiPLA2R 抗体）の関与が報告され，移植後，レシピエント血清中に存在する antiPLA2R 抗体が移植腎の抗原に作用することで MN の再発が惹起される可能性が示唆されている．また de novo MN では antiPLA2R 抗体を認めなかったと報告されており[16]，2 つの鑑別に有用な可能性がある．

　MN 再発に対する治療は確立されたものはなく，蛋白尿が多ければ，一般的な対症療法（利尿薬，ACE-I/ARB，塩分制限）を行う．自己腎の MN では "30% disease" とよばれているように 30% 程度で自然寛解を認めるが，移植後の MN 再発症

例では自然寛解することは少ない[3]．ステロイドや免疫抑制薬の有効性は報告されておらず，一般的には使用しない．FSGS と同様に，リツキシマブの有用性は報告[17]されているがまだ少数例の報告にとどまっている．

膜性増殖性糸球体腎炎

膜性増殖性糸球体腎炎（MPGN）はメサンギウム細胞の増殖と糸球体基底膜の肥厚を呈する糸球体腎炎であり，組織学的には電子顕微鏡所見からⅠ型，Ⅱ型，Ⅲ型に分けられる．Ⅰ型は糸球体基底膜の内皮側に高電子密度沈着物(EDD）を認めるもの，Ⅱ型は糸球体基底膜内に EDD を認めるもの，Ⅲ型は内皮ならび上皮側に EDD を認めるものである．現在ではⅡ型は dense deposit disease（DDD）として，Ⅰおよび Ⅲ型とは異なる疾患概念となっている．

1．MPGN Ⅰ型

再発率は 30～50％[1]と高率で，再発のリスク因子としては若年レシピエント，低補体血症の持続，原疾患のコントロール不良があげられる[3]．再発は移植後 1 年以内が多い．再発後 10 年で 15％が移植腎機能を喪失する[1]．再発の診断は腎生検による病理診断であるが，MPGN 様所見を呈する慢性抗体関連型拒絶との鑑別は困難である．有効な治療法はない．シクロホスファミドや高用量の MMF が奏効したとする報告[18]もある．

2．MPGN Ⅱ型（DDD）

再発率は 80～100％と高率で，再発後 5 年で 30％が移植腎機能を喪失する[3]．Ⅰ型と異なり，Ⅱ型の原因は先天的補体異常や C3bBb に対する自己抗体である C3NeF が関与しており，Ⅱ型再発に対する治療としては，C3NeF 除去に対して血漿交換や，抗体産生抑制にリツキシマブを使用することもある．その他には確立された有効な治療法がなく，補体異常を伴うことから後述する aHUS に対する治療と同様の考えで，肝腎同時移植を行うこともある[19]．

ANCA 関連血管炎

ANCA 関連血管炎（AAV）の再発率は 10～17％である．再発した場合も移植前と同様にシクロホスファミドなどの治療に奏効するため，移植腎機能を喪失する確率は低い[1]．また，移植後の免疫抑制薬がアザチオプリン＋シクロスポリンから MMF

＋タクロリムスが主流となり，再発率も低下している[3]．ANCA 関連血管炎には microscopic polyangiitis（MPA），granulomatosis with polyangiitis（GPA），eosinophilic granulomatosis with polyangiitis（EGPA）の 3 つの病態があるが，すべてで再発を認め，再発率の差はない．また ANCA のタイプや移植前の透析期間，さらに移植時の ANCA の抗体価もまた再発率に影響を与えない．しかし，寛解から 1 年以内の移植は死亡率を上昇させることが報告されており，寛解後 1 年以上経過してから移植を行うことが望ましい．再発時には移植前と同様で，ステロイド，シクロホスファミド，リツキシマブ，血漿交換で治療する[11]．

抗 GBM 型腎炎

抗 GBM 抗体が陽性時に移植すると 50％に組織学的再発を認めるため，移植に際し，抗体が陰性化し，6～12 カ月してから移植を行う[1,3]．ANCA 血管炎との大きな違いである．なお，その場合には再発はまれである．再発した場合は，血漿交換，シクロホスファミド，リツキシマブによる治療を行う．

One Point　Alport 症候群と腎移植

Alport 症候群は遺伝性腎疾患の 1 つで，糸球体基底膜の構成成分である type Ⅳ コラーゲンの変異により腎障害を引き起こす．難聴や眼病変を合併する．本邦では遺伝子検査を含めた確定診断に至っていない患者が多く，原疾患不明もしくは疑いのまま末期腎不全となり腎移植を行うことがある．移植後，5％の症例で type Ⅳ コラーゲンに対する自己抗体により抗 GBM 型腎炎を起こすことが知られている[20]．移植後に抗 GBM 型腎炎を発症した場合は，通常，早期に移植腎機能喪失に至る[20]．そのため，移植前に家族歴を含めた詳細な問診を行い，Alport 症候群の可能性がある場合は，腎生検あるいは皮膚生検で確定診断をつけておくことが大事である．

ループス腎炎

移植後の再発率は，病理学的再発率が 30～50％，臨床的再発率は 5％以下とまれである[1]．臨床的再発は移植後，約 3 年とされている．初発症状は蛋白尿，顕微鏡的血尿である．再発のリスクとして，女性，若年，人種（African-American），移植後の低補体血症がある[21]．再発のリスクが高いため，ループス腎炎の寛解から 6 カ月以降に移植を行う．再発に対する治療は移植前のループス腎炎と同様である．

ループス腎炎の再発に比べて，腎生着率を大幅に悪化させる可能性のある病態として，抗リン脂質抗体症候群（APS）の合併が大事である[22]．ループス腎炎の再発のみでは移植腎機能喪失に至るリスクはそれほど悪化しない．しかし，抗リン脂質抗体が陽性である場合，動静脈血栓・塞栓症の合併が増加するため，移植腎機能喪失のみならずレシピエントの生命予後も悪化する．APS 症例に対する移植は，術前に十分検討した上で，移植自体の適否を検討する必要がある．また，移植を行う場合，術前，術後で抗凝固療法を行う必要がある．

hemolytic uremic syndrome（HUS）

HUS には Shiga-like toxin 産生大腸菌が関与する STEC-HUS と，補体制御因子の異常を含み ADAMTS13 活性が著減しない非典型 HUS（atypical hemolytic uremic syndrome: HUS）がある．どちらも腎障害を引き起こし末期不全となり腎移植を行う可能性がある．移植後に発症する HUS は，再発と de novo がある．このなかで STEC-HUS の移植後の再発はまれ（1％未満）である[23]．

補体制御因子異常による aHUS の腎移植後の再発は 50％程度で，再発症例の 80〜90％は移植腎機能の廃絶をきたし，腎予後が悪い．再発の多くが腎移植後 1 年以内に起こる[24]．その一方で，de novo の腎移植後 aHUS はカルシニューリン阻害薬，mammalian target of rapamycin（mTOR）inhibitor などの免疫抑制薬[25]，虚血再灌流障害，ウイルス感染などが原因となる．de novo の aHUS 発症例においても，もともと補体制御に異常があり，下記（Colum 参照）の誘因が引き金となり aHUS が発症している可能性が示唆されている[26]．de novo の aHUS は腎移植患者の 0.8〜5％で起こり，移植後 3 カ月以内に発症することが多い[27]．aHUS の予防と治療は移植前からの介入が重要である．

Column　aHUS と補体制御因子

腎移植後の aHUS の再発率には原因補体制御因子の種類により差がある[25]（表 3）．多くの補体制御因子異常で高い再発率を認めるが，これは補体の多くは肝臓で合成されるため，腎移植後も遺伝子異常をもったレシピエントでは異常な補体が産生され続け，aHUS を再発しやすいからである．一方，membrane cofactor protein（MCP）遺伝子の異常をもったレシピエントでは，腎移植後の aHUS 再発率が低い．これは MCP が腎臓で産生されるため，腎移植後，正常な MCP が産生され，自己腎からの異常な MCP 産生に伴う aHUS 再発が起こりにくくなるためである（移植

● 表3 ● 補体抑制因子異常と腎移植後の HUS 再発率

変異	腎移植後の再発率（%）
complement factor H	75〜90
complement factor I	45〜80
membrane cofactor protein	<20
C3	40〜70
complement factor B	100

腎に発現するのは非変異体の MCP である）．移植後の再発を防止することを目的に周術期からの積極的な血漿交換療法を併用することで移植腎機能を保持している報告もある[28]．ただし，MCP 遺伝子の異常では，MCP が細胞表面のアンカー蛋白であり血漿中に循環していないため，血漿交換の効果は乏しい[25]．

1．移植前の介入

腎不全の原疾患として aHUS が疑われる場合，補体制御因子異常の有無を移植前に検査する必要がある[26]．そのうえで，移植後再発率，移植腎機能廃絶のリスクを勘案し，移植自体の適否について検討する必要がある．基本的には，再発率が高い CFH，CFI，CFB，C3 の遺伝子変異を有する患者に対して生体腎移植は勧められない．また，ドナーの選択にも注意が必要である．生体腎移植の場合，aHUS が原疾患のレシピエントに対して，血縁間ドナーは高い再発率を認めることが報告[29]されており，さらにドナー自身も腎臓摘出が aHUS のリスクとなりうるため通常は勧められない．近年，腎不全の原疾患が補体制御因子異常による aHUS であるレシピエントに対して，エクリズマブの予防的投与が移植後の再発を抑制した報告がある[30,31]．その他に，肝腎複合移植が肝臓での正常な補体産生および腎機能改善，aHUS 再発予防に有用であるとする報告[32]もある．しかし，多臓器移植自体が腎移植単独よりもレシピエントにとって大きな侵襲となるため，十分な検討が必要である．

2．移植後の介入

腎移植後に，溶血性貧血，血小板減少，移植腎機能低下を認めた場合，各々の症例で腎生検の適応の有無を検討する．そして，補体制御因子異常による aHUS が原疾患の場合には，その他の明らかな腎機能障害を呈する原因がない場合，aHUS の再発を疑いエクリズマブによる治療を開始する．原疾患が aHUS でない場合には，de novo の aHUS，急性抗体関連型拒絶反応，サイトメガロウイルス感染，BK ウイルス感染などを疑う．de novo の aHUS が疑われた場合，CNI の減量・中止，血漿交

換を検討する．急性抗体関連型拒絶反応，サイトメガロウイルス感染，BK ウイルス感染では各々の治療を行う．ただし，de novo aHUS であっても，もともと補体制御因子の異常を呈していた可能性があり（約 30％），上記治療を行っても難治性，抵抗性の場合にはエクリズマブの使用を検討する．

　再発および de novo の aHUS に対してエクリズマブでの治療を行った場合，問題となるのはその治療期間である．現時点では，いつまで治療を続けるのか明確なプロトコールはなく，いわゆる"止め時"が不明であり，永続的な治療が必要となる可能性がある．また，エクリズマブでの予防・治療を行う場合，被包化細菌感染のリスクが上昇するため，その使用 2 週間以上前に髄膜炎菌ワクチンの接種を行う必要がある．

おわりに

　再発性腎炎の症例において，何より大切なのは，レシピエントの移植前評価の際に末期腎不全に至った原疾患を可能な限り把握しておくことである．再発率が高い疾患と移植腎機能喪失の可能性が高い疾患を把握する．さらに早期に再発する疾患とそうでない疾患に分けて考えることが重要である．移植後の内科的管理においても，末期腎不全に至った原疾患の理解が必要であり，腎移植内科医の腕の見せ所でもある．

文　献

1) Fairhead T, Knoll G. Recurrent glomerular disease after kidney transplantation. Curr Opin Nephrol Hypertens. 2010; 19: 578-85.
2) 日本移植学会. 臓器移植ファクトブック 2013.
3) Marinaki S, Lionaki S, Boletis JN. Glomerular disease recurrence in the renal allograft: a hurdle but not a barrier for successful kidney transplantation. Transplant Proc. 2013; 45: 3-9.
4) Ponticelli C, Graziani G. Proteinuria after kidney transplantation. Transpl Int. 2012; 25: 909-17.
5) D'Cunha PT, Parasuraman R, Venkat KK. Rapid resolution of proteinuria of native kidney origin following live donor renal transplantation. Am J Transplant. 2005; 5: 351-5.
6) Odum J, Peh CA, Clarkson AR, et al. Recurrent mesangial IgA nephritis following renal transplantation. Nephrol Dial Transplant. 1994; 9: 309-12.
7) Schena FP, Cerullo G, Rossini M, et al. Increased risk of end-stage renal disease in familial IgA nephropathy. J Am Soc Nephrol. 2002; 13: 453-60.
8) Kennoki T, Ishida H, Yamaguchi Y, et al. Proteinuria-reducing effects of tonsillectomy alone in IgA nephropathy recurring after kidney transplantation. Transplantation. 2009; 88: 935-41.
9) Newstead CG. Recurrent disease in renal transplants. Nephrol Dial Transplant. 2003; 18 Suppl 6: vi68-74.

10) Hickson LJ, Gera M, Amer H, et al. Kidney transplantation for primary focal segmental glomerulosclerosis: outcomes and response to therapy for recurrence. Transplantation. 2009; 87: 1232-9.
11) Sprangers B, Kuypers DR. Recurrence of glomerulonephritis after renal transplantation. Transplant Rev (Orlando). 2013; 27: 126-34.
12) Salomon R, Gagnadoux M-F, Niaudet P. Intravenous cyclosporine therapy in recurrent nephrotic syndrome after renal transplantation in children. Transplantation. 2003; 75: 810-4.
13) Kumar J, Shatat IF, Skversky AL, et al. Rituximab in post-transplant pediatric recurrent focal segmental glomerulosclerosis. Pediatr Nephrol. 2013; 28: 333-8.
14) IJpelaar DHT, Farris AB, Goemaere N, et al. Fidelity and evolution of recurrent FSGS in renal allografts. J Am Soc Nephrol. 2008; 19: 2219-24.
15) Bertelli R, Ginevri F, Caridi G, et al. Recurrence of focal segmental glomerulosclerosis after renal transplantation in patients with mutations of podocin. Am J Kidney Dis. 2003; 41: 1314-21.
16) Debiec H, Martin L, Jouanneau C, et al. Autoantibodies specific for the phospholipase A2 receptor in recurrent and De Novo membranous nephropathy. Am J Transplant. 2011; 11: 2144-52.
17) El-Zoghby ZM, Grande JP, Fraile MG, et al. Recurrent idiopathic membranous nephropathy: early diagnosis by protocol biopsies and treatment with anti-CD20 monoclonal antibodies. Am J Transplant. 2009; 9: 2800-7.
18) Wu J, Jaar BG, Briggs WA, et al. High-dose mycophenolate mofetil in the treatment of posttransplant glomerular disease in the allograft: a case series. Nephron Clin Pract. 2004; 98: c61-6.
19) Licht C, Weyersberg A, Heinen S, et al. Successful plasma therapy for atypical hemolytic uremic syndrome caused by factor H deficiency owing to a novel mutation in the complement cofactor protein domain 15. Am J Kidney Dis. 2005; 45: 415-21.
20) Kashtan CE. Renal transplantation in patients with Alport syndrome. Pediatr Transplant. 2006; 10(6): 651-7.
21) Burgos PI, Perkins EL, Pons-Estel GJ, et al. Risk factors and impact of recurrent lupus nephritis in patients with systemic lupus erythematosus undergoing renal transplantation: data from a single US institution. Arthritis Rheum. 2009; 60: 2757-66.
22) Moroni G, Ventura D, Riva P, et al. Antiphospholipid antibodies are associated with an increased risk for chronic renal insufficiency in patients with lupus nephritis. Am J Kidney Dis. 2004; 43: 28-36.
23) Artz MA, Steenbergen EJ, Hoitsma AJ, et al. Renal transplantation in patients with hemolytic uremic syndrome: high rate of recurrence and increased incidence of acute rejections. Transplantation. 2003; 76: 821-6.
24) Lahlou A, Lang P, Charpentier B, et al. Hemolytic uremic syndrome. Recurrence after renal transplantation. Groupe Coopératif de l'Ile-de-France (GCIF). Medicine (Baltimore). 2000; 79: 90-102.

25) Campistol JM, Arias M, Ariceta G, et al. An update for atypical haemolytic uraemic syndrome: diagnosis and treatment. A consensus document. Nefrologia. 2013; 33: 27-45.
26) Zuber J, Le Quintrec M, Sberro-Soussan R, et al. New insights into postrenal transplant hemolytic uremic syndrome. Nat Rev Nephrol. 2011; 7: 23-35.
27) Pham PT, Peng A, Wilkinson AH, et al. Cyclosporine and tacrolimus-associated thrombotic microangiopathy. Am J Kidney Dis. 2000; 36: 844-50.
28) Noris M, Remuzzi G. Thrombotic microangiopathy after kidney transplantation. Am J Transplant. 2010; 10: 1517-23.
29) Donne RL, Abbs I, Barany P, et al. Recurrence of hemolytic uremic syndrome after live related renal transplantation associated with subsequent de novo disease in the donor. Am J Kidney Dis. 2002; 40: E22.
30) Zuber J, Le Quintrec M, Krid S, et al. Eculizumab for atypical hemolytic uremic syndrome recurrence in renal transplantation. Am J Transplant. 2012; 12: 3337-54.
31) Krid S, Roumenina LT, Beury D, et al. Renal transplantation under prophylactic eculizumab in atypical hemolytic uremic syndrome with CFH/CFHR1 hybrid protein. Am J Transplant. 2012; 12: 1938-44.
32) Laskin BL, Goebel J, Davies SM, et al. Small vessels, big trouble in the kidneys and beyond: hematopoietic stem cell transplantation-associated thrombotic microangiopathy. Blood. 2011; 118: 1452-62.

〈松井勝臣〉

Chapter 10-2 移植外来
腎移植レシピエントのフォロー
c. 感染症

> **Point**
> ① 感染症は移植患者の死亡原因の第1位である．
> ② 免疫抑制薬による日和見感染症にとらわれすぎてはいけない．common なものは common である．
> ③ 免疫抑制により典型的な臨床症状を認めないことが多い．常に感染症の存在に注意する．
> ④ 免疫抑制下では原因微生物の同定が困難なことが多い．診断のために侵襲的な検査が必要となることもある．
> ⑤ 移植後は生ワクチンの接種ができない．術前にきちんと接種しておく．

はじめに

腎移植患者は拒絶反応をおさえるために免疫抑制薬の内服を避けられない．しかし，それにはいくつかの代償がある．そのなかで最も大きいのが感染症である．実際に，2001年以降の腎移植患者の死因として感染症は最多となっている．移植患者の約30%が感染症で死亡している．そしていまや，移植後感染症の頻度は急性拒絶反応よりも多い．移植後の最初の1年で約70%の患者が何らかの感染症を併発し，移植腎機能の喪失や予後に大きく影響する[1]．腎移植内科医は「感染症を治療するにはある程度の免疫機能が必要であるものの，移植片を拒絶反応から守るためにはある程度の免疫抑制が必要となる」というジレンマを感じながら患者を診ることになる．専門的な知識と経験が不可欠であり，必要に応じて移植感染症専門医にコンサルトすることも必要である．

Column　net state of immunosuppression について（図1）

移植後の感染症を考えるなかで，net state of immunosuppression（NSI）は重要な視点である．これは固形臓器移植後の感染症罹患リスクに関連する免疫抑制の総和を示す用語である．主要な構成要素は免疫抑制薬による免疫抑制であるが，高齢，糖尿病，栄養状態，尿毒症，透析自体といった患者背景や皮膚粘膜バリア障害であ

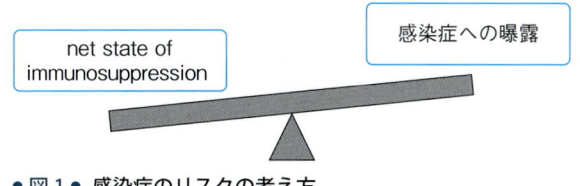

● 図1 ● 感染症のリスクの考え方

るカテーテルやドレーンの挿入も含まれる[2]．また，移植後感染症というと，日和見感染症に気が取られやすいが，細菌性肺炎や尿路感染などの市中感染症や院内感染症といった一般感染症も起こすことを忘れてはならない．

One Point　腎移植患者で抗菌薬を使用する際に注意するべきこと

　移植患者が発熱したら様々な要因を考慮することになる．感染を疑ったら，痰培養，尿培養と血液培養，胸部X線を行い，病歴，身体所見，環境曝露から原因微生物を想定する．経験的治療は広域抗菌薬とならざるを得ないことが多いが，微生物が同定されれば適切な抗菌薬に変更を必ず検討する．しかし治療不応性や治療失敗の際には，より特異的な検体採取のために侵襲的な検査が必要となる．細胞性免疫不全下の移植後感染症にはいくつかの特徴がある．

　免疫抑制薬は細胞性免疫障害をきたすため，細胞内寄生をする微生物が問題になることが多い．そしてこれらの微生物の多くは骨髄やリンパ節，肝臓といった網内系に存在しやすく，簡単に培養や検出できない．また，その原因微生物も細菌のみならず，ウイルスから原虫まで種類も多岐にわたり，治療には毒性の強い薬剤が必要となることが多い．このようなことから移植後感染症では，容易に抗菌薬の変更を行わず，生検などの組織診断や気管支鏡などをまずは検討すべきである．

common is common

　免疫抑制薬による日和見感染症にとらわれすぎてはいけない．免疫抑制薬は市中肺炎のリスク因子でもある[3]．当然，移植患者も市中肺炎の原因となる微生物にも感染する．サイトメガロウイルス（CMV）や*Pneumocystis jirovecii*といった日和見感染の微生物も忘れてはならないが，移植患者でも市中肺炎で最も多いのは肺炎球菌である[4]．典型的な微生物の頻度が大きく変わることはない．つまり移植患者では，鑑別の幅が広がるだけであって，commonなものが消えるわけではない．術後の発熱の原因に関しても同様である．ドナー由来の感染症や急性拒絶反応も鑑別としてあげられるが，多いのは一般的な周術期にみられる原因である．commonなものはcommon なのである．

> **Expert Opinion** 移植患者の感染症診療の注意点
>
> ① 炎症反応が起こりにくい
>
> 　移植患者では正常の炎症反応が起こりにくい．発熱やCRPといった炎症マーカーは感染症の存在を考えるよいきっかけになる．しかし移植患者では感染症が存在しても，その40％において発熱を認めなかったとの報告もある[5]．すなわち，発熱やCRPばかりに目がいってしまうと感染症の存在に気づくのが遅れてしまう．同様に，画像所見もまた非典型を示すことがある．移植患者では感染症の早期発見が難しい．
>
> ② 症状が典型的ではない
>
> 　一般に解剖学的な異常をきたしている臓器は感染源となりやすく，移植臓器自体が感染源となることが多い．このため，感染臓器を探すときには，まずは移植臓器に問題がないか検討することが大事である．ここでも注意したいのは移植腎は腸骨窩に移植されその体性神経は切断されており，必ずしも典型的な所見を認めないということである．
>
> ③ 原因微生物が1つとは限らない
>
> 　多くの感染症において原因微生物は単一のことが多い．しかし移植患者では，複数の微生物による同時多発的な感染があること，ウイルス肺炎の後の細菌や真菌などの重複感染があることも認識しておく必要がある[6]．そもそも細胞性免疫不全では原因微生物の同定が困難の場合が多く，そしてたとえ，原因微生物を特定できたとしても，他の微生物の存在の否定にはならない．さらに免疫抑制状態では適切な抗体反応が遅れるため，微生物の血清学的検査も早期には参考にならないこともある．

移植患者へのアプローチ

　移植患者の感染症を考えるときには，移植後からの期間，微生物の曝露源，そして予防薬内服の有無の3つのポイントが重要である．

1．移植後からの期間

　一般的に移植後の時期により移植後の感染症は推測することができる．主に3つの時期に分類される（図2）．

2. 腎移植レシピエントのフォロー

```
移植 ─────────────── 経過 ───────────────▶
         感染症リスクの動的アセスメント
```

1カ月まで

手術操作に関連したもの
- 誤嚥
- カテーテル感染
- 創部感染
- 縫合不全や虚血
- 偽膜性腸炎

ドナー由来 (uncommon)
- 単純ヘルペスウイルス属
- リンパ球脈絡髄膜炎ウイルス (LCMV)
- ラブドウイルス (狂犬病)
- ウエストナイルウイルス
- HIV
- トリパノソーマ

レシピエント由来 (colonization)
- アスペルギルス
- シュードモナス属

1〜6カ月

PCPや抗ウイルス薬の予防がある場合
- BKウイルス
- 偽膜性腸炎
- HCV
- アデノウイルス，インフルエンザ
- クリプトコッカス
- 結核

予防がない場合
- PCP
- ヘルペスウイルス属 (HSV/VZV/CMV/EBV)
- HBV
- リステリア，糞線虫，リーシュマニア，ノカルジア，トキソプラズマ

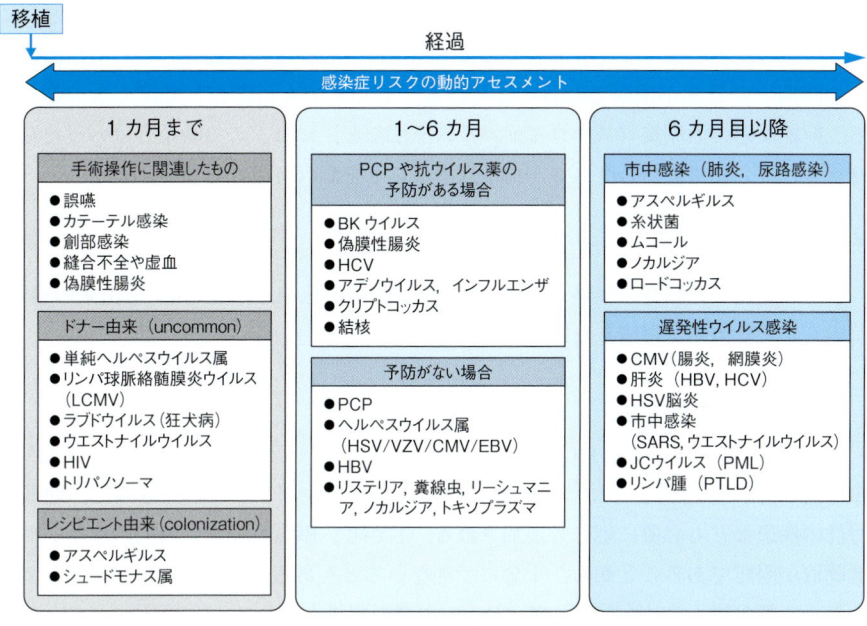

6カ月目以降

市中感染 (肺炎，尿路感染)
- アスペルギルス
- 糸状菌
- ムコール
- ノカルジア
- ロードコッカス

遅発性ウイルス感染
- CMV (腸炎，網膜炎)
- 肝炎 (HBV, HCV)
- HSV脳炎
- 市中感染 (SARS，ウエストナイルウイルス)
- JCウイルス (PML)
- リンパ腫 (PTLD)

● 図2 ● 固形臓器移植後のレシピエントに対する感染症の経時的な変化
(Fishman JA. N Engl J Med. 2007; 357: 2601-14[6]) より改変)

a．移植後1カ月

主に術後感染や院内感染症である．尿路感染症 (water)，呼吸器感染症 (wind)，創部感染症 (wound) の3Wが主な鑑別となる．抗菌薬の使用歴，各施設特有の抗菌薬への感受性などにより，耐性菌も検討する．特に献腎移植では，ドナー由来の感染症も起こりうる．免疫抑制がまだ十分にはかかっていないことから，日和見感染は少ないとされる．例外的に，HSV-1やHSV-2，HHV-6の再活性化は1カ月以内に多い．

b．移植後1〜6カ月

免疫抑制薬による免疫抑制により，日和見感染症が多くなる．

c．移植後6カ月以降

免疫抑制薬の調節により免疫抑制が緩和されるため，市中感染症が多くなる．しかし依然として日和見感染症も起こりうる．特にCMV網膜症は後期に発症することが多く，EBV，HSV，VZVなどのヘルペス属の再活性化を伴うことがある．

しかし実際には，ワクチンの普及や予防投与〔PCP や CMV（海外のみ）など〕による疾患の変容や様々な免疫抑制薬による免疫抑制の程度の相違などのため移植後からの時期での分類が困難となってきている．あくまでも目安として捉えるべきである．拒絶反応の治療後（ステロイドパルス療法など）には，この時系列はいったんリセットされ，感染症へのリスクが再度高まることを忘れてはならない．

2．微生物の曝露源

原因微生物への曝露の経路としては，ドナー由来の感染，レシピエント由来の感染，院内もしくは市中で曝露した感染の3つがある．

a．ドナー由来の感染

生体腎移植では HBV/HCV，HIV，梅毒，HTLV-1 の他にも，HSV，CMV，EBV，VZV，尿培養などについて詳細にスクリーニングがされる．さらに，地域流行性の疾患なども必要に応じて追加される．しかし，献腎移植では時間的な制約や病歴聴取が困難であることから，十分にできないこともある．スクリーニングされていなかった微生物も含め，1％程度はドナー由来の感染とされる[7]．

b．レシピエント由来の感染

移植後の免疫抑制によりレシピエントの潜在感染が顕在化することがある．結核，CMV・VZV・HSV などのヘルペスウイルス属や，HBV・HCV などの肝炎ウイルスなどである[8]．例えば，潜伏結核が活動性結核へと進展する1年あたりの割合は，健常人では 0.1％であるが，移植患者ではその数十倍高くなる[9]．

c．院内もしくは市中で曝露した感染

レシピエントは，基礎疾患とも関連して移植前から頻回に医療機関への受診歴や入院歴があることが多い．このため耐性菌を保有している場合がある．また免疫抑制状態という背景から使用する抗菌薬も広域スペクトラムとなりやすく，また投与期間も長期間となることが多く，さらに耐性菌を生み出しやすい要因となっている．

3．予防内服の有無

予防投与はすべてが用いられるのではなく，費用対効果や，副作用対効果，地域毎の疫学などを考慮して使用される．このため予防内服の有無の確認は移植後の感染を考える際に不可欠である．例えば，PCP 予防に ST 合剤が一般的に用いられるが，固形移植患者を含む非 HIV 患者において，約9割の PCP の発症予防効果がある[10]．こ

のためST合剤をきちんと内服している場合にはPCPの発症を積極的には考えないことができる．ST合剤はまた，日和見感染で問題となるレジオネラ，ノカルジア，リステリアによる感染も低下させ，さらに腎移植後の尿路感染や術後感染を減らすとされている[11]．本邦においても腎移植後に不可欠な予防内服薬となっている．

■ 各論

細菌感染症

　移植患者の半数が移植後1年間で細菌感染を起こす．3Wである尿路感染症，呼吸器感染症，創部感染症に加え，カテーテル感染の頻度が多い．また頻度は少ないものの，2LMNS〔リステリア（*Listeria*），レジオネラ（*Legionella*），抗酸菌（*Mycobacterium*），ノカルジア（*Nocardia*），サルモネラ（*Salmonella*）〕といった細胞内寄生性細菌が問題になるという特徴がある．

1．尿路感染症

　腎移植後は解剖学的な変化のため尿路感染を起こすリスクは高くなる．その約6割が移植後3カ月以内と移植後早期に生じる[12]．腎移植患者では尿路感染に下痢を伴うことが多く，移植腎の炎症が近傍の腸管に波及した影響とされる．起因菌の多くはグラム陰性桿菌で，その大多数が大腸菌であり，健常人と変わりはない．しかし，移植後早期には緑膿菌，*Enterobacter cloacae*，腸球菌も多い．必要に応じて尿路の閉塞，排尿不全，などの構造的異常の精査を行う．PCP予防のためにST合剤をほとんどの患者が内服しており，これが同時に尿路感染症の予防にもつながる．

2．呼吸器感染症

　呼吸器感染症は腎移植後の約3割にみられる．以前はCMV，真菌，PCP，細菌であればノカルジアや抗酸菌などの日和見感染が主体であったが[13]，現在では予防投与によりこれらの頻度は減少し，一般細菌による呼吸器感染症の頻度が相対的に高くなっている．移植直後には，緑膿菌やクレブシエラなどの腸内細菌叢といったグラム陰性桿菌や，人工呼吸器関連肺炎であれば加えて黄色ブドウ球菌が主な起因菌となる[14]．移植後6カ月頃には免疫抑制薬は減量され，日和見感染というよりも市中肺炎を起こしやすくなる．

3．創部感染症

　術後 30 日以内と創部感染は定義されるが，通常，術直後や術翌日に生じることはなく，おおむね術後 1 週間前後に生じやすい．移植腎操作に伴う尿路内のグラム陰性桿菌が関与することもあるが，黄色ブドウ球菌などのグラム陽性球菌が主な起因菌である．皮膚に定着している細菌により創部感染は生じることから，過去に同定されている結果や，施設における頻度により，MRSA の関与も検討する．創部からの培養は起因菌を同定する最も適切な方法であるが，皮膚の定着菌との判断が難しいことがある．できる限り皮膚定着菌が混入しないよう，深部から検体や排膿自体を採取する．グラム染色による定量評価も，定着菌であるかを判断するのに有用である．

Column　2LMNS について

① リステリア（*Listeria*）

　土壌や水の中に存在し，汚染した乳製品や生野菜，肉製品を摂取することで感染する．胃腸から体内に侵入し，胃腸炎や中枢神経感染症を起こす．一般的な市中の細菌性髄膜炎と比べると，しばしば亜急性経過で，項部硬直や髄膜刺激徴候は少ないという特徴がある．脳炎を併発することがあり，局所神経症状や痙攣をときに認める．髄液所見は単球優位であるが，その 75％で細胞数 1,000/μL 以下である．また，髄液培養で発育しにくく，繰り返して髄液穿刺を行うことが必要となる．治療はアンピシリンをはじめとしたペニシリン系抗菌薬が第 1 選択薬である．PCP 予防のための ST 合剤が予防にもつながる．

② レジオネラ（*Legionella*）

　レジオネラ感染症には，pontiac fever とよばれる曝露数日で生じる一過性の発熱や，免疫不全者における肺外レジオネラ感染としての播種性病変をきたすものもある．しかし腎移植後に問題となるのはほとんどがレジオネラ肺炎である．汚染した空調施設，人工呼吸加湿器汚染，循環式温泉水などが有名であるが，感染源がはっきりしないことが多く，水への曝露がないからといって否定できないことに注意が必要である．その臨床像は "初期から目立つ肺外症状＋急激に悪化する肺炎像" である．通常の培養では同定されにくく，選択培地での培養や尿中抗原が必要となり，臨床的に疑うことが診断に不可欠である．治療はアジスロマイシンもしくはレボフロキサシンが第 1 選択薬である．

③ 結核（*Mycobacterium tuberculosis*）

　結核菌に感染すると最初の2年間で5％，それ以降に5％が発症する．残りの90％は発症せず，潜伏結核として潜在するが，免疫抑制下では潜伏結核から活動性結核へと移行し発症する頻度が高くなる．結核の発症率は移植患者では健常人の約100倍とされている[15]．その多くは移植後1年以内，特に移植1〜6カ月後に発症している[6]．移植腎を介した感染もまれながらの報告はあるが，主には潜伏結核の再燃と考えられている．このため移植前にレシピエントの感染の有無をきちんと評価しておくことが重要となる．

　肺結核や粟粒結核が多く，肺外結核としては腸結核が最も多い．発熱，3カ月以上の消耗などの症状に加えて，慢性咳嗽や血痰を認めつつも，呼吸困難や断続性ラ音などを認めないときには細菌性肺炎よりも肺結核を疑う．空洞形成やtree-in-bud appearanceがあれば肺結核を疑うことになるが，特に免疫抑制下では典型的な画像所見を認めず，画像所見より疾患の除外はできない．また　粟粒結核は，咳や痰，消化器症状，リンパ節腫脹，肝脾腫，髄膜炎徴候など，様々な症状を呈する．肺結核のような経気道的散布の病変と異なり，血行散布のランダムな病変を認める．喀痰や胃液検査を行いつつ，各種症状を認めた臓器特有の検体を採取する．特に，リンパ節，肝臓，骨髄の培養陽性率が高く，診断に難渋するようであれば同部位の生検を検討する．腸結核は主に回盲部に潰瘍性病変として認めやすい．

　診断のためには疑うことが第一歩となるが，免疫抑制患者の結核は多彩な症状を呈するため，その判断が非常に難しい．感染対策の面からも，まずは排菌性肺結核であるか非排菌性肺結核であるかを知る必要がある．細菌性肺炎に合致しないような臨床所見があれば，3日間連続して喀痰（可能であれば早朝）の抗酸菌染色を行う．適切な喀痰の採取ができないようであれば，他疾患の検索も含めて，気管支肺胞洗浄（BAL）や経気管支肺生検（TBLB）を検討する．3％高張食塩水を用いた誘発喀痰はBALと同等の感度があり[16]，検査侵襲性の面からも積極的に施行すべきである．

　ツベルクリン反応は結核感染に加えてBCG接種にも免疫応答することから，より特異的な抗原に対するIFNγ遊離試験であるクォンティフェロン®TB-2G（QFT）やT-SPOT（T Spot）が用いられる．これらの検査は特異度が高いものの，活動性結核であるのか潜伏結核であるか，治療後の結核であるかの区別ができないことに注意が必要である．活動性結核に対して，QFT，T-SPOSTともに約8割の感度，陽性尤度比2〜4程度とされる[17]．しかし細胞性免疫を利用した検査であり，末期腎不全患者や移植後の免疫抑制下では偽陰性の可能性が常にある．

　イソニアジド（INH），リファンピシン（RFP），エタンブトール（EB），ピラジナ

ミド（PZA）を中心とした多剤併用療法にて加療する．RFPはCNIやステロイドの血中濃度を低下させるため，その投与量を増量する必要がある．腎機能に応じた投与量の調節に加えて，薬剤相互作用に特に注意する．

④ **非定型抗酸菌（NTM：nontuberculous mycobacteria）**
　移植後1年以上経過した頃に起こることが多く，肺感染症，皮膚軟部感染症，播種性感染症が主に問題になる．結核菌とは異なりヒト-ヒト感染は起こさないので，空気感染予防の必要はない．結核菌用の薬剤感受性検査は有用ではなく，MACに対するマクロライド，M. kansasiiに対するRFP，迅速発育菌群のみ感受性検査を参照し，その他は経験的に知られている治療薬を選択する．CNIとリファマイシン系やマクロライド系抗菌薬の相互作用には配慮が必要となる．
　肺感染症では，80％がMAC（M. avium complex）とよばれるM. aviumとM. intracellulareが原因菌で，マクロライド系を含む抗菌薬で治療する．残りの多くはM. kansasiiであるが，結核菌に似た特徴（空洞を形成，QFT陽性となりうる，結核菌に準じた治療）をもつ．
　皮膚軟部感染症は，迅速発育菌群（M. abscessus, M. chelonae, M. fortuitum）や，M. marinum，M. ulceransが，主に外傷を契機に，土壌，河川水や海水などから感染する．

⑤ **ノカルジア（Nocardia）**
　ノカルジア属は環境中のどこにでも存在し，N. asteroidsは呼吸器感染症を，N. brasiliensisは皮膚軟部やリンパ組織系に感染を起こしやすい．肺では結節影や空洞を認めることが多い．典型的には肺から体内に入り込み，約50％が播種性感染を起こし，脳膿瘍などの中枢神経系にも感染する．ノカルジアと診断した際には，必ず中枢神経播種の除外を行う．免疫抑制薬の減量を検討し，第1選択薬であるST合剤を最低でも1年続ける．ST合剤のノカルジアへの予防効果は約7割である[18]．

⑥ **サルモネラ（Salmonella）**
　サルモネラの分類は非常に複雑であるが，臨床的に問題となるのは，血流感染を起こしやすいものと，食中毒など腸管感染症を主に起こすものの2つに分類される．
　前者にはSalmonella typhiやS. paratyphiが含まれ，ヒトのみ宿主となり糞口感染でヒト-ヒト感染を起こし，衛生状態が悪い途上国で問題となる．1〜2週間の潜伏期間を経て，比較的徐脈を伴った発熱，バラ疹，脾腫が腸チフスの3徴ではあるがすべてが揃うことは少ない．また，下痢を伴いやすいと考えられがちであるが，

半数程度でしか認められない．5〜6割で血液培養陽性となるが，骨髄培養が9割と最も陽性率は高い．感受性の解釈には注意が必要であり，第3世代セファロスポリン系やナリジクス酸耐性がなければキノロン系が選択薬となる．

　後者は，特に宿主に特徴がなく自然界のどこにでも存在する．1〜2日の潜伏期間を経て，発熱，腹痛，下痢といった大腸型の腸炎をきたす．健常人は抗菌薬の治療対象となることは少ないが，細胞性免疫障害の場合には治療対象となる．

ウイルス感染症

　移植後の細菌感染症は以前と比べて減少しているが，ウイルス感染症は依然として大きな問題となっている．

1．単純ヘルペスウイルス（HSV）

　HSV-1は口唇ヘルペスを，HSV-2は陰部ヘルペスを生じやすく，成人の66％に感染歴があり，治癒後は感覚神経節に潜在する．移植後1カ月以内で再活性化を起こしやすく，ほとんどは口唇の軽度の潰瘍を形成して治癒する．肺炎や肝炎，脳炎，腎炎などの播種性病変もまれに起こす．また，HSV抗体陰性のレシピエントでは，ドナーからの初感染をまれながら起こし，劇症肝炎など重篤となり予後不良である．Tzanck試験での多核巨細胞の証明やPCRでウイルスを同定し診断する．軽症の皮膚感染症であればアシクロビル内服で，播種性感染や初感染の際はアシクロビル静注で治療を行う．HSV抗体陰性のレシピエントに対する予防投薬については，議論が分かれている．

2．水痘・帯状疱疹ウイルス（VZV）

　多くが成人までに水痘として初感染し，脳神経や後根神経節に長期潜伏する．免疫抑制により帯状疱疹として再活性化し，デルマトームに沿った有痛性の発疹が出現するが，ときに疼痛のみで皮膚病変を認めないこともある．移植後100日以降に生じることが一般的で，典型的な皮膚病変のみで診断可能であるが，皮膚病変に細菌感染や真菌感染を合併することもある．成人の1割はVZVの抗体がなく，初感染として，皮膚病変だけではなく，肺炎や脳炎，膵炎，肝炎などの全身播種を呈する．致死的となるため，移植前に禁忌でなければ水痘ワクチンの接種が重要である．VZVの初感染には，ただちに免疫抑制薬を減量し，アシクロビル静注を発疹出現の24時間以内に開始する．帯状疱疹に対しては，アシクロビルやバラシクロビルの内服で治療可能であるが，眼部帯状疱疹やRamsay Hunt症候群は静注で治療を行う．高齢者で帯状

疱疹後神経痛が後遺症として問題になりやすい．また，抗体未保持者や免疫抑制者への感染拡大予防のため，すべてが痂皮化するまで空気感染予防策を行う．

3．サイトメガロウイルス（CMV）

　CMV 感染症は腎移植後に最も重要かつ頻度の多い感染症である．移植後の CMV 感染症の発症頻度や時期の予測のために移植前にドナーおよびレシピエントの血清抗 IgG 抗体を測定してウイルス保有の有無を確認する．特に，ドナーが CMV 陽性（既感染：D+）でレシピエントが CMV 陰性（未感染：R−）の症例（D+/R−）ではレシピエントが初感染となるため定期的なモニタリングが重要となる．CMV 感染症はその直接的影響としての臓器障害のみならず，間接的影響として，感染に伴う血管内皮障害・HLA 発現促進による急性拒絶反応や慢性移植腎機能障害の惹起，新たな感染症や PTLD を誘発する．結果として移植腎生着率や生命予後に大きな影響を与える．このため CMV 感染症に対しては発症前に治療を行うことが進められている．その方法としては　早期投与法（preemptive therapy）と予防投与法（prophylactic therapy）の 2 つの方法がある．予防投与法では投与中にウイルス血症や CMV 感染症を認めることはまれであり，その予防投与の終了後や急性拒絶反応に際して免疫抑制を強化したときなどに認める．

　固形臓器移植での CMV 感染症は，一般に移植した臓器への感染が主となるが，腎移植は例外である．CMV 症候群といわれる発熱，倦怠感，肝脾腫，異型リンパ球の出現などの伝染性単核球症様の所見を認めたら CMV 感染症を疑う必要がある．また CMV 胃腸炎や CMV 網膜炎ではアンチゲネミアが陽性となっていないことが多い．消化器症状を認め CMV 胃腸炎を疑う場合には内視鏡所見をもとに，また CMV 網膜炎は視力障害を認めないことも多いため定期的な眼底検査でトマトケチャップ状の眼底所見を認めたら診断的治療を行うことが多い．

　予防および治療としては免疫抑制薬の調節，ガンシクロビル，バルガンシクロビル，IVIG の投与などを行う（**図 3**）．免疫抑制薬の調節はカルシニューリン阻害薬の血中濃度の調節と MMF の減量あるいは一時中止を行う．日本ではガンシクロビルやバルガンシクロビルの早期投与法（preemptive therapy）が主流である．アンチゲネミア陰性である場合は，そのままモニタリングを続ける．アンチゲネミア陽性でも臨床症状がなく，基準値以下であれば治療はしないことが多い．しかし，D+/R−の場合は例外であり治療を開始する．免疫抑制薬の調節にてアンチゲネミアが陰性となることも多い．基準値以上であれば，臨床症状がなくてもガンシクロビルまたはバルガンシクロビルを早期に投与する．腎機能により投与量を調節する必要がある（**表 1**）．アンチゲネミア陽性で臨床症状も伴う場合はガンシクロビルを投与する．胃十二指腸

2. 腎移植レシピエントのフォロー

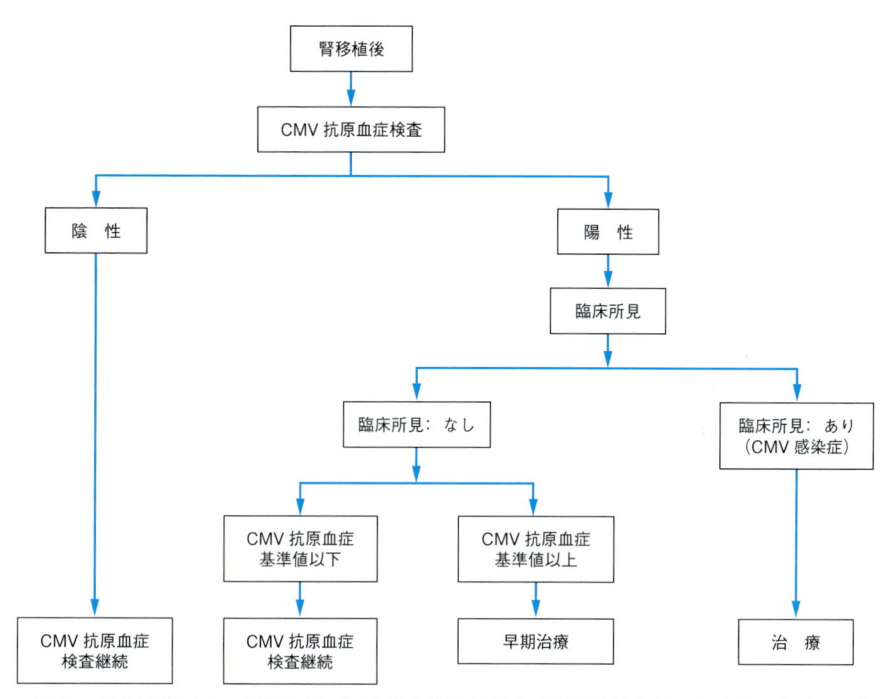

```
                        ┌─────────┐
                        │ 腎移植後 │
                        └────┬────┘
                             ↓
                   ┌──────────────────┐
                   │ CMV 抗原血症検査 │
                   └────┬─────────┬───┘
                        │         │
              ┌─────────┘         └─────────┐
              ↓                             ↓
         ┌────────┐                    ┌────────┐
         │ 陰 性  │                    │ 陽 性  │
         └───┬────┘                    └───┬────┘
             │                             ↓
             │                        ┌──────────┐
             │                        │ 臨床所見 │
             │                        └──┬────┬──┘
             │                           │    │
             │              ┌────────────┘    └──────────┐
             │              ↓                            ↓
             │      ┌──────────────┐            ┌──────────────┐
             │      │ 臨床所見：なし│           │ 臨床所見：あり│
             │      └──┬────────┬──┘            │ （CMV 感染症）│
             │         │        │               └──────┬───────┘
             │    ┌────┘        └────┐                 │
             │    ↓                   ↓                │
             │ ┌──────────┐    ┌──────────┐            │
             │ │CMV 抗原血症│  │CMV 抗原血症│           │
             │ │基準値以下 │   │基準値以上 │            │
             │ └─────┬────┘    └─────┬────┘            │
             ↓       ↓               ↓                 ↓
        ┌─────────┐┌─────────┐  ┌────────┐       ┌────────┐
        │CMV抗原血症││CMV抗原血症│ │早期治療│       │ 治 療  │
        │ 検査継続 ││ 検査継続 │  └────────┘       └────────┘
        └─────────┘└─────────┘
```

● 図3 ● **CMV 感染症の早期投与法**（日本臨床腎移植学会，編．腎移植後サイトメガロウイルス感染症の診療ガイドライン 2011. 東京：日本医学館；2011）

● 表1 ● **腎機能によるガンシクロビル，バルガンシクロビルの投与量**

a. 腎機能によるガンシクロビルの投与量（静注）

Ccr（mL/min）	初期治療 用量	初期治療 投与間隔	維持治療 用量	維持治療 投与間隔
≧70	5	12	5	24
50〜69	2.5	12	2.5	24
25〜49	2.5	24	1.25	24
10〜24	1.25	24	0.625	24
>10	1.25	透析後週3回	0.625	透析後週3回

b. 腎機能によるバルガンシクロビルの投与量（内服）

Ccr（mL/min）	初期治療	維持治療
≧60	1回 900 mg を1日2回	1回 900 mg を1日1回
40〜59	1回 450 mg を1日2回	1回 450 mg を1日1回
25〜39	1回 450 mg を1日1回	1回 450 mg を1日おき（2日に1回）
10〜24	1回 450 mg を1日おき（2日に1回）	1回 450 mg を週2回
0〜9	推奨なし（ガンシクロビル静注を使用）	

潰瘍や網膜炎ではアンチゲネミア陰性のことがあるので臨床症状が重要となる．治療はアンチゲネミアが2回続けて陰性になるまで行うことが多いが，バルガンシクロビルは最低でも2週間投与する．なお，CMV 感染症はそれ単独でも拒絶反応のリスクが高くなるので，治療後は免疫抑制薬をしっかり戻すことも重要である．

One Point CMV 感染と CMV 感染症

CMV 感染と CMV 感染症は異なる．CMV 感染とはウイルスが同定され，体内に CMV が存在することを意味する．臨床症状を伴う場合には CMV 感染症と診断され，その重症度により症候性と臓器・組織障害の2つに状態に分類できる．症候性では発熱，消化器症状（嘔吐，下痢），白血球減少，血小板減少などを認める．臓器・組織障害では消化管潰瘍，肝炎，腎炎，膵炎，肺炎，網膜炎などを認め，CMV 感染症が重症化したことを意味する．

One Point CMV アンチゲネミア法

移植患者での CMV 感染の程度は，CMV 感染症を起こすリスクと関連している．感染の程度を評価するための検査としては，CMV 抗原を検出する CMV アンチゲネミア法や DNA 血症を検出する real time PCR 法がある．日本では real time PCR 法の保険適応はなく，アンチゲネミア法が主流となっている．CMV が白血球の核に感染するので，CMV の特異的抗原である 65 kDa lower matrix phosphoprotein (pp65) をモノクローナル抗体で染色し，CMV に感染した白血球数を数えているのがアンチゲネミア法である．pp65 のモノクローナル抗体は C10C11 と C7 をペルオキシダーゼ標識した C7HRP がある．C10C11 では白血球 150,000 当たりの CMV 抗原陽性細胞数が2枚のスライド標本で測定され，それぞれ報告される．C7HRP では白血球 50,000 当たりの CMV 抗原陽性細胞数が報告される．血液採取後6時間以上経過したものは検体として不適であり，また白血球数が 1,000/μL 以下の場合は判定が困難であり偽陰性となりうる．

Column CMV 感染症の早期投与法と予防投与法

CMV 感染症はその発症前に治療を行うことが推奨されている．その方法として移植直後から抗ウイルス薬を投与する予防投与法と CMV 血症を認めた時点で抗ウイルス薬を投与する早期投与法との2つの方法がある[19]．予防投与法はさらに移植後全員に予防投与を行う方法と高リスク群のみに予防投与を行う方法がある．prophylactic therapy と preemptive therapy のいずれも一長一短ではあるが，高リス

ク群であるD+/R-症例ではCMV初感染を起こしやすく非常に重篤になることから，米国移植学会はprophylactic therapyを推奨している[20]．しかし，本邦では腎移植患者に対して予防投与法の保険適応がなく，一部の施設でのみされている．予防投与法ではバルガンシクロビルの長期投与による白血球減少や腎機能障害などの副作用に注意が必要となる．

One Point　late onsetのCMV感染症

　CMV感染症の予防投与法の問題点はバルガンシクロビルの投与終了後に起きる晩期発生のCMV感染症（late onset CMV disease）である．R+またはD+/R-症例に対してバルガンシクロビルのpreemptive therapyとprophylactic therapyを比較するとCMV血症は両者で発生し，prophylactic therapyでは当初終了後にその多くが発生している．また移植腎生着率や患者生存率は同じであるとされている．一般的な3カ月間のprophylactic therapyを行うとCMV血症が移植6カ月後に多く発生するようになる．このため，予防投与終了後の約3カ月は1〜2週間に1回のアンチゲネミア検査が必要となり，本来であれば外来受診が頻回ではない時期に発生するという不都合がある．ハイリスク症例に対しては予防投与を3カ月ではなく6カ月行うことでCMV感染症の頻度が減少することが報告されている[21]（図4）．

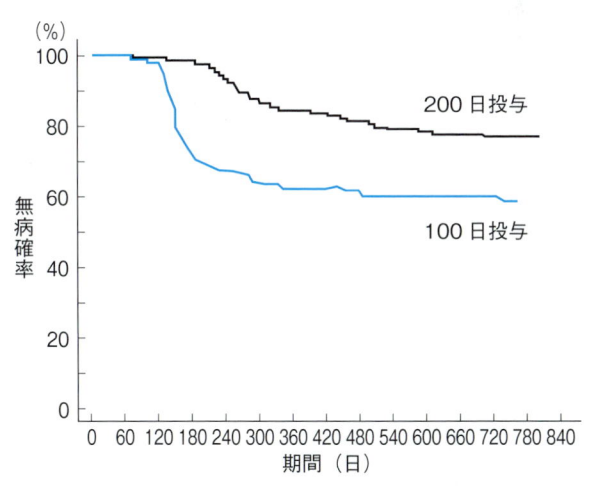

● 図4 ● バルガンシクロビルの投与期間とCMV感染の無病確率
（Humar A, et al. Am J Transplant. 2010; 10: 1228-37)[21]

4. EB ウイルス (EBV)

　成人の多くが EBV に感染の既往があり，B リンパ球に潜伏感染を起こす．移植後は免疫抑制下で再活性化が生じる．リンパ球増加を伴い，リンパ節腫大や咽頭炎といった単核球症の症状を一般的には引き起こす．また，移植患者では免疫抑制により感染細胞が無秩序に異常なリンパ増殖をきたし，Burkitt リンパ腫，上咽頭がん，さらには PTLD の原因ともなる．EB ウイルス未感染のレシピエントに EB ウイルス既感染ドナーから腎移植されたハイリスク群では定期的な EBV-DNA 量の測定が推奨され，EBV-DNA 量の上昇を認めた場合には免疫抑制薬の調節が必要となる[22]．しかし日本では EBV-DNA 量の測定は保険適応がないという問題があり，行われていない施設も多い．臨床的には PTLD が最も問題となる（他章参照）．

5. BK ウイルス (BKV)

　幼少期に上気道へ初感染した BK ウイルスは，その後，尿路上皮細胞に潜伏感染する．成人の多くで血清抗体が陽性である[23]．腎移植後は免疫抑制による BK ウイルスの再活性化に伴う尿細管間質性腎炎（BK ウイルス腎症）と尿管狭窄が問題となる．腎移植後にはその約 40％でウイルス尿症，約 20％でウイルス血症，そして約 10％で BK ウイルス腎症が起きる（図 5）[24,25]．BK ウイルス腎症は，移植後約 1 年で発症することが多いが，移植後数週間から数年と発症時期の幅が広いことも特徴の 1 つである．多くは無症候性にクレアチニンの上昇を認めるのみであり臨床症状からの早期発見は難しい．また急性拒絶反応や CNI 腎毒性を合併していることもある．

　臨床症状による BK ウイルス腎症の早期発見は難しく，またいったん BK ウイルス

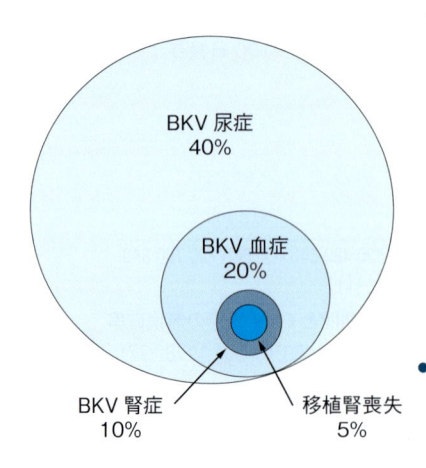

● 図 5 ● BK ウイルス尿症・血症・腎症の頻度
(Bohl DL, et al. Clin J Am Soc Nephrol. 2007; 2 (Suppl 1) : S36-46[24] 一部改変)

腎症となると移植腎の5年生着率は約50％との報告もあり[26]，BKウイルス腎症の予防のためにはスクリーニング検査が重要となる．ガイドライン上は，スクリーニング検査として尿中および血中のBKV-PCRが推奨されている．しかし，このPCRは本邦では保険適応がなく，ほとんどの施設でスクリーニング検査としては行われていない．スクリーニング検査としては尿沈渣が重要となる．尿沈渣でウイルスを含有した封入体細胞を認めた場合は尿細胞診にてデコイ細胞の確認を行う（図6）．デコイ細胞はBKウイルス腎症に特異的なわけではない．他のウイルス（アデノウイルスやサイトメガロウイルスなど）や他の疾患（妊婦，高齢者，糖尿病，SLEなど）でもみられる．デコイ細胞が確認されたら尿中や血中PCR検査を施行する．最終的な確定診断は移植腎生検が必要となる（11章バンフ分類参照）．

特異的な治療法はない．しかしBKウイルス腎症を認めるということは免疫抑制が強すぎることを示唆する．拒絶反応がないことを確認した上で，まず免疫抑制薬の減量を行う(図7)．施設により異なるが，多くは代謝拮抗薬を中止し，CNIを減量する．

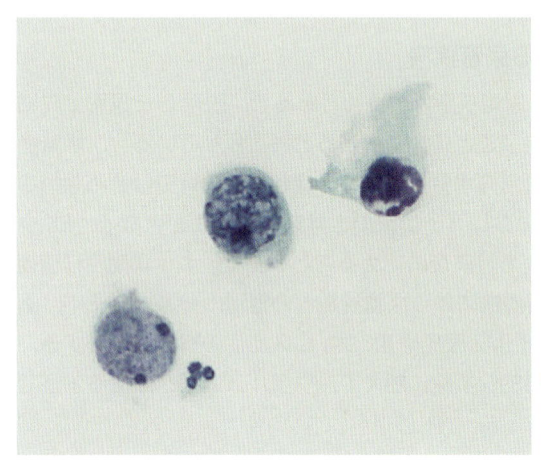

● 図6 ● デコイ細胞
腫大した核と好塩基性の核内封入体を認める（左2個，右は尿細管上皮細胞）．

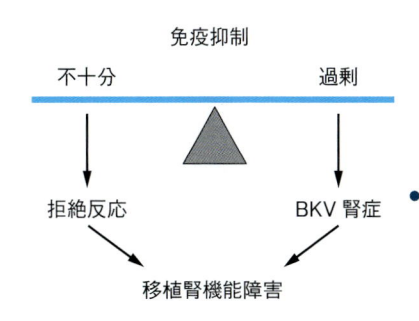

● 図7 ● 免疫抑制のバランス：BKV腎症と急性拒絶反応（Bohl DL, et al. Clin J Am Soc Nephrol. 2007; 2(Suppl 1): S36-46)[24]

また免疫抑制薬を変更することもある．タクロリムスからシクロスポリンに変えたり，カルシニューリン阻害薬をエベロリムスに変えたりする．免疫抑制薬を減量しすぎると急性拒絶反応を惹起する恐れがあり，そのバランスが大事となる（図7）．その他 cidofovir（本邦未承認），leflunomide（本邦未承認），フルオロキノロン，免疫グロブリン大量療法（保険適応なし）などの効果に関しては不明な点も多い．

One Point　BK ウイルス腎症は予防が大事

BK ウイルス腎症はいったん発症すると移植腎機能障害を起こし，高率で移植腎機能の喪失[26]につながるため，その予防が重要となる．デコイ細胞の存在のみにて免疫抑制薬を減量することはできず，BK ウイルスの定量を行う必要がある．BK ウイルス腎症は典型的には BK ウイルス尿症，そして BK ウイルス血症を経て発症する．BK ウイルス血症の段階で免疫抑制薬を減量することが必要となる．BK ウイルス血症の量としては 1×10^5 コピーが1つの目安となる．移植腎機能障害を伴うときには急性拒絶反応の合併の有無を鑑別するためにも移植腎生検が不可欠となる．

One Point　BK ウイルスによる尿管狭窄

腎移植後の BK ウイルスによる尿管狭窄は約3％である[27]．脱落した尿管上皮細胞が再生するときに肉芽組織を伴うことにより生じると考えられている[28]．水腎症となっても疼痛や不快感などの通常の水腎症に認める症状を移植腎では認めないことが多く，結果として無症候性にクレアチニンの上昇を認めることとなる．BK ウイルス関連の尿管狭窄は移植後3カ月前後に認めることが多く，より早期の移植後1週間前後に起こる移植後の尿管虚血に伴う尿管狭窄との鑑別の参考となる[29]．画像上，尿管狭窄を認めたら BK ウイルス尿症や BK ウイルス血症の有無を検査する．治療としては水腎症に対する外科的な解除に加えて，ウイルス血症を認めるようであれば免疫抑制薬の調節も行う．

6．肝炎ウイルス

肝炎ウイルス感染，特に B 型肝炎ウイルス感染と C 型肝炎ウイルス感染は腎不全患者にしばしば認められる感染症の1つである．ここではそれぞれについてドナーおよびレシピエントの術後のみならず術前の対応についても述べる．特に2008年に腎移植倫理指針が改訂されドナー除外基準から HBs 抗原陽性および HCV 抗体陽性が外れた．慎重な判断が必要であるがドナー適応が広がっている．

a．B型肝炎ウイルス（HBV）

HBs抗原とHBs抗体を測定し，両者とも陰性であったとしてもHBc抗体を測定し，HBV感染の有無をスクリーニングする．特にレシピエントではHBs抗原とHBs抗体の両者とも陰性だがHBc抗体が陽性で，血中または組織中にDNAが検出されるオカルトHBVが問題となる．

① ドナー

HBs抗原陽性で活動性の肝障害を認める場合にはドナーとしては不適切となる．HBs抗原陽性であっても活動性の肝障害を認めていない場合はgenotypeが同一のHBs抗原陽性レシピエントへの腎移植を行うこともある[30]．しかしレシピエントがHBV未感染である場合はHBVワクチン接種にてHBs抗体を獲得していても，その報告はある[31]ものの腎移植は推奨されない．その一方で，ドナーがオカルトHBVの場合，血中DNAが検出感度以下ならHBVは肝臓内には存在するが血中には存在しないと考え，レシピエントがHBV未感染であっても移植前のHBVワクチン接種もしくは移植時のHBIG投与による腎移植は可能である．レシピエントのHBVワクチン接種は移植によるHBV感染を完全に防ぐものではない．感染が成立した場合のリスク（肝硬変，肝がん発症など）をHBV未感染の場合は常に考慮する必要がある．

② レシピエント（図8）

HBs抗原が陽性の場合はこのままではレシピエントとしては不適切であり移植前に核酸アナログ製剤の予防投与を行う．ウイルス量が多い場合は核酸アナログ製剤の予防投与中であっても劇症肝炎による死亡例が報告されており，移植前にウイルス量を十分に低下させておく必要がある．またオカルトHBVの場合も免疫抑制下でHBVの再活性化が起こり重篤な肝炎となりうる．血中にHBV-DNAを検出するようであれば同様に移植前に核酸アナログ製剤を予防投与する．以前までは，核酸アナログ製剤のなかではラミブジンが多く用いられていたが長期使用による薬剤耐性が問題となり，現在では，エンテカビルが用いられることが多い．B型慢性肝炎治療のガイドラインが参考になるが，肝臓専門医へのコンサルトが必須と考える．移植後は，核酸アナログ製剤を内服していれば，その耐性化を見逃さないようHBV-DNAとALTを3カ月毎に測定する．また1年毎にAFPの測定と肝臓エコーを行う．

b．C型肝炎ウイルス（HCV）

HCV抗体でスクリーニングを行い，HCV-RNAで感染の有無をスクリーニングする．急性感染の際には血清RNA陽性で抗体陰性であったり，血清RNA陰性で肝臓

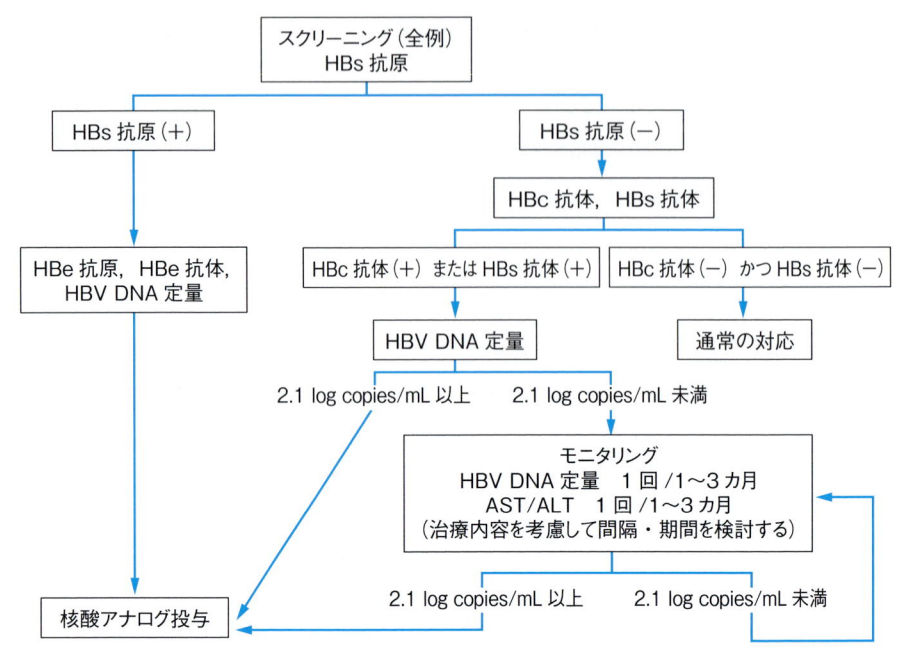

```
                    スクリーニング（全例）
                        HBs 抗原
                    ┌──────┴──────┐
                HBs 抗原（+）    HBs 抗原（-）
                                    │
                                HBc 抗体, HBs 抗体
                          ┌─────────┴─────────┐
              HBc 抗体（+）または HBs 抗体（+）  HBc 抗体（-）かつ HBs 抗体（-）
                          │                      │
                    HBV DNA 定量              通常の対応
```

● 図8 ● **免疫抑制・化学療法により発症する B 型肝炎対策ガイドライン**（日本肝臓学会肝炎診療ガイドライン作成委員会，編. B 型肝炎治療ガイドライン. 2.1 版. 2015. p.71）
補足・注釈を省略しており，必要な場合は URL を確認すること．
(http://www.jsh.or.jp/medical/guidelines/jsh_guidlines/hepatitis_b)

[フローチャート内の追加項目]
- HBs 抗原（+）→ HBe 抗原, HBe 抗体, HBV DNA 定量 → 核酸アナログ投与
- HBV DNA 定量: 2.1 log copies/mL 以上 → 核酸アナログ投与
- HBV DNA 定量: 2.1 log copies/mL 未満 → モニタリング
- モニタリング：HBV DNA 定量 1 回/1～3 カ月，AST/ALT 1 回/1～3 カ月（治療内容を考慮して間隔・期間を検討する）
- モニタリング後：2.1 log copies/mL 以上 → 核酸アナログ投与／2.1 log copies/mL 未満 → モニタリング継続

内の RNA 陽性であったりすることもある．HBV とは異なり，HCV 抗体陽性で血清 RNA 陰性であればウイルスが体内から排除され，既感染と判断する．

① ドナー

HCV 抗体陽性で HCV-RNA 高値や活動性が高い場合はこのままではドナーとして不適格である．一般的には HCV 抗体陽性で HCV-RNA 陰性のドナーから HCV 抗体陽性レシピエントへの移植が行われている．IFN などで加療を行った後に移植を検討する[32]．なお，HCV 抗体陽性レシピエントへの HCV 抗体陽性ドナーと HCV 抗体陰性ドナーからの腎移植では生存率，生着率において両者に有意な差はないとされている[33, 34]．

② レシピエント

HCV 抗体が陽性であっても HCV-RNA が感度以下であればそのまま腎移植を行

うことができる．その一方で，HCV-RNA 高値や活動性が高い場合はそのままではレシピエントとして不適格である．ウイルス量の測定や genotype の同定を行い，肝臓専門医にコンサルトし，必要であれば肝生検を含めた肝機能の評価を行う．そして移植前に抗ウイルス療法を積極的に検討する．HCV を排除することで，移植後の肝炎の増悪抑制，HCV 関連腎症の発症予防，移植後糖尿病の発症抑制などから生命予後の改善が期待できる[35]．腎機能に応じ，eGFR≧50 mL/min であれば一般患者と同様に IFN とリバビリンの併用療法を，eGFR＜50 mL/min であれば腎機能に応じた IFN 単独療法を行う．移植後は，肝機能障害を見逃さないよう ALT を最初の6カ月は毎月，その後3カ月毎に測定する．また1年毎に AFP の測定と肝臓エコーを行う．また蛋白尿の測定も行い，1 g/日を超えるようであれば HCV 関連腎症を疑い腎生検を考慮する．

One Point　インターフェロン療法について

インターフェロン療法は拒絶反応を惹起する危険性があるため腎移植患者においては推奨されてこなかった．急激な線維化の進行（fibrosing cholestatic hepatitis）や致死的な血管炎など，拒絶反応や移植腎機能の廃絶のリスクを上回るときに限って IFN 治療が行われていた[36]．しかし近年，PEG-IFN α とリバビリンの併用療法にて急性拒絶反応を最低限に抑えつつ良好なウイルス排除が得られることも報告されている[37, 38]．しかし，原則は HCV-RNA が検出される HCV 感染レシピエントは移

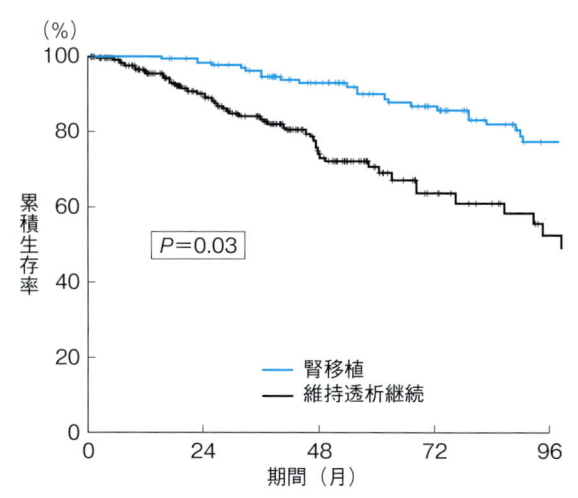

● 図9 ● HCV 抗体陽性患者の生存率
(Bloom RD, et al. Am J Transplant. 2005; 5: 139-44)

植前にIFN療法を行い可能な限りHCVを血中より消失させてから移植を行う．末期腎不全患者に対するIFN療法によりその約40％でHCVが血中より消失するとされているが，血中HCV-RNAの喪失を認めない場合はそのまま腎移植の準備を進める．HCV抗体陽性の維持透析患者に腎移植を行った場合とそのまま透析を継続した場合，腎移植を施行した群で生存率が高いことが知られており（図9），血中HCV-RNAを消失させることよりも腎移植を行うことの方が重要である．

One Point 肝炎ウイルスと免疫抑制薬

肝炎ウイルスに感染しているレシピエントにどのような免疫抑制薬を使用するべきか明確な基準はない[22]．このため感染レシピエントと非感染レシピエントとで免疫抑制薬のプロトコールはほとんど同じであることが多い．注意すべきこととしてステロイドの投与量を可能な限り減量することとリツキシマブは十分な評価を行った上で使用することがあげられる．リツキシマブ投与後にHBVの再活性化を認めた症例も報告されている[39]．

真菌感染症

腎移植患者の約10％で深在性真菌感染症を伴う．リスクとしては，年齢，入院期間，広域抗菌薬やステロイドなどの薬剤への曝露に加えて，糖尿病や肝疾患，CMV感染症などの合併症の有無，カテーテル留置や腸管障害，組織虚血といった生来の免疫機構の障害があげられる．治療は，特異的な抗真菌薬に加えて，カテーテル抜去や免疫抑制薬の減量などのリスク軽減を検討する．抗真菌薬は，CNIとの相互作用があることが多く，使用には注意が必要となる．

1. ニューモシスチス肺炎

幼少期までに大部分が*Pneumocystis*に曝露している．腎移植後は*Pneumocystis jirovecii*によるニューモシスチス肺炎（PCP）が問題となるが，移植後半年以内が最大のリスクである．予防を受けていなければ，半年以内に約10％が，1年以内に約20％がPCPを発症する[40]．臨床症状としては，呼吸困難，発熱，乾性咳嗽を呈する．HIV患者と異なり急激な経過をとることが多い[41]（表2）．胸部聴診では異常所見を認めないことが多い．頻呼吸やチアノーゼを見逃さないようにする必要がある．
初期には胸部画像において正常であることも多く，たとえ胸部X線で所見がなくても安易に否定しないことが重要である．胸部X線では典型的には肺門部周囲から両側性に広がる陰影を認め，胸部CT所見では典型的にはびまん性で対称性の間質影

がみられるが，その他にも様々な所見を取りうる．すりガラス影ではないからという理由のみでPCPを除外診断することはできない．胸水を伴う場合は少なく[41]，その場合は細菌性や結核性など他の原因を疑う．

　ニューモシスチスは基本的に培養されず，その診断には気道分泌物の染色によりニューモシスチスを検出することが必要となる．ギムザ染色やディフ・クイック染色で栄養体を，グロコット染色で胞子を確認する（図10）．蛍光抗体法は栄養体と胞子の両者ともに染色でき，その判断も明快であるが染色液などの問題で施行できる施設は限られている．PCR法は感度も高く簡便ではあるが，単なる定着でも陽性となるため，PCR陽性がPCPの確定診断ではないことに注意が必要である．染色が陰性でPCRが陽性のときは検査結果の判断は非常に難しいが，PCPが強く疑われれば治療

● 表2 ● 非HIV感染者とHIV感染者の違い

	非HIV患者	HIV患者
発症様式	急性	亜急性から慢性
症状	重度になりやすい	顕著には認めない（5〜10%は無症状）
胸部CT	両側すりガラス状陰影	半数は両側すりガラス状陰影，残りの半数は浸潤影を伴う両側すりガラス状陰影
塗抹	認めにくい	認めやすい
β-D-glucan	軽度上昇	高値
治療期間	2週間程度	3週間
死亡率	30〜60%	10%（重症例でも20%）

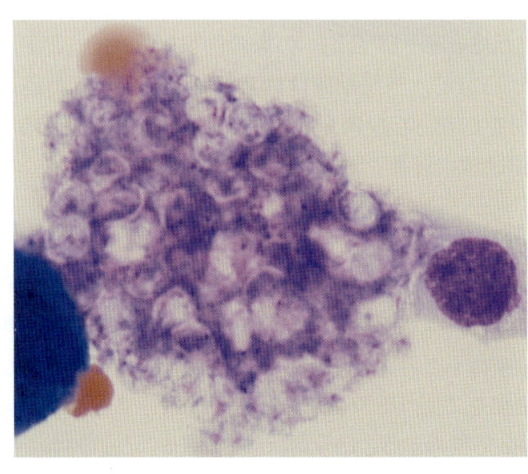

● 図10 ● ニューモシスチス（ギムザ染色）

を開始する[41]．非 HIV での PCR の陰性的中率は 98.7％ と高く[42] PCP の除外診断に有用である．またニューモシスチスの細胞壁内にある β-D-glucan は診断の補助として用いられる．しかし β-D-glucan の数値を重症度判定や効果判定に使用することは適切ではない[43]．

治療は ST 合剤が第 1 選択薬である．主な副作用としては，血球減少，クレアチニン上昇，皮疹，高カリウム血症がある．皮疹に対しては脱感作を行うことができる．軽症から中等症に対してはアトバコンが，中等症から重症に対してはペンタミジンの静注治療もある．アトバコンの副作用は多くないものの，ペンタミジンは腎機能障害や耐糖能障害，悪心，血球減少など副作用が多くみられる．また，$PaO_2 < 70$ mmHg や $AaDO_2 > 35$ mmHg の重症例におけるステロイドの併用に関しては，HIV 患者と異なり賛否があるもののステロイド併用による治療開始後の酸素化低下の抑制，呼吸不全の軽減，死亡率の軽減を期待し使用されることが多い．すでにステロイドを併用している際の増量方法についてもコンセンサスはないが[44]，プレドニゾロン 80～120 mg を 5～7 日間，その後 1～2 週間で維持量へ減量する[45]．

One Point　PCP の予防

免疫抑制薬による細胞性免疫の抑制が PCP 発症の危険因子であるが，HIV 患者における CD4 値のように明確な細胞性免疫の抑制の目安はない．プレドニゾロンで 20 mg/日で 1 カ月以上投与する場合や，10 mg 以上で総投与量が 700 mg を超える場合に，PCP の発症のリスクと考えられている．移植ではステロイド以外にも様々な免疫抑制薬を併用するため，これ以下の用量であっても予防は必要となり，全例において予防投与を行うことが推奨される．

ST 合剤での予防は，罹患率を 9 割低下させるだけではなく，PCP に罹患した場合の死亡率を低下させることができる．ST 合剤への忍容性がなければ，アトバコンや吸入ペンタミジンが用いられる．予防期間は通常腎移植後 6～12 カ月とする[45]．また ST 合剤などで予防をしていても PCP はまれではあるが起こりえる[46]．その際の治療も ST 合剤を PCP 治療の適量で開始する[47]．

One Point　両側肺陰影をみたら BAL をする

腎移植後に両側肺陰影をみたら呼吸状態が許すようであれば BAL を施行する．非 HIV 患者での BAL の感度は低く，陰性であっても PCP を除外することは困難であるが，他の微生物の検索も兼ねることができる．治療開始前に BAL を速やかに施行できなくても，治療開始後もニューモシスチスは数日間残存するため，まず PCP の治療を開始し，後に BAL で検索するという選択肢もある．

2. 腎移植レシピエントのフォロー

ワクチン接種について（表3）[48-50]

腎不全患者はワクチンでの抗体が得られにくい．腎移植後には免疫抑制療法を内服するためさらに抗体が得られにくくなる．そのため可能な限り移植前にワクチン接種を考慮する．生ワクチンは移植後には原則的に禁忌である．確実に移植前に接種を完了しておくことが重要である．生ワクチンは移植4週間前，不活化ワクチンは移植2週間前までに終了しておく．

感染症発症の危惧，拒絶反応の誘発を理由に移植後のワクチンを避ける施設もあるが，ワクチン接種と拒絶反応の因果関係は否定的である[51]．移植後のワクチン接種の再開の時期については十分な根拠は少ないが，免疫抑制薬が維持量となる移植後3〜6カ月を目安とすることが多い．ただし，季節性の問題で，インフルエンザのアウトブレイクが生じている場合には，移植後1カ月目で接種することもありうる．

● 表3 ● 成人固形臓器移植レシピエントに接種されるワクチン（文献48-50より改訂）

	ワクチンの種類	移植前接種	移植後接種	ワクチン接種後の抗体価のモニター	家族の接種
インフルエンザウイルス	不活化	○	○	×	○
B型肝炎	不活化	○	○	○	○
ポリオ	不活化	○		×	
ロタウイルス	生	○	×		
MMR（麻疹，流行性耳下腺炎，風疹）	生	○**	×	×	○
水痘	生	○**	×	×	
ヒトパピローマウイルス	不活化	○（11〜26歳）		×	
破傷風・百日咳（Tdap/Tb）	不活化	○		×	○
インフルエンザ桿菌b型（Hib）	不活化	○			
23価肺炎球菌莢膜多糖体ワクチン（PPSV23）	不活化	○		○*	
13価肺炎球菌結合型ワクチン（PCV13）	不活化	○		○*	

*通常，本邦では測定できない
**抗体陰性の場合

おわりに

急性期疾患が多く含まれる感染症診療は，致死的結末となりうる一方で，わかりにくい．特に，レシピエントなど免疫抑制状態では，診療自体が難しく，重症化しやすいというジレンマから，わからないということで思考停止に陥りやすい．感染臓器の

特定，それにより原因微生物を患者背景も踏まえて想定し，適切な抗菌薬を選択するという，感染症診療の原則に立ち返ることが重要と考える．レシピエントは多くは細胞性免疫不全である．他の免疫不全よりも比較的障害されている臓器や解剖が明らかになる傾向があり，問題となる微生物の性質から分単位で早急に治療が必要となることは少なく，落ち着いて原則に沿って考察したい．

文献

1) Gill JS, Abichandani R, Kausz AT, et al. Mortality after kidney transplant failure: the impact of non-immunologic factors. Kidney Int. 2002; 62: 1875-83.
2) Vanholder R, Van Loo A, Dhondt AM, et al. Influence of uraemia and haemodialysis on host defence and infection. Nephrol Dial Transplant. 1996; 11: 593-8.
3) Almirall J, Bolíbar I, Balanzó X, et al. Risk factors for community-acquired pneumonia in adults: a population-based case-control study. Eur Respir J. 1999; 13: 349-55.
4) Camps Serra M, Cervera C, Pumarola T, et al. Virological diagnosis in community-acquired pneumonia in immunocompromised patients. Euro Respir J. 2008; 31: 618-24.
5) Chang FY, Singh N, Gayowski T, et al. Fever in liver transplant recipients: changing spectrum of etiologic agents. Clin Infect Dis. 1998; 26: 59-65.
6) Fishman JA. Infection in solid-organ transplant recipients. N Engl J Med. 2007; 357: 2601-14.
7) Ison MG, Hager J, Blumberg E, et al. Donor-derived disease transmission events in the United States: Data reviewed by the OPTN/UNOS Disease Transmission Advisory Committee. Am J Transplant. 2009; 9: 1929-35.
8) Fischer SA, Avery RK, Practice AIDCO. Screening of donor and recipient prior to solid organ transplantation. Am J Transplant. 2009; 9(Suppl 4): S7-18.
9) Sakhuja V, Jha V, Varma PP, et al. The high incidence of tuberculosis among renal transplant recipients in India. Transplantation. 1996; 61: 211-5.
10) Green H, Paul M, Vidal L, et al. Prophylaxis of *Pneumocystis pneumonia* in immunocompromised non-HIV-infected patients: systematic review and meta-analysis of randomized controlled trials. Mayo Clin Proc. 2007; 82: 1052-9.
11) Fox BC, Sollinger HW, Belzer FO, et al. A prospective, randomized, double-blind study of trimethoprim-sulfamethoxazole for prophylaxis of infection in renal transplantation: clinical efficacy, absorption of trimethoprim-sulfamethoxazole, effects on the microflora, and the cost-benefit of prophylaxis. Am J Med. 1990; 89: 255-74.
12) Säemann M, Hörl WH. Urinary tract infection in renal transplant recipients. Eur J Clin Invest. 2008; 38: 58-65.
13) Ramsey PG, Rubin RH, Tolkoff-Rubin NE, et al. The renal transplant patient with fever and pulmonary infiltrates: etiology, clinical manifestations, and management. Medicine (Baltimore). 1980; 59: 206-22.

14) Jones RN. Microbial etiologies of hospital-acquired bacterial pneumonia and ventilator-associated bacterial pneumonia. Clin Infect Dis. 2010; 51 Suppl 1: S81-7.
15) Singh N, Paterson DL. *Mycobacterium tuberculosis* infection in solid-organ transplant recipients: impact and implications for management. Clin Infect Dis. 1998; 27: 1266-77.
16) Brown M, Varia H, Bassett P, et al. Prospective study of sputum induction, gastric washing, and bronchoalveolar lavage for the diagnosis of pulmonary tuberculosis in patients who are unable to expectorate. Clin Infect Dis. 2007; 44: 1415-20.
17) Sester M, Sotgiu G, Lange C, et al. Interferon-γ release assays for the diagnosis of active tuberculosis: a systematic review and meta-analysis. Eur Respir J. 2011; 37: 100-11.
18) Peleg AY, Husain S, Qureshi ZA, et al. Risk factors, clinical characteristics, and outcome of Nocardia infection in organ transplant recipients: a matched case-control study. Clin Infect Dis. 2007; 44: 1307-14.
19) Reischig T, Jindra P, Hes O, et al. Valacyclovir prophylaxis versus preemptive valganciclovir therapy to prevent Cytomegalovirus disease after renal transplantation. Am J Transplant. 2008; 8: 69-77.
20) Humar A, Snydman D, the AST Infectious Diseases Community of Practice. Cytomegalovirus in solid organ transplant recipients. Am J Transplant. 2009; 9: S78-86.
21) Humar A, Lebranchu Y, Vincenti F. The efficacy and safety of 200 days valganciclovir cytomegalovirus prophylaxis in high-risk kidney transplant recipients. Am J Transplant. 2010; 10: 1228-37
22) KDIGO clinical practice guideline for the care of kidney transplant recipients. Am J Transplant. 2009; 9 Suppl 3: S1-155.
23) Bohl DL, Storch GA, Ryschkewitsch C, et al. Donor origin of BK virus in renal transplantation and role of HLA C7 in susceptibility to sustained BK viremia. Am J Transplant. 2005; 5: 2213-21.
24) Bohl DL, Brennan DC. BK virus nephropathy and kidney transplantation. Clin J Am Soc Nephrol. 2007; 2(Suppl 1): S36-46.
25) Hirsch HH, Knowles W, Dickenmann M, et al. Prospective study of polyomavirus type BK replication and nephropathy in renal-transplant recipients. N Engl J Med. 2002; 347: 488-96.
26) Ramos E. Clinical course of polyoma virus nephropathy in 67 renal transplant patients. J Am Soc Nephrol. 2002; 13: 2145-51.
27) Pahari A, Rees L. BK virus-associated renal problems-clinical implications. Pediatr Nephrol. 2003; 18: 743-8.
28) Coleman DV, Mackenzie EF, Gardner SD, et al. Human polyomavirus (BK) infection and ureteric stenosis in renal allograft recipients. J Clin Pathol. 1978; 31: 338-47.
29) van Gorder MA, Pelle Della P, Henson JW. Cynomolgus polyoma virus infection: a new member of the polyoma virus family causes interstitial nephritis,

ureteritis, and enteritis in immunosuppressed cynomolgus monkeys. Am J Pathol. 1999; 154: 1273-84.
30) 原田　浩, 堀田記世彦, 酒井　謙. HBs抗原陽性ドナーからの生体腎移植を行ったHBs抗原陽性症例. 腎移植・血管外科. 2012; 24: 165-9.
31) Jiang H, Wu J, Zhang X, et al. Kidney transplantation from hepatitis B surface antigen positive donors into hepatitis B surface antibody positive recipients: a prospective nonrandomized controlled study from a single center. Am J Transplant. 2009; 9: 1853-8.
32) Tokumoto T, Tanabe K, Simizu T, et al. Kidney transplantation from a donor who is HCV antibody positive and HCV-RNA negative. Transplant Proc. 2000; 32: 1597-9.
33) Morales JM, Campistol JM, Domínguez-Gil B, et al. Long-term experience with kidney transplantation from hepatitis C-positive donors into hepatitis C-positive recipients. Am J Transplant. 2010; 10: 2453-62.
34) Ali MK, Light JA, Barhyte DY, et al. Donor hepatitis C virus status does not adversely affect short-term outcomes in HCV+recipients in renal transplantation. Transplantation. 1998; 66: 1694-7.
35) Gürsoy M, Güvener N, Köksal R, et al. Impact of HCV infection on development of posttransplantation diabetes mellitus in renal allograft recipients. Transplant Proc. 2000; 32: 561-2.
36) Toth CM, Pascual M, Chung RT, et al. Hepatitis C virus-associated fibrosing cholestatic hepatitis after rental transplantation: response to interferon-α therapy. Transplantation. 1998; 66: 1254-8.
37) Wei F, Liu J, Liu F, et al. Interferon-based anti-viral therapy for hepatitis C virus infection after renal transplantation: an updated meta-analysis. PLoS ONE. 2014; 9: e90611.
38) Sanai F, Bzeizi KI, et al. Peginterferon alfa-2a plus ribavirin combination treatment in chronie hepatitis post-rental transplant patients: an interim analysisis. Transplantation. 2010; 90: 398.
39) Gossmann J, Scheuermann E-H, Kachel H-G, et al. Reactivation of hepatitis B two years after rituximab therapy in a renal transplant patient with recurrent focal segmental glomerulosclerosis: a note of caution. Clin Transplant. 2009; 23: 431-4.
40) Spieker C, Barenbrock M, Tepel M, et al. Pentamidine inhalation as a prophylaxis against *Pneumocystis carinii* pneumonia after therapy of acute renal allograft rejection with orthoclone (OKT3). Transplant Proc. 1992; 24: 2602-3.
41) Thomas CF, Limper AH. *Pneumocystis pneumonia*. N Engl J Med. 2004; 350: 2487-98.
42) AzoulayÉ. Polymerase chain reaction for diagnosing *Pneumocystis pneumonia* in non-HIV immunocompromised patients with pulmonary infiltrates. Chest. 2009; 135: 655.
43) Watanabe T, Yasuoka A, Tanuma J, et al. Serum (13) β-D-Glucan as a noninvasive adjunct marker for the diagnosis of *Pneumocystis pneumonia* in patients with AIDS. Clin Infect Dis. 2009; 49: 1128-31.

44) Kovacs JA, Masur H. Evolving health effects of *Pneumocystis*: one hundred years of progress in diagnosis and treatment. JAMA. 2009; 301: 2578-85.
45) Martin SI, Fishman JA, Practice AIDCO. *Pneumocystis pneumonia* in solid organ transplant recipients. Am J Transplant. 2009; 9(Supple 4): S227-33.
46) Mikaelsson L, Jacobsson G, Andersson R. *Pneumocystis pneumonia*-a retrospective study 1991-2001 in Gothenburg, Sweden. J Infect. 2006; 53: 260-5.
47) Safrin S, Finkelstein DM, Feinberg J, et al. Comparison of three regimens for treatment of mild to moderate *Pneumocystis carinii* pneumonia in patients with AIDS. A double-blind, randomized, trial of oral trimethoprim-sulfamethoxazole, dapsone-trimethoprim, and clindamycin-primaquine. ACTG 108 Study Group. Ann Intern Med. 1996; 124: 792-802.
48) 後藤憲彦, 編. 腎移植感染症マニュアル. 東京: 東京医学社; 2013. p.199-204.
49) Danziger-Isakov L, Kumar D; AST Infectious Diseases Community of Practice. Vaccination in solid organ transplantation. Am J Transplant. 2013; 13 Suppl 4: 311-7.
50) Rubin LG, Levin MJ, Ljungman P, et al. Infectious Diseases Society of America. 2013 IDSA clinical practice guideline for vaccination of the immunocompromised host. Clin Infect Dis. 2014: 58: e44-100.
51) Avery RK, Michaels M. Update on immunizations in solid organ transplant recipients: What clinicians need to know. Am J Transplant. 2007; 8: 9-14.

〈内田大介〉

Chapter 10-2 移植外来
腎移植レシピエントのフォロー
d. 悪性腫瘍

> **Point**
> ① 悪性腫瘍は感染症, 心血管疾患とともに腎移植患者の3大死因である.
> ② 腎移植後の悪性腫瘍の発症頻度は増加傾向にある.
> ③ 腎移植後は一般的ながんのみならず特に腎移植患者に多いがんにも注意を要する.
> ④ 早期発見とスクリーニングが重要であり, 積極的にがん検診を利用することが大事である.

はじめに

　免疫抑制薬の改善により移植腎の10年生着率は90％以上となり, 移植患者はより長期間免疫抑制薬を内服するようになっている. このため, 免疫抑制薬の副作用としての感染症と悪性腫瘍のコントロールが以前にもまして重要となっている. レシピエントの高齢化も一因ではあるが, 移植腎生着中の死亡 (death with functioning graft: DWFG) が移植腎の生着率を下げる最大の要因となっている[1]. 本邦ではレシピエントの死因として悪性腫瘍は感染症, 心血管疾患についで第3位である[1] (欧米では心血管死についで第2位). 悪性腫瘍の予防, 早期発見, 早期治療が腎移植内科医の重要な役割の1つとなっている.

疫学

　腎移植患者の悪性腫瘍の発症頻度は一般人口の約3～5倍とされている[2]. そしてその発症頻度は増加傾向にある. 本邦においては, 1985年には1％以下であったが2005年には約5％と報告されている[3]. 一方, 欧米では10年間で腎移植患者の約20％に悪性腫瘍が発生するとされており, その発症頻度は本邦よりも高い (図1)[4].
　また, 腎移植後の悪性腫瘍には人種差と地域差が知られている. 白人は皮膚がんが多いため移植患者の全身の皮膚の診察が必須である. オーストラリアにおける発症頻度は20年で約80％である[5]. 一方, 黄色人種は皮膚がんが少ないこともあり, 移植後もその発症率は欧米と比較すると少ない. また同じアジア諸国のなかでも台湾では

2. 腎移植レシピエントのフォロー

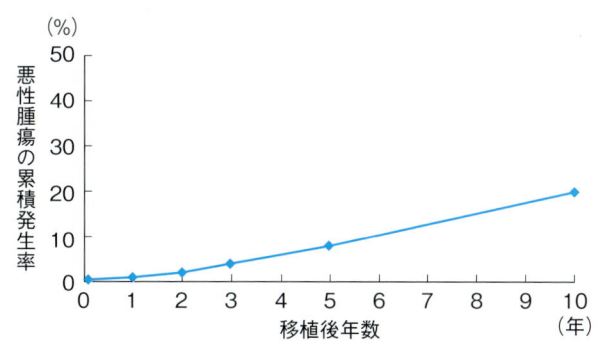

●図1● 移植後年数と悪性腫瘍の累積発生率
(Buell JF, et al. Transplantation. 2005;80: S254)[4]

尿路上皮がんが多い[6]．このように人種差および地域差がある腎移植後の悪性腫瘍に関しては，各国独自のデータベースが必要とされている．

Column 本邦独自のデータベースの重要性

有名な Israel Penn International Transplant Tumor Registry は，臓器移植後に高頻度に発がんを認めることに気づいた Penn が，臓器移植後の発がんの疫学的調査の先駆けとなる Denver Transplant Tumor Registry（Israel Penn International Transplant Tumor Registry の前身）を設立したものである．オーストラリアの ANZDATA や米国の UNOS なども腎移植後の発がんに関する全国的な疫学調査を行っている[7]．そして移植症例における悪性腫瘍の頻度，一般人口と比較した発症リスク，個々のがんの危険因子などが詳細に報告されている[8-10]．本邦では 2000 年以降に悪性腫瘍に関する全国的な疫学調査は行われておらず定期的な疫学調査を再開することが今後の課題の 1 つとなっている．

悪性腫瘍の由来

移植後の悪性腫瘍はその由来から大きく 3 つに分けることができる．①ドナーに由来し移植腎とともにレシピエントに持ち込まれるもの，②腎移植後にレシピエントに新たに発生するもの，③レシピエントに移植前から存在していた悪性腫瘍が移植後に顕在化するもの（2 章-2．生体腎移植レシピエントの評価参照），の 3 つである．ここでは，このなかで最も多い②について述べる．

Expert Opinion　ドナー由来の悪性腫瘍について

　腎移植によりドナーからレシピエントへ悪性腫瘍が播種されるようなことがあってはいけない．いわゆる"ドナーからの持ち込み"である．術前のドナーのスクリーニングで悪性腫瘍の診断がつかず，レシピエントに持ち込まれる危険は約1.3％とされている[11]．欧米ではドナーから持ち込まれる悪性腫瘍としては腎細胞がん，メラノーマ，リンパ腫，肺がんの4つが多い．このなかで腎細胞がんの予後が最もよく，メラノーマと肺がんの予後は2年生存率が50％以下と非常に悪い．悪性腫瘍に関してはその既往があるだけでドナーとなれないもの，そして治癒していればドナーとなりえるものに大きく分けられる．

　一般的に悪性腫瘍の既往があるドナーは，その悪性腫瘍が低悪性度あるいは治癒した固形がんや皮膚がんに限ってドナーとなりえる．アムステルダムフォーラムガイドラインには，生体腎移植においてはメラノーマ，乳がん，睾丸腫瘍，血液がん，腎細胞がんの既往はドナーの適応とはならず，その他の腫瘍では移植による悪性腫瘍の播種の可能性が否定される場合のみドナーとして適応とするとある．例えば，早期大腸がん（Dukes分類A，5年以上経過），非メラノーマ性皮膚がん，子宮頸がんの上皮内がんなどである．元々あまりエビデンスがない領域ではあるが，さまざまな悪性腫瘍について，腎移植によるドナーからレシピエントへの持ち込みのリスク評価も報告されていて参考になる[12]．

　日本移植学会のガイドラインにはドナーには悪性腫瘍がないこととあり，未治療の悪性腫瘍がある場合にはドナーとして不適切とされている．ただ，例えば進行の遅い甲状腺がんがドナーにみつかり，ドナーが未治療を選択した場合，このドナーが腎提供を不適切とされるべきかについては議論の余地があると考える．高齢ドナーが多い日本では，悪性腫瘍の治癒をまっているとドナーが腎提供に適した年齢でなくなってしまうことも多々ある．また，献腎移植のデータより未治療であってもドナーから持ち込まれる可能性が非常に少ないがんもある[12]．ドナーおよびレシピエントが同意するのであれば症例を限って担がん患者もドナーとして認めてもよいと考える．

危険因子（表1, 2, 3）

　悪性腫瘍の危険因子は，年齢，性別，人種，移植前透析期間，免疫抑制薬，ウイルス感染，喫煙，日光被曝，鎮痛薬など多岐にわたる（表1）．このなかで免疫抑制薬が最も重要な危険因子である．免疫抑制薬は免疫監視機構の抑制のみならず，DNA

の修復機構を障害し，発がんに影響をあたえる[13]．また，がんの種類によってその危険因子は異なる．このため腎移植後に一概にすべての悪性腫瘍の発がんリスクが増えるわけではない．例えば，一般人口と比較して乳がんや大腸がんはその発がんリスクが1〜2倍になるだけであるが，特にウイルスに関連したがん（**表2**）の発がんリスクは顕著に増加する傾向がある（**表3**）[14]．

● 表1 ● 移植後悪性腫瘍の危険因子
（Vasudev B, et ai. Curr Opin Nephrol Hypertens. 2007; 16: 523-8)[2]

	危険因子
介入可能なもの	喫煙 日光被曝 地域 免疫抑制薬 鎮静薬乱用 脾摘
介入不可能なもの	年齢 男性 白人 遺伝 ウイルス感染 慢性腎臓病/透析期間 移植後の余命 糖尿病なし 嚢胞性腎疾患 悪性腫瘍の既往

● 表2 ● ウイルス感染と関連のある悪性腫瘍
（Vajdic CM, et al. JAMA. 2006; 296: 2823-31[7] 一部改変）

原因ウイルス	悪性腫瘍の種類
EBV	咽頭がん，悪性リンパ腫
HHV-8	カポジ肉腫
HBV/HCV	肝がん
HPV	外陰がん，腟がん，陰茎がん，子宮頸がんなど
HTLV-1	悪性リンパ腫

● 表3 ● 一般人口と比較した腎移植患者の悪性腫瘍の発がんリスク （Engels EA, et al. JAMA. 2011; 306: 1891-901[14] 一部改変）

悪性腫瘍	SIR
感染症関連	
カポジ肉腫	61.46
肝がん	11.56
非ホジキンリンパ種	7.54
肛門がん	5.84
陰茎がん	4.13
非感染症関連	
口唇がん	16.78
皮膚がん	13.85
腎がん	4.65
慢性骨髄性白血病	3.47
甲状腺がん	2.95
メラノーマ	2.38
肺がん	1.97
膀胱がん	1.52
直腸がん	1.24
乳がん	0.85

Column　発がん率と発がんの標準化罹患率について

　強力な免疫抑制薬の使用に伴う生着率の改善により，悪性疾患の累積発症率は増加傾向にある[3,15,16]．発がん率は移植時の年齢や観察期間などの影響を受けやすいため，発がんリスクの評価には発がん率のみならず一般人口と比較した発がんリスクである発がんの標準化罹患率（standardized incidence ratio：SIR）での評価が大切である．なお，腎不全患者における透析導入前，透析療法中，腎移植後の各時期におけるSIRはそれぞれ異なり，腎移植後が最も高くなっている．腎移植後の全発がんのSIRは2～3程度とされている[14]．

発がんリスクと発がん率

　腎移植後の全発がんのSIRは2～3程度とされているが，がんを個別にみていくと，腎移植後も一般人口と発がんリスクが変わらないものと，腎移植後に発がんリスクが高くなっているものとに大別される（**表4**）．一般人口における発がん率が基にあり，

2. 腎移植レシピエントのフォロー

● 表4 ● 腎移植後の発がんリスク（KDIGO clinical practice guideline for the care of kidney transplant recipients. Am J Transplant. 2009；9（Suppl 3）：S1-155）

SIR	一般的ながん	特に腎移植患者に多いがん	まれながん
>5	カポジ肉腫 （HIV感染者）	カポジ肉腫，腟がん 非ホジキンリンパ腫，腎がん 皮膚がん（メラノーマ以外） 甲状腺がん 陰茎がん	眼
1～5	肺がん，大腸がん 子宮頸がん 胃がん，肝がん	咽頭がん 食道がん，膀胱がん 白血病	メラノーマ，喉頭がん 肛門がん ホジキンリンパ腫
上昇なし	乳がん 前立腺がん 直腸がん		卵巣がん 膵がん，脳腫瘍 精巣がん

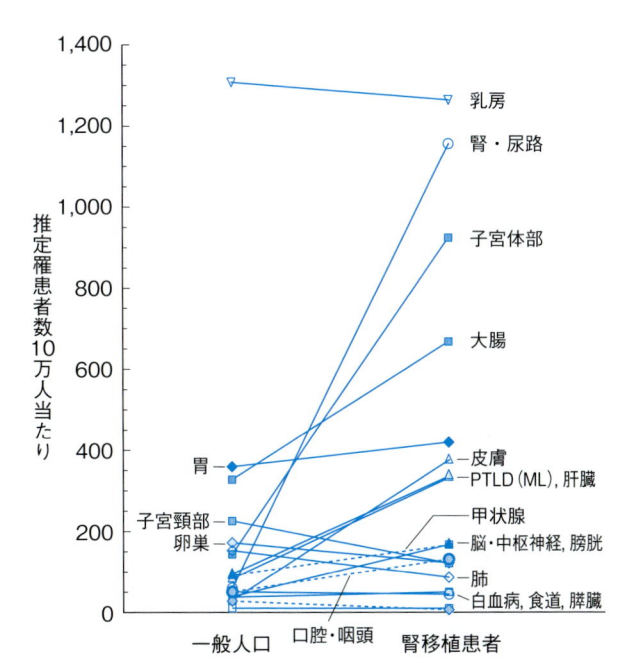

● 図2 ● 一般人口と腎移植患者の臓器別がん罹患者数の比較
（中島一朗, 他. 今日の移植. 2012；25：323-52）[17]

10章 移植外来

それが免疫抑制薬などによる発がんリスクの増減により修飾されて移植後の発がん率が決まってくる（図2）．発がん率だけをみると，例えば乳がんも腎・尿路系がんもその頻度は高いが，乳がんは一般人口においてもその発がん率が高いため，腎移植後に特に高くなっているわけではないことがわかる．胃がんなども同様なことがいえる．その一方で，腎・尿路系がん，皮膚がん，PTLD は腎移植後に特にその発がん率が高くなっていることがわかる[17]．

Expert Opinion　透析患者との比較

腎移植後の悪性腫瘍のリスクは患者に説明するべき重要な点の一つである．ここで大事なのは，免疫抑制薬による悪性腫瘍のリスクは一般人口との比較ではなく移植待機患者との比較が重要であるということである．残念ながらそのようなデータは本邦にはないため海外のデータで評価せざるを得ない．例えば，米国のデータによると移植待機患者と比較した腎移植患者の腎がんの SIR は 1.39 であり，腎移植により腎がんの発がん率はそれほど高まるものではないことがわかる[8]．これは移植待機患者においてすでに腎がんのリスクが高くなっているからである．リスクが2倍以上になっているのはカポジ肉腫，悪性リンパ腫，皮膚がんである[8]．腎移植後にがんになりやすくなる，という話だけをきくと患者は腎移植に対して必要以上にネガティブなイメージをもちかねないため，きちんと説明することが大事である．

予防（表5）

悪性腫瘍はその予防が重要である．生活指導として，一般的ながんと共通することとして禁煙，そして皮膚がんを減らすために紫外線予防があげられる．また，腎移植前に肝炎ウイルスの治療，HPV ワクチンの接種，ヘリコバクター・ピロリの除菌を行う．しかし，最も重要なのは過度の免疫抑制を避けることである．免疫抑制薬の種類により発がんリスクに対する影響は異なる．

欧米で使用頻度の高い抗胸腺細胞グロブリン（ATG）およびムロモナブ CD3（OKT3：発売中止）は PTLD 発症の危険因子であるが，本邦で使用頻度の高い抗 CD25 抗体であるバシリキシマブは PTLD 発症の危険因子ではないとされている[18,19]．アザチオプリン（AZA）は発がんリスクを増大させるとされているが，最近では第1選択としての使用頻度は少ない．また，カルシニューリン阻害薬（CNI）は発がんリスクを高めるとされており，CNI の腎毒性の軽減と合わせて CNI minimization を目指すのが一般的である[20]．その一方で，免疫抑制の軽減により急性拒絶反応が惹起されると，その治療に使用される免疫抑制薬がまた悪性腫瘍の危険因子となってしまうとい

● 表5 ● 免疫抑制薬と発がんリスク

(Wong G, et al. Transplant Rev. 2008; 22: 141-9 より一部改変)

	発がんリスク	その他
OKT3/ATG	PTLDの発症リスクを増大	免疫抑制導入での使用を避ける
CNI	全体の発がんリスクを増大	発がん時は休薬または減量する
AZA	いくつかの発がんリスクを増大	発がん時は休薬または減量する
MMF	PTLDの発症リスクを減少	抗悪性腫瘍効果, 増殖抑制効果あり
mTOR	全体の発がんリスクを減少	抗悪性腫瘍効果, 増殖抑制効果あり

うジレンマがある. そのバランスが大事となる.

ミコフェノール酸モフェチル（MMF）はPTLDを含む発がんのリスクを抑制する[21]. またmTOR阻害薬のエベロリムスも発がんリスクを減少させる[22,23]. 悪性腫瘍の既往のある発がんリスクが高い患者においては免疫抑制薬のCNIからSRLへの変更を考慮する[24].

早期発見とスクリーニングの重要性

一般人口と同じようにレシピエントにおいても悪性腫瘍のスクリーニングは重要である. しかし, がんは正常細胞の突然変異により生ずるものであり, 免疫抑制薬の曝露期間やその投与量と必ず相関しているわけではない. そのため発がんの時期を予測することは難しく, スクリーニングが重要となるが, スクリーニングの方法や対象は各施設で大きく異なっているのが現状である[25]. 費用対効果の観点からも効率的な検査計画を行うためにデータベースの構築が急務である. 臓器毎の発がんのSIRに応じた発がん率を参考にして, 定期的にスクリーニングすることが大事となる[26]. 欧米では肺がんや胃がんのスクリーニングが行われていないため, スクリーニングのガイドラインにも胸部X線写真や上部消化管内視鏡検査が含まれていないが, 本邦においては必須である（表6）.

費用の観点から保険診療内ですべてのがんのスクリーニングを移植施設で行うことは難しい. レシピエントに発生する悪性腫瘍を, 一般人口でも発がん率が高いものとレシピエントで特に発がん率が高いものとに大別すると, 一般人口でも発がん率が高い悪性腫瘍は積極的に市民健診や企業健診を利用することができる. いわゆる5大がん検診（大腸がん, 胃がん, 肺がん, 乳がん, 子宮頸がん）を定期的に受診することが推奨される. また, レシピエントで特に発がん率が高い悪性腫瘍（自己腎および尿路系のがん, 皮膚がん, PTLD, 子宮体がんなど）は移植施設において独自にスク

● 表6 ● 米国における腎移植後悪性腫瘍のスクリーニング
(Webster AC, et al. Am J Transplant. 2008; 8: 2185-91)[26]

乳がん	50歳以上で半年から1年毎のマンモグラフィー
大腸がん	50歳以上で1年毎の便潜血検査および5年毎の下部消化管内視鏡
子宮頸がん	1年毎の内診と頸部細胞診
前立腺がん	50歳以上で1年に1回の直腸診とPSA検査
肝がん	肝炎ウイルス陽性などのハイリスク患者に，半年毎のAFP検査と肝エコー検査
皮膚がん	毎月の自己検診と半年から1年毎の診察
腎がん	定期的な固有腎エコー検査

リーニングを行うことが不可欠となる．

治療

　腎移植後の悪性腫瘍の治療は，一般の悪性腫瘍の治療に準じる．外科的手術に加えて，特にウイルス感染に関連した悪性腫瘍の場合には，免疫抑制薬の減量・中止や変更を適宜行う．CNI は TGF-β の発現を亢進し，がんの進行や転移を促進させるとされており，減量または中止をする．エベロリムスは EBV 感染細胞の増殖を抑制し，PTLD の再燃を防止する免疫抑制薬として期待される．また，その使用用量は異なるものの，抗腫瘍効果による腎細胞がんの治療薬としても使用されており，腎がん治療後の腎移植患者や移植後腎がんの患者にも使用される．免疫抑制薬の調節はレシピエントの悪性細胞に対する防御免疫能を回復させ悪性腫瘍の進行を抑えるために重要である．しかし，その一方で急性拒絶反応を惹起しないように十分な注意が必要である．

Column　移植後リンパ球増殖症（post-transplant lymphoproliferative disorder: PTLD）について

　PTLD は臓器移植患者などにおいて免疫抑制療法を行った結果発症するリンパ組織の増殖あるいはリンパ腫である．その 90％以上は EB ウイルスの感染あるいは再活性化に関連した B 細胞系の異常増殖として発症する．ときに，T 細胞あるいは NK 細胞による PTLD の報告もある．PTLD の発症には，移植後早期発症型（1年以内）と晩期発症型（数年〜10年前後）の2つにピークが分かれる．一般に悪性腫瘍は移植後数年以上経ってから発症することが多いが，免疫抑制薬が最も強い移植後1年以内に発症する悪性腫瘍としては PTLD が最多である．晩期型は EBV 非関連型が多い[27]．

EBウイルス関連型のPTLDでは，EBウイルス未感染のレシピエントにEBウイルス既感染ドナーから腎移植された場合に問題となることが多く，既感染レシピエントと比べてPTLDの発症率は約10倍前後とされている．PTLDのハイリスク群では定期的なEBV-DNA量の測定が有効であるが，本邦では保険適応がないという問題がある．PTLDの臨床症状は発熱，リンパ節腫大，体重減少など多岐にわたるが非特異的なものが多い．その診断には病理所見が重要となる．WHO分類によると，PTLDは病理組織学的に，①early lesions（早期病変），②polymorphic PTLD（多形性PTLD），③monomorphic PTLD（単形性PTLD），④古典的ホジキンリンパ腫型PTLDに分類されている．

　PTLDが発症した場合には免疫抑制薬を調節する．原則として，CNIやMMFを減量ないし中止する．結果として，免疫抑制薬はステロイド単剤となることが多い．ポリクローナルなPTLDでは免疫抑制薬の調節への反応は良好なことが多い．その一方で，モノクローナルなPTLDでは免疫抑制薬の調節と併用してCHOPなどの化学療法，リツキシマブ，手術，放射線治療などの治療法を症例に応じて使用する[28, 29]．

おわりに

　生体腎移植の10年生存率は90％を超えるようになっている．その一方で，移植後10年目以降は特に悪性腫瘍の発症が増え，生存率の低下に与える影響も少なくない．きちんと悪性腫瘍の予防，スクリーニング，治療を行うことが腎移植患者の長期予後のさらなる改善につながる．移植外来における腎移植内科医の重要な役割の1つである．

文献

1) 日本移植学会. 臓器移植ファクトブック2013.
2) Vasudev B, Hariharan S. Cancer after renal transplantation. Curr Opin Nephrol Hypertens. 2007; 16: 523-8.
3) Ochiai T, Asano T, Isono K. Development of malignancies in Japanese renal transplant recipients. Transplant Proc. 1987; 19: 2967-70.
4) Buell JF, Gross TG, Woodle ES. Malignancy after transplantation. Transplantation. 2005; 80(2S): S254.
5) Ramsay HM, Fryer AA, Hawley CM. Non-melanoma skin cancer risk in the Queensland renal transplant population. Br J Dermatol. 2002; 147: 950-6.
6) Wu MJ, Lian JD, Yang CR, et al. High cumulative incidence of urinary tract transitional cell carcinoma after kidney transplantation in Taiwan. A J Kidney Dis. 2004; 43: 1091-7.

7) Vajdic CM, McDonald SP, McCredie MRE, et al. Cancer incidence before and after kidney transplantation. JAMA. 2006; 296: 2823-31.
8) Kasiske BL, Snyder JJ, Gilbertson DT, et al. Cancer after kidney transplantation in the United States. Am J Transplant. 2004; 4: 905-13.
9) Wong G, Turner RM, Chapman JR, et al. Time on dialysis and cancer risk after kidney transplantation. Transplantation. 2013; 95: 114-21.
10) Adami J, Gäbel H, Lindelöf B, et al. Cancer risk following organ transplantation: a nationwide cohort study in Sweden. Br J Cancer. 2003; 89: 1221-7.
11) Myron Kauffman H, McBride MA, Cherikh WS, et al. Transplant tumor registry: donor related malignancies. Transplantation. 2002; 74: 358-62.
12) Nalesnik MA, Woodle ES, DiMaio JM, et al. Donor-transmitted malignancies in organ transplantation: Assessment of clinical risk. Am J Transplant. 2011; 11: 1140-7.
13) Guba M, Graeb C, Jauch K-W, et al. Pro-and anti-cancer effects of immunosuppressive agents used in organ transplanation. Transplantation. 2004; 77: 1777-82.
14) Engels EA, Pfeiffer RM, Fraumeni JF, et al. Spectrum of cancer risk among US solid organ transplant recipients. JAMA. 2011; 306: 1891-901.
15) Hoshida Y, Tsukuma H, Yasunaga Y, et al. Cancer risk after renal transplantation in Japan. Int J Cancer. 1997; 71: 517-20.
16) Imao T, Ichimaru N, Takahara S, et al. Risk factors for malignancy in Japanese renal transplant recipients. Cancer. 2007; 109: 2109-15.
17) 中島一朗, 岩藤和広, 岡本雅彦, 他. 腎移植後の悪性腫瘍. 今日の移植. 2012; 25: 323-52.
18) Caillard S, Dharnidharka V, Agodoa L, et al. Posttransplant lymphoproliferative disorders after renal transplantation in the United States in era of modern immunosuppression. Transplantation. 2005; 80: 1233-43.
19) Opelz G, Döhler B. Lymphomas after solid organ transplantation: a collaborative transplant study report. Am J Transplant. 2004; 4: 222-30.
20) Dantal J, Hourmant M, Cantarovich D, et al. Effect of long-term immunosuppression in kidney-graft recipients on cancer incidence: randomised comparison of two cyclosporin regimens. Lancet. 1998; 351: 623-8.
21) Cherikh WS, Kauffman HM, McBride MA, et al. Association of the type of induction immunosuppression with posttransplant lymphoproliferative disorder, graft survival, and patient survival after primary kidney transplantation1. Transplantation. 2003; 76: 1289-93.
22) Kauffman HM, Cherikh WS, Cheng Y, et al. Maintenance immunosuppression with target-of-rapamycin inhibitors is associated with a reduced incidence of de novo malignancies. Transplantation. 2005; 80: 883-98.
23) Euvrard S, Morelon E, Rostaing L, et al. Sirolimus and secondary skin-cancer prevention in kidney transplantation. N Engl J Med. 2012; 367: 329-39.
24) Schena FP, Pascoe MD, Alberu J, et al. Conversion from calcineurin inhibitors to sirolimus maintenance therapy in renal allograft recipients: 24-month efficacy and safety results from the CONVERT trial. Transplantation. 2009; 87: 233-

42.
25) 野島道生. 腎移植後の悪性腫瘍とPTLD アンケートによる症例調査とスクリーニングの状況. 今日の移植. 2008; 21: 279-84.
26) Webster AC, Wong G, Craig JC, et al. Managing cancer risk and decision making after kidney transplantation. Am J Transplant. 2008; 8: 2185-91.
27) Morton M, Coupes B, Roberts SA, et al. Epidemiology of posttransplantation lymphoproliferative disorder in adult renal transplant recipients. Transplantation. 2013; 95: 470-8.
28) Fischer A, Blanche S, Le Bidois J, et al. Anti-B-cell monoclonal antibodies in the treatment of severe B-cell lymphoproliferative syndrome following bone marrow and organ transplantation. N Engl J Med. 1991; 324: 1451-6.
29) Taylor AL, Marcus R, Bradley JA. Post-transplant lymphoproliferative disorders (PTLD) after solid organ transplantation. Crit Rev Oncol Hematol. 2005; 56: 155-67.

〈今井直彦〉

Chapter 10-2 移植外来
腎移植レシピエントのフォロー
e. 腎移植患者の妊娠

> **Point**
> ① 腎移植により透析患者の妊孕性が回復する．
> ② 望まない妊娠を避けるために，移植前からの避妊カウンセリングが重要である．
> ③ 妊娠のリスクは，a）妊娠が腎機能に与える影響と，b）腎機能が妊娠に与える影響の2つを考慮する．
> ④ ミコフェノール酸モフェチルは催奇形性があり使用できない．

はじめに

　末期腎不全患者では貧血や副甲状腺機能亢進症などの内分泌障害の1つとして性機能障害がみられる．これは尿毒症の視床下部−下垂体−卵巣系への影響による[1]．その結果として，女性では月経異常，排卵障害，不妊が認められる．透析患者ではその75％は無月経であるとされている．また性欲減退も共通してみられ，約半数は性行為をしていないと報告されている．このため末期腎不全患者，特に透析患者の多くは妊娠しない．しかし，腎移植により妊孕性が回復する．

Expert Opinion　データベースについて

　腎移植患者ではなく移植患者の妊娠に関するデータベースは4つ大きなものがある．米国の National Transplantation Pregnancy Registry, 英国の UK Transplant Pregnancy Registry, ヨーロッパの European Dialysia and Transplant Association Registry そしてオーストラリアおよびニュージーランドの Australia and New Zealand Dialysis and Transplant Registry（ANZDATA）である[2]．そしてこれらはすべて任意登録のデータベースである．つまり報告にバイアスが入っている可能性が高いことには注意しないといけない．移植患者の決して多くはない妊娠に関するデータを施設毎ではなく少なくとも国ベースのデータベースで作ることは妊婦および胎児の安全性を保証していく上で非常に重要である．日本においてもきちんとしたデータベースの構築が望まれる．

妊孕性の回復

腎移植により妊孕性が回復することは古くから報告されており[3]，最短で移植後3週間での妊娠も報告されている[4]．そして妊娠（図1）および出産の報告は年々増え

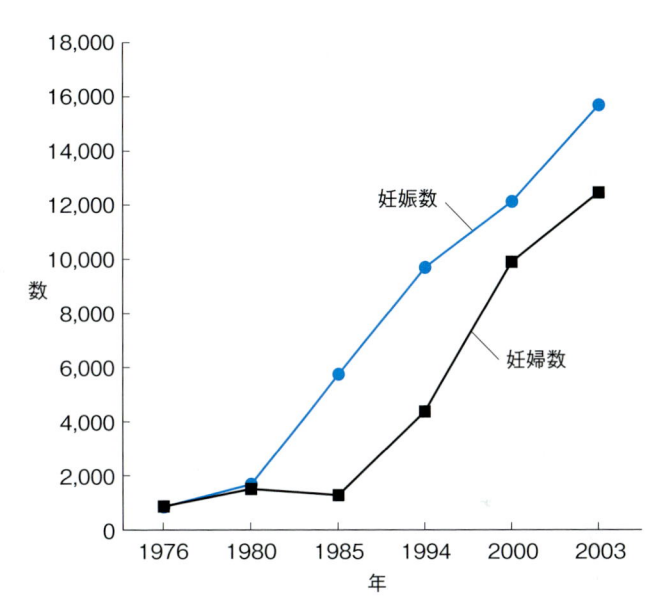

● 図1 ● 移植患者の妊娠（McKay DB, et al. N Engl J Med. 2006; 354: 1281-93[5] 一部改変）

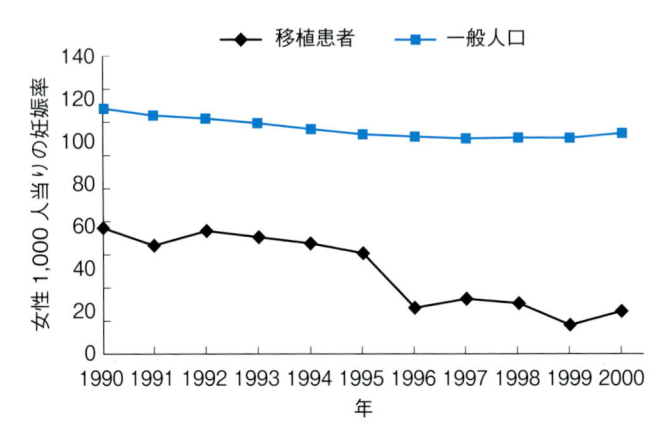

● 図2 ● 一般人口と移植患者の妊娠率の比較
（Josephson MA, et al. Semin Nephrol. 2011; 31: 100-10）

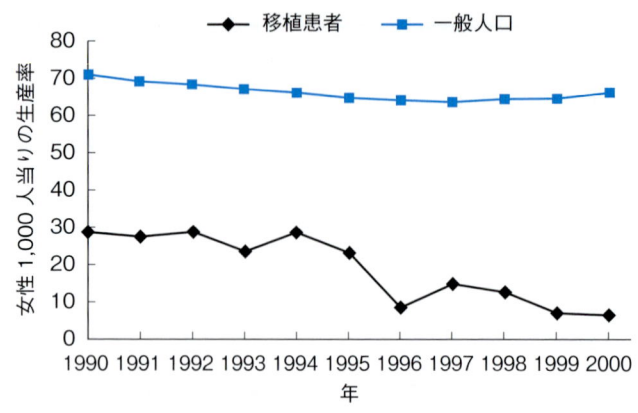

● 図3 ● 一般人口と移植患者の生産率の比較
(Josephson MA, et al. Semin Nephrol. 2011; 31: 100-10)

ている[5]．このため若い女性において移植後の妊娠・出産を計画している患者もいる．妊孕性が回復するものの一般人口と比較すると残念ながら，その妊娠率や生産率は低い（**図2, 3**）[6]．腎移植患者はそのほとんどがCKD患者でありまた免疫抑制薬を始めとした種々の薬剤を内服している．しかし，その妊孕性は回復しており妊娠・出産を禁止するものでは決してない．

Column 男性不妊について

　末期腎不全患者の不妊は女性だけでなく，男性も大きな問題である．尿毒症により視床下部−下垂体−精巣系の機能低下が起き，テストステロン低値より勃起障害，精子形成異常が認められる．移植後は勃起障害や精子運動能の改善はみられるものの，精子数やその形態は完全には回復せず妊孕性が完全には回復しないとされている[7]．男性においては女性とは異なり移植後一定の期間子どもを作ろうとしてはいけないということはない．しかし移植後の免疫抑制薬が不妊と関連しているとの報告がある．特にシロリムスはテストステロン産生を阻害し，精子形成を障害すると報告されている[8]．妊娠を計画している患者では女性のみならず男性においてもシロリムスとミコフェノール酸モフェチルの使用は避ける必要がある．

Column 避妊カウンセリングの重要性

　移植により視床下部−下垂体−卵巣系の機能が急速に改善し，早期に妊孕性が回

復するため，避妊カウンセリングが重要となる[9]．理想的には移植前にすることが望ましく，移植後の退院までには必ずする必要がある．移植患者の妊娠の多くが計画外妊娠であるという報告もあり，移植後は移植前と異なり妊孕性が回復するため避妊が重要となることを患者に伝えることが重要である．具体的な避妊法としてはコンドームを使ったバリア法はそのコンプライアンスの問題より不十分であり，経口避妊薬の内服の併用が望ましい[10]．経口避妊薬はエストロゲンとの合剤ではなくプロゲステロン単独の製剤が推奨されている[11]．移植患者においてはいわゆる"望まない妊娠"が多いとされており注意が必要である．

妊娠のリスク

妊娠のリスクを考えるとき，蛋白尿の増悪（約50％），高血圧の出現や増悪（約25％）に加えて，妊娠が腎機能に与える影響と，腎機能が妊娠に与える影響を考える必要がある．つまり"妊娠がうまく行くかどうか"を考えるとき腎機能がその両方にとって最も重要な決定因子となる．そして腎機能が妊娠に与える影響として母体のリスクと，胎児のリスクの2つに分けて考える必要がある．

1．妊娠が腎機能に与える影響

前述の妊娠を許容する条件を守れば妊娠は長期的な予後に影響を与えないとされている（図4）[12,13]．その一方で，高血圧や中等度以上の腎機能障害（Cr 1.5以上）が存在する場合は高率で妊娠により腎機能障害が不可逆性に進行する．腎機能障害の原

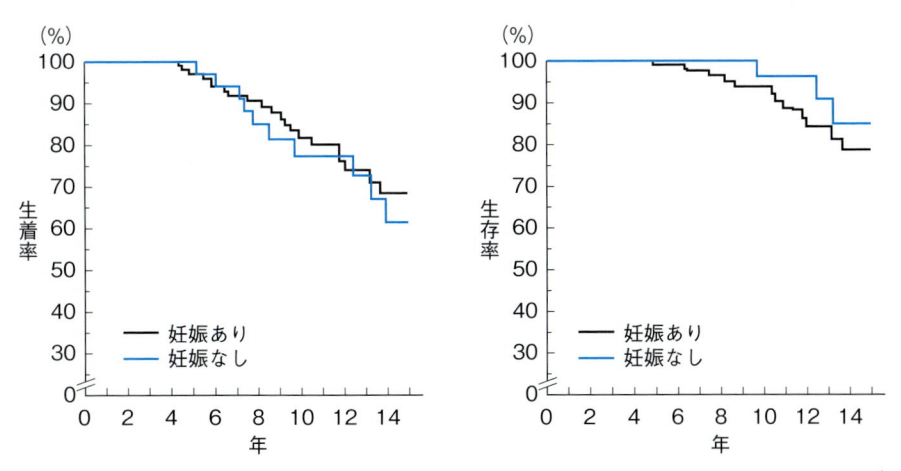

● 図4 ● **妊娠の長期予後に与える影響** （Rahamimov R, et al. Transplantation. 2006; 81: 660-4)[13]

疾患はあまり関連がないとされている．

2．腎機能が妊娠に与える影響

　腎移植患者が妊娠した場合，一般人口と比較してその出生率，流産率に大きな差はない．しかしその合併症については一般人口よりも有意に多い（**表1**）．母体へのリスクとして子癇前症（約30％），妊娠糖尿病，胎児へのリスクとして早期産，低出生体重，子宮内発育遅延（IUGR）があげられる[14,15]．また腎移植患者においても経腟分娩が第1選択であるが，帝王切開が選択される割合が高い．

● 表1 ● 腎移植患者での妊娠合併症の頻度
（Deshpande NA, et al. Am J Transplant. 2011；11：2388-404）[14]

	腎移植患者	一般人口
子癇前症	27％	4％
妊娠糖尿病	8％	4％
早期産	46％	13％
出生体重	2400g	3300g
帝王切開	57％	32％

妊娠中の内科的管理

　妊娠中の合併症は高血圧，貧血，糖尿病，そして感染症の4つの管理が中心となる．移植患者は妊娠前から高血圧や貧血を認めている頻度が高い．必然的に妊娠した移植患者においても高頻度で認められる．

1．高血圧

　一般人口における妊娠患者の高血圧の頻度は5％以下であるが，腎移植患者では半数以上にもなる．一般に血圧は妊娠第1期には低下し，第2期に最も低下し，その後第3期には妊娠前の程度に戻る．妊娠中の高血圧は母体における早期胎盤剝離と胎児における成長障害と胎児死亡などと関連している．これらは特に子癇前症という形で発症し，その頻度は腎移植では30％にものぼるとされている[16]．そのため妊娠前そして妊娠中もきちんと管理することが必要となる．血圧に関しては妊娠中の移植患者も妊娠していないCKD患者と同様な管理が推奨されていて[17]，130/80 mmHg未満が目標となる[18]．使用される降圧薬はCKD患者の妊娠の際と同様である．

2. 糖尿病

　糖尿病も高血圧同様，妊娠前から存在する場合と妊娠中に新たに発症する場合とがある．妊娠はインスリン抵抗性と関連しており妊娠糖尿病の発症につながる．糖尿病を合併する頻度は約10％とされている[19]．腎移植患者の妊娠に際してはより積極的なスクリーニングが望ましく[20]，各妊娠期にOGTTを行いスクリーニングする．食事療法でコントロールがつかない場合はインスリン療法を開始する．

3. 貧血

　一般人口における妊娠中の貧血の頻度は数％であるが，腎移植患者において半数以上に貧血がみられる[21]．鉄剤（経口あるいは静注）とエリスロポエチン製剤がその治療の中心となる[22]．両者とも妊娠中も安全に使用できるとされているが長期的な安全性に関するデータはない．治療目標値は10～11 g/dLが目安となる．

4. 感染症

　移植患者においては妊娠中に何らかの感染症の合併が約20％にみられる[19]．なかでも尿路感染症の頻度が最も高く約40％にみられる．診察ごとに尿培養を提出し無症候性の細菌尿であっても腎盂腎炎発症のリスクが高いため抗生剤にて治療をする．2週間の抗生剤治療後は抗生剤の予防投与をその後出産まで続ける．

妊娠を許可する条件

　腎移植患者が妊娠してよいかは腎機能，蛋白尿の有無，そして移植からの時間の3つが重要である（図5）．一般的なCKD患者において妊娠の許可をする際には，腎機能と蛋白尿の有無の2つが大事となるがこれは腎移植患者も同様である．具体的には妊娠時に腎機能がCr 1.5 mg/dL以下で蛋白尿＜0.5 g/日であることを条件とすることが多い[23]．そしてさらに腎移植患者においては移植からの時間も大事となる．移植後1年以上（献腎移植では2年）は経過しており，過去6カ月以内に急性拒絶反応を認めていないことが必要となる．この移植後1年という目安は急性拒絶反応や重篤な感染症が最初の1年間に起こることが多く，また多くの患者が低用量の免疫抑制薬を維持量として内服するようになっている時期に由来する．ガイドラインでは移植後2年間経過していることを推奨しているものが多いが[23-25]，女性の年齢の問題もあり移植後1年で許可することが多い．1年以内での妊娠の報告もされているが[26]，胎児死亡が増える傾向があるとの報告もあり[6]，特別な事情がない限り1年は

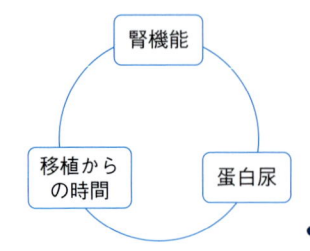

● 図 5 ● 腎移植患者の妊娠を許可する条件

待つことが望ましい[27]．

妊娠と免疫抑制薬

　腎移植患者において免疫抑制薬を中止できない以上，妊娠中，そして授乳中もその内服を続けることとなる．そしてすべての免疫抑制薬は胎盤バリアを通過する．つまり絶対的に安全な免疫抑制薬はない．しかしそのなかでも，アザチオプリン，コルチコステロイド，シクロスポリン，タクロリムスを使ったレジメンで胎児奇形が増えているという報告はない．なお免疫抑制薬は母乳中にも分泌されるため，授乳は可能な限り避けるのがよい（チトクローム P450 がまだ未熟であり薬剤が蓄積する恐れがある）．その一方で，シロリムスとミコフェノール酸モフェチルは催奇形性があるので使用を避けるべきである（**表 2**）[28]．シロリムスは妊娠の 3 カ月前に中止する必要があり（別のいい方をすると，投与中止後 3 カ月は避妊が必要となる），同様にミコフェノール酸モフェチルは 6 週前に中止する必要がある．ミコフェノール酸モフェチルはまた早期流産を引き起こすとされている．

　一般的に妊娠にむけてプレドニゾロンを 15 mg/日以下，アザチオプリンを 2 mg/kg/日以下，CNI を治療域濃度にする．特に CNI の血中濃度は妊娠中に低下すること

● 表 2 ● 免疫抑制薬の FDA の分類
（Josephson MA, et al. Semin Nephrol. 2011; 31: 100-10）

免疫抑制薬	FDA 分類
シクロスポリン	C
タクロリムス	C
アザチオプリン	D
ミコフェノール酸モフェチル	D
シロリムス	C
プレドニゾロン	B

2. 腎移植レシピエントのフォロー

が多く月に1回は測定してその用量を調節する必要がある[29,30]．注意すべきことは妊娠したからといって免疫抑制薬を減らしてはいけないということである．妊娠は免疫寛容状態となっており急性拒絶反応が起こりにくく，免疫抑制薬を減量することができるといわれていたこともあったが，現在においてはそのように考えられてはいない．不用意かつ不必要な免疫抑制薬の減量は急性拒絶を惹起するので注意が必要である．

Column　免疫抑制薬は本当に安全か

　免疫抑制薬が本当に安全か，つまり免疫抑制薬の曝露を受けた胎児が成人になった際に何か合併症が増えていないか，ということはわかっていない．実地臨床においては催奇形性の観点から前述のようにアザチオプリン，コルチコステロイド，シクロスポリン，タクロリムスが安全とされており使用されている．この点に関してはFDAの分類は実地臨床に沿っていないところがあり注意が必要である（表3）．ミコフェノール酸モフェチルは催奇形性の観点から禁忌に近いと考えてよい[28]．また免疫抑制薬のより長期的な影響の有無もよくわかっていない．動物実験で認められるような認知機能障害や免疫学的異常との関連，例えば学習障害，ADHD，自己免疫性疾患などが認められる可能性もある．腎移植患者のみならず，その子どもも長期観察することが免疫抑制薬の真の安全性を担保する上で重要となる．

● 表3 ● ミコフェノール酸モフェチルの催奇形性
（Sifontis NM, et al. Transplantation. 2006; 82: 1698-702）[28]

症例	移植の種類	奇形
1	腎	爪低形成，短指症
2	腎	口唇裂，口蓋裂，小耳症
3	腎	口唇裂，口蓋裂，小耳症，先天性横隔膜ヘルニア，先天性心疾患
4	腎	小耳症

Expert Opinion　妊娠中の移植腎生検，拒絶反応とその治療

　推奨されている妊娠の許容条件を守っていれば，妊娠中や産後に急性拒絶反応が増えるという報告はない．しかし一定の割合で急性拒絶反応は起こっており，非妊娠時とその拒絶反応のリスクは変わらないとされる（約10％前後）[31]．移植腎機能の低下を認め，急性拒絶反応を疑う場合には移植腎生検が必要となる．妊娠中であっても血圧がコントロールされていて，凝固系が正常であれば超音波ガイド下で

安全に腎生検を行うことができる[20]．原因のはっきりしない腎機能の低下の鑑別診断は急性拒絶の他にも，子癇前症，体液量の減少，薬剤毒性，再発性腎炎，腎後性腎不全をはじめ多岐にわたる．また症候性のネフローゼ症候群なども移植腎生検の適応となる．一般的に32週以前であれば適応となり，それ以降の腎生検は推奨されていない．拒絶反応の治療としてステロイドや免疫グロブリン大量療法は安全とされている[23]．その一方で，サイモグロブリンやリツキシマブの安全性は未知数である[23]．

おわりに

腎移植患者では妊孕性が回復する．その妊娠率や生産率は一般人口と比較すると十分なものではない．妊娠を希望する患者は，腎機能，蛋白尿の有無，移植からの期間を考慮し，計画的な妊娠が望まれる．妊娠前の免疫抑制薬の調節も必要である．望まない妊娠を避けるためにも妊孕性の回復を移植前から患者に伝えておく必要がある．

文献

1) Schaefer F, Vogel M, Kerkhoff G, et al. Experimental uremia affects hypothalamic amino acid neurotransmitter milieu. J Am Soc Nephrol. 2001; 12: 1218-27.
2) Wyld ML, Clayton PA, Jesudason S, et al. Pregnancy outcomes for kidney transplant recipients. Am J Transplant. 2013; 13: 3173-82.
3) Murray JE, Reid DE, Harrison JH, et al. Successful pregnancies after human renal transplantation. N Engl J Med. 1963; 269: 341-3.
4) Kim JH, Chun CJ, Kang CM, et al. Kidney transplantation and menstrual changes. Transplant Proc. 1998; 30: 3057-9.
5) McKay DB, Josephson MA. Pregnancy in recipients of solid organs—effects on mother and child. N Engl J Med. 2006; 354: 1281-93.
6) Gill JS, Zalunardo N, Rose C, et al. The pregnancy rate and live birth rate in kidney transplant recipients. Am J Transplant. 2009; 9: 1541-9.
7) Xu LG, Xu HM, Zhu XF, et al. Examination of the semen quality of patients with uraemia and renal transplant recipients in comparison with a control group. Andrologia. 2009; 41: 235-40.
8) Zuber J, Anglicheau D, Elie C, et al. Sirolimus may reduce fertility in male renal transplant recipients. Am J Transplant. 2008; 8: 1471-9.
9) Guazzelli CAF, Torloni MR, Sanches TF, et al. Contraceptive counseling and use among 197 female kidney transplant recipients. Transplantation. 2008; 86: 669-72.
10) Gomez-Lobo V. Gynecologic care of the transplant recipient. Postgraduate Obstetrics & Gynecology. 2009; 29: 1-6.
11) Curtis KM, Tepper NK, Marchbanks PA. US medical eligibility criteria for contraceptive use, 2010. J Womens Health. 2011; 20: 825-8.

12) Levidiotis V, Chang S, McDonald S. Pregnancy and maternal outcomes among kidney transplant recipients. J Am Soc Nephrol. 2009; 20: 2433-40.
13) Rahamimov R, Ben-Haroush A, Wittenberg C, et al. Pregnancy in renal transplant recipients: long-term effect on patient and graft survival. A single-center experience. Transplantation. 2006; 81: 660-4.
14) Deshpande NA, James NT, Kucirka LM, et al. Pregnancy outcomes in kidney transplant recipients: a systematic review and meta-analysis. Am J Transplant. 2011; 11: 2388-404.
15) Sibanda N, Briggs JD, Davison JM, et al. Pregnancy after organ transplantation: a report from the U.K. Transplant pregnancy registry. Transplantation. 2007; 83: 1301-7.
16) McKay DB, Josephson MA. Pregnancy after kidney transplantation. Clin J Am Soc Nephrol. 2008; 3(Supplement 2): S117-25.
17) National High Blood Pressure Education Program Working Group. Report on High Blood Pressure in Pregnancy. 1990. p.1691-712.
18) Kidney Disease Outcomes Quality Initiative (K/DOQI). K/DOQI clinical practice guidelines on hypertension and antihypertensive agents in chronic kidney disease. Am J Kidney Dis. 2004; 43(5 soppl 1): S1-290.
19) Coscia LA, Constantinescu S, Moritz MJ, et al. Report from the National Transplantation Pregnancy Registry (NTPR): outcomes of pregnancy after transplantation. Clin Transpl. 2009; 103-22.
20) del Mar Colon M, Hibbard JU. Obstetric considerations in the management of pregnancy in kidney transplant recipients. Adv Chronic Kidney Dis. 2007; 14: 168-77.
21) Oliveira LG, Sass N, Sato JL, et al. Pregnancy after renal transplantation--a five-yr single-center experience. Clin Transplant. 2007; 21: 301-4.
22) Goshorn J, Youell TD. Darbepoetin alfa treatment for post-renal transplantation anemia during pregnancy. Am J Kidney Dis. 2005; 46: e81-6.
23) McKay DB, Josephson MA, Armenti VT, et al. Reproduction and transplantation: report on the AST Consensus Conference on Reproductive Issues and Transplantation. 2005. p.1592-9.
24) Rudolph JE, Schweizer RT, Bartus SA. Pregnancy in renal transplant patients: a review. Transplantation. 1979; 27: 26-9.
25) Davison JM. Pregnancy in renal allograft recipients: prognosis and management. Baillieres Clin Obstet Gynaecol. 1987; 1: 1027-45.
26) Kim HW, Seok HJ, Kim TH, et al. The experience of pregnancy after renal transplantation: pregnancies even within postoperative 1 year may be tolerable. Transplantation. 2008; 85: 1412-9.
27) Josephson MA, McKay DB. Considerations in the medical management of pregnancy in transplant recipients. Adv Chronic Kidney Dis. 2007; 14: 156-67.
28) Sifontis NM, Coscia LA, Constantinescu S, et al. Pregnancy outcomes in solid organ transplant recipients with exposure to mycophenolate mofetil or sirolimus. Transplantation. 2006; 82: 1698-702.
29) Fuchs KM, Coustan DR. Immunosuppressant therapy in pregnant organ trans-

plant recipients. Semin Perinatol. 2007; 31: 363-71.
30) Thomas AG, Burrows L, Knight R, et al. The effect of pregnancy on cyclosporine levels in renal allograft patients. Obstetr Gynecol. 1997; 90: 916-9.
31) Stratta P, Canavese C, Giacchino F, et al. Pregnancy in kidney transplantation: satisfactory outcomes and harsh realities. J Nephrol. 2003; 16: 792-806.

〈今井直彦〉

Chapter 11 バンフ分類

Point

① バンフ分類は，抗体関連型拒絶反応とT細胞性拒絶反応をそれぞれ急性と慢性に分類し，拒絶反応全体をメカニズムと組織所見を組み合わせて理解することを目的としている
② 急性拒絶反応と慢性拒絶反応は，移植後の時期による違いではなく，組織障害の種類によって分類する．
③ 抗体関連型拒絶反応は血管内皮細胞をその病変の場とし，血清抗ドナー抗体と組織中の微小血管炎がその所見であり，C4dは陽性の場合も陰性の場合もある．

はじめに

腎移植の移植片に起こる拒絶反応は，それが発生した移植後の時期による分類「急性拒絶反応と慢性拒絶反応」と，その組織障害に関与した免疫学的メカニズムによる分類「T細胞性拒絶反応と抗体関連型拒絶反応」の2種類を組み合わせて整理されている．したがって，拒絶反応の診断は「急性あるいは慢性T細胞性拒絶反応と急性あるいは慢性抗体関連型拒絶反応」の2×2＝4通りが考えられる．これら4種類の拒絶反応に対応した組織所見を整理し，実際の移植腎生検で観察された所見をそれに照合させれば「自動的に拒絶反応を診断できる」ことを目標に作られた分類表が腎移植のバンフ分類である．

拒絶反応の考え方とバンフ分類

バンフ分類は，2年に1回，奇数年に開催される移植病理のBanff会議（Banff meeting on allograft pathology）で討議される臨床研究および基礎研究の成果が反映され，数年に1回の頻度で更新されている．現在，最新のバンフ分類は2013年会議の後に公表された，いわゆるBanff 2013[1]であるが，これは先述の拒絶反応の考え方が確立されたBanff 97[2]の最新バージョンという位置づけである．

1997年当時，移植腎の予後に最も影響のある因子としてT細胞性拒絶反応（T-cell-mediated rejection: TCMR）があり，TCMRの克服が腎移植医療の大きな課

題であったため，Banff 97 は TCMR の診断に重点が置かれた分類になっている．その後，免疫抑制療法の進歩により TCMR のコントロールが可能になるにつれ，抗体関連型拒絶反応（antibody-mediated rejection: AMR）によって移植腎の予後が規定されるようになった．Banff 2013 は，現在までに解明された抗体関連の移植免疫のメカニズムを診断に応用した，いわば AMR に重点を置いた分類と認識することができる．

> **One Point** 移植後期間と急性・慢性
>
> 腎移植における急性期とはおおむね移植後 6 カ月以内のことで，その後を慢性期と考えることができる．急性拒絶反応とは「主として」移植後 6 カ月以内に発生する拒絶反応で，「主として」6 カ月以降に発生する拒絶反応が慢性拒絶反応である．しかし，バンフ分類では，急性拒絶反応と慢性拒絶反応を移植後の期間では規定しておらず，移植腎生検の組織所見によって規定していることが重要である．つまり，移植後 6 カ月以降でも急性拒絶反応と診断すべき症例や，移植後 6 カ月以内でも慢性拒絶反応と診断すべき症例があることに注意すべきである．

最新バンフ分類―Banff 2013―による拒絶反応の診断

Banff 2013 の分類表を**表1**に示す．この分類表は，大分類として 6 つのカテゴリーで構成されている．すなわち，カテゴリー 1：正常腎，カテゴリー 2：AMR，カテゴリー 3：TCMR を疑わせるが組織障害が軽微で確定診断に至らない境界病変（Borderline），カテゴリー 4：TCMR，カテゴリー 5：慢性期における原因不明の尿細管萎縮/間質線維化病変，カテゴリー 6：その他である．このうち，カテゴリー 2～4 が拒絶反応の分類，カテゴリー 5 が慢性期移植腎障害の原因不明症例の「受け皿」と考えることができる．カテゴリー 6 には感染症や動脈硬化性病変などによる移植腎組織障害が含まれる．

1．カテゴリー 2：AMR

AMR は前提条件として，レシピエント血清中に donor-specific antibody（DSA）が証明されていることが必要である．Banff 2013 以前に用いられたバンフ分類（Banff 2009[3]）では，AMR の前提条件として，DSA 以外に「移植腎組織の尿細管周囲毛細血管に免疫組織化学で C4d 沈着が証明されること（**図 1a**）」が規定されていたが，Banff 2013 でこの規定が排除された．これは，C4d 陰性の AMR が存在することが確認されたためである[4]．

● 表1 ● 最新 Banff 分類（Haas M, et al. Am J Transplant. 2014；14：272-83[1] から改変）

1. 正常
2. 抗ドナー抗体に関連する変化（カテゴリー 3，4，5，および 6 と同時に認められることもある）
   ★ 急性/活動性抗体関連型拒絶反応（次の 1～3 の 3 項目をすべて満たすこと）
   1. 次にあげる急性組織障害のうち少なくとも 1 つ以上認められること
      - 微小血管の炎症所見（g＞0 および/または ptc＞0）
      - 動脈内膜炎または貫壁性動脈炎（v＞0）
      - 拒絶反応以外の原因が考えられない急性血栓性微小血管症（acute thrombotic microangiopathy：TMA）の所見
      - 急性拒絶反応以外の明らかな原因が考えられない急性尿細管障害
   2. 次に示す移植腎の血管内皮細胞に対する抗体の存在を示す条件のうち少なくとも 1 つ以上認められること
      - 尿細管周囲毛細血管に沿った C4d 陽性［C4d2 あるいは 3（IF）または C4d＞0（paraffin）］
      - 中等度以上の微小血管炎の所見（［g＋ptc］≧2）
      - 生検組織中に血管内皮細胞の障害を示唆する遺伝子の高発現が証明される
   3. 血清学的に抗ドナー特異抗体［donor-specific antibodies：DSAs（HLA またはそれ以外）］の存在が証明される
   ★ 慢性活動性抗体関連型拒絶反応
   1. 次にあげる急性組織障害のうち少なくとも 1 つ以上認められること
      - 慢性 TMA の所見を伴わない移植糸球体症（transplant glomerulopathy；TG）（cg＞0）
      - 高度の尿細管周囲毛細血管基底膜の多層化（電子顕微鏡検索が必要）
      - 新たに発生した動脈内膜線維化（拒絶反応以外の動脈硬化症の原因がないことが証明されていること）
   2. 次に示す移植腎の血管内皮細胞に対する抗体の存在を示す条件のうち少なくとも 1 つ以上認められること
      - 尿細管周囲毛細血管に沿った C4d 陽性［C4d2 あるいは 3（IF）または C4d＞0（paraffin）］
      - 中等度以上の微小血管炎の所見（［g＋ptc］≧2）
      - 生検組織中に血管内皮細胞の障害を示唆する遺伝子の高発現が証明される
   3. 血清学的に DSAs（HLA またはそれ以外）の存在が証明される
   ★ 拒絶反応の所見を伴わない C4d 陽性像（次の 1～3 の 3 項目をすべて満たすこと）
   1. 尿細管周囲毛細血管に沿った C4d 陽性［C4d2 あるいは 3（IF）または C4d＞0（paraffin）］
   2. g0，ptc0，cg0（光学顕微鏡的所見によるが，電顕検索が行われていれば電顕的にも），v0，TMA の所見なし，尿細管周囲毛細血管基底膜の多層化なし，ATN 様の尿細管障害なし
   3. 急性 T 細胞性拒絶反応の所見（以下の 3，4）なし
3. ボーダーライン：急性 T 細胞性拒絶反応が疑われる組織変化（カテゴリー 2，5 あるいは 6 と同時に認められることもある）
   動脈内膜炎は認められない（v0）．軽度の間質細胞浸潤とごく限局性の尿細管炎（i0，i1，かつ t1，t2 あるいは t3）あるいはごく軽度の尿細管炎（i2 あるいは i3 かつ t1）が認められる状態

表1 つづき

4. T細胞性拒絶反応（カテゴリー2, 5 あるいは6と同時に認められることもある）
   ★ 急性T細胞性拒絶反応（type/grade）
      ⅠA. 明らかな間質炎症細胞浸潤（i2 あるいは i3）および中等度の尿細管炎（t2）
      ⅠB. 明らかな間質炎症細胞浸潤（i2 あるいは i3）および高度の尿細管炎（t3）
      ⅡA. 軽度の動脈内膜炎（v1）
      ⅡB. 中等度の動脈内膜炎（v2）
      Ⅲ. 貫壁性動脈炎および/あるいは動脈壁のフィブリノイド壊死と平滑筋細胞の壊死を伴う中膜リンパ球浸潤（v3）
   ★ 慢性T細胞性拒絶反応
      chronic allograft arteriopathy（リンパ球浸潤と内膜新生を伴う動脈壁の線維化）が認められる状態
5. 慢性期の尿細管萎縮間質線維化
   （原因不明の尿細管萎縮および間質線維化病変で，非特異的な動脈硬化や糸球体硬化が含まれる場合がある）
   grade
      Ⅰ. 軽度の間質線維化と尿細管萎縮（尿細管間質病変が腎皮質の25%以下）
      Ⅱ. 軽度の間質線維化と尿細管萎縮（尿細管間質病変が腎皮質の26～50%）
      Ⅲ. 軽度の間質線維化と尿細管萎縮（尿細管間質病変が腎皮質の50%を超える）
6. その他：拒絶反応以外の病変（カテゴリー2, 3, 4, および5と同時に認められることもある）

　前提条件を満たし，臨床的にも病理学的にも移植腎組織障害がないものが「拒絶反応の所見を伴わないC4d陽性像」であり，「免疫学的順応（accommodation）」とよばれる状態である．急性/活動性抗体関連型拒絶反応（acute/active AMR: aAMR）と慢性活動性抗体関連型拒絶反応（chronic active AMR: cAMR）には，共通の組織所見として，尿細管周囲毛細血管炎〔peritubular capillaritis: PTCitis，（図1b）〕と移植糸球体炎〔transplant glomerulitis: TGI，（図1c）〕がある．これに加えて動脈内膜炎（図2a），貫壁性動脈炎（図2b）がみられれば，aAMRと判断される．一方，移植糸球体症〔transplant glomerulopathy: TGP，（図3a）〕や弾性線維の増生を伴わない新生動脈内膜線維化病変（図3b），電子顕微鏡所見としての尿細管周囲毛細血管基底膜の多層化病変〔peritubular capillary basement membrane lamellation: PTCBML，（図3c）〕がみられればcAMRと判断される．

2．カテゴリー3, 4: Borderline, TCMR

　TCMRは細胞傷害性T細胞による移植腎組織に対する免疫反応によって形成されると理解されている．TCMRとそれに関連する病変は，組織障害が軽微なBorderline, 急性T細胞性拒絶反応（acute T-cell-mediated rejection: aTCMR）および

11章 バンフ分類

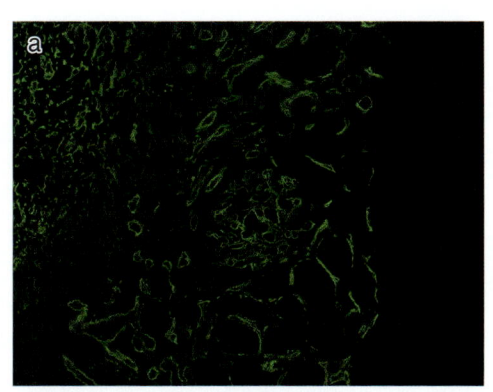

● 図1a ● IFによるC4d沈着の証明
尿細管周囲毛細血管壁に沿って，びまん性の陽性像がみられる．写真中央やや右には，糸球体が1個観察され，糸球体毛細血管壁にも陽性像がみられる．

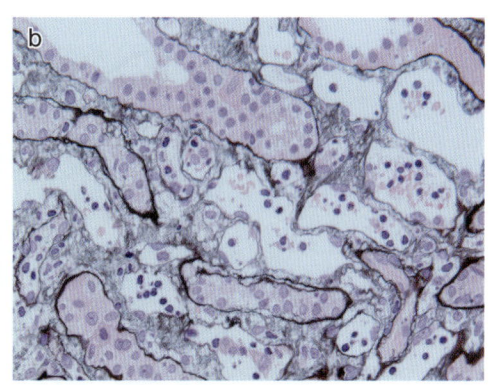

● 図1b ● 尿細管周囲毛細血管炎
尿細管周囲毛細血管には著明な拡張がみられ，内腔には単核球や多核白血球の停滞がみられる（PAM染色，対物レンズ40倍）．

● 図1c ● 移植糸球体炎
糸球体毛細血管内に，内皮細胞の腫大・増殖と炎症細胞の停滞がみられる（PAM染色，対物レンズ40倍）．

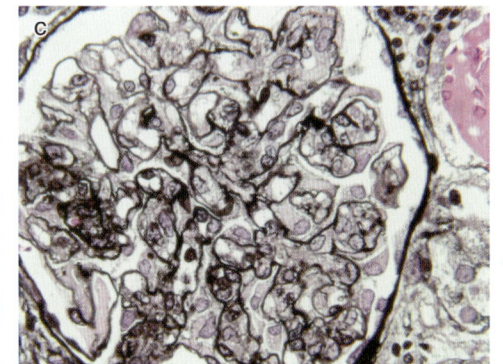

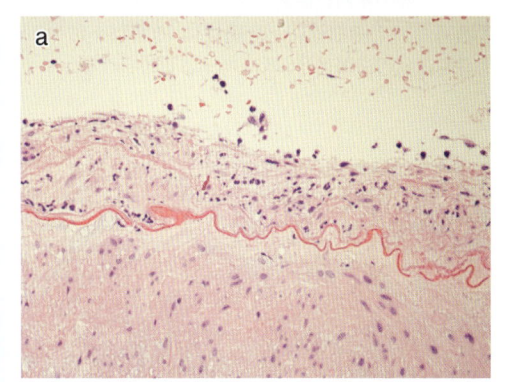

● 図2a ● 動脈内膜炎
小葉間動脈内膜に炎症細胞浸潤と内膜の破壊がみられる（HE染色，対物レンズ20倍）．

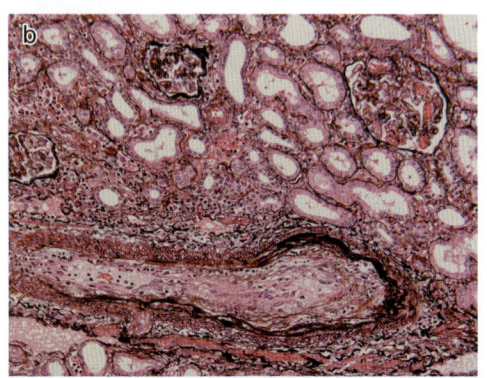

● 図2b ● 貫壁性動脈炎
小葉間動脈に，その壁の全層におよぶ炎症細胞浸潤と壁の破壊がみられ，内腔の閉塞を伴っている（PAM染色，対物レンズ10倍）．

11章　バンフ分類

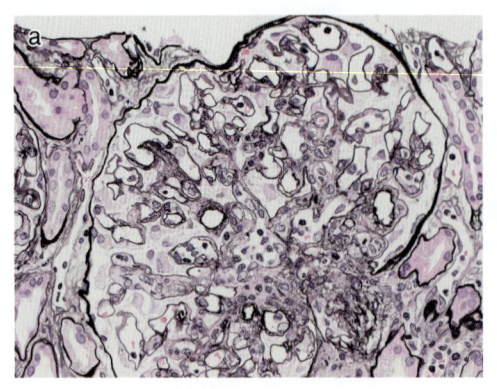

● 図3a ● 移植糸球体症
糸球体毛細血管壁に，膜性増殖性糸球体腎炎のような二重化がみられる．内腔の一部に炎症細胞の停滞が確認される（PAM染色，対物レンズ40倍）．

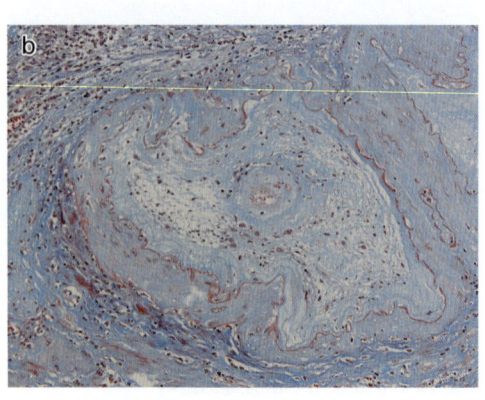

● 図3b ● 弾性線維の増生を伴わない新生動脈内膜線維化病変，慢性移植動脈症
弓状動脈に浮腫状の内膜肥厚と炎症細胞浸潤が認められ，著明な内腔狭窄を伴っている（Elastica-Masson染色，対物レンズ20倍）．

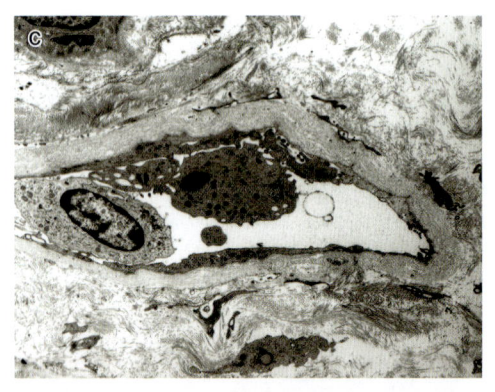

● 図3c ● 電顕による尿細管周囲毛細血管基底膜の多層化病変
尿細管周囲毛細血管に，全周性に10層以上に及ぶ基底膜の多層化が，ほぼ均一に認められる．

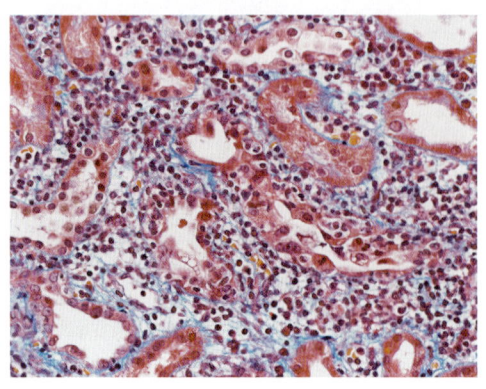

● 図4 ● 尿細管炎
近位尿細管に，上皮の変性・剥離を伴う尿細管炎が認められ，その周辺には稠密な単核球浸潤を伴っている（Masson染色，対物レンズ40倍）．

慢性 T 細胞性拒絶反応（cTCMR）に分類される．

　TCMR の組織障害は，尿細管障害と動脈内膜の障害があり，前者の組織像として尿細管炎（tubulitis，図 4）が後者の組織像として動脈内膜炎（図 2a）と慢性移植動脈症（chronic allograft arteriopathy：CAA，図 3b）がある．動脈内膜炎は aAMR にみられる動脈内膜炎と同じものである．また，CAA は cAMR にみられる「弾性線維の増生を伴わない新生動脈内膜線維化病変」と同じもので，従来，この病変は cTCMR の特異的所見と考えられたが，メカニズム特異的な病変ではないと認識されるに至り，Banff 2013 では，拒絶反応の免疫学的機序とは関係のない慢性拒絶反応の所見として取り扱われることとなった．

　aTCMR は，尿細管炎と動脈内膜炎で定義される病変で，一般的に，拒絶反応の強さが増すに従って，上皮細胞障害から血管内皮障害へと進展する傾向にある．したがって，比較的弱い拒絶反応では尿細管炎のみがみられ（aTCMR, Type Ⅰ），組織障害の進展に伴って動脈内膜炎を合併する（aTCMR, Type Ⅱ）．まれに，aAMR にみられる貫壁性動脈炎と同様の血管障害をきたすことがあるとされ，これを Type Ⅲ とする．

　cTCMR は慢性移植動脈症で定義される病変であるが，この病変は cAMR にも出現することから cTCMR の診断には課題が残されている．

One Point　移植腎生検から拒絶反応を診断するコツ

　内科医が腎生検を観察する場合，一般的には，皮質/髄質比，糸球体数と球状硬化糸球体数のカウント，糸球体病変の質と量の評価，尿細管間質障害の質と量の評価，動脈病変の評価，という手順を踏んでいることが多い．移植腎生検では，拒絶反応としての組織障害の弱い変化は，AMR では尿細管周囲毛細血管炎，TCMR では尿細管炎として認識されることから，尿細管間質病変を最初に評価すると診断しやすい．尿細管周囲毛細血管炎がみられる病変では，同じ微小血管の所見としての糸球体炎がないかどうか，次に細動脈や小葉間動脈に内膜炎の所見がないかどうかという順序で評価し，AMR としての組織障害の程度を判定する．一方，尿細管炎がみられる症例では，次に細動脈や小葉間動脈の内膜炎の評価，貫壁性動脈炎の有無について検討し，TCMR として Type Ⅰ，Ⅱ，Ⅲ の分類を行う．TCMR 症例では糸球体の評価は最後になる．

拒絶反応と鑑別を要する移植腎障害

　移植腎機能障害がみられた場合，その原因検索として移植腎生検が行われるが，こ

の生検組織を観察して，拒絶反応の所見がなければ，バンフ分類ではカテゴリー6に分類する．この場合，生検組織の所見から，移植腎機能障害の原因を検討する必要がある．この時，是非，念頭においておきたい病変がカルシニューリン阻害薬による腎病変とBKウイルス腎症である．

1. カルシニューリン阻害薬の腎障害

　カルシニューリン阻害薬（calcineurin inhibitor: CNI）の腎障害を示す組織所見には，主として急性期にみられる尿細管上皮細胞における微細空胞状変性（図5a）と，主として慢性期にみられる細動脈壁の硝子化（図5b）がある．

　尿細管上皮細胞の微細空胞状変性は非特異的な病変であり，虚血性変化やCNI以外の薬剤に伴う尿細管間質障害との鑑別は困難である．深部皮質の近位尿細管直部の尿細管上皮細胞から進展することが多く，移植腎機能障害の原因検索を目的とした移植腎生検で，拒絶反応の所見がなく，CNIの急性尿細管障害を疑った場合は，髄放線に所属する近位尿細管直部の尿細管上皮細胞を観察する必要がある．

　細動脈壁の硝子化病変は，糖尿病などの代謝性疾患や高血圧症に伴う細動脈硬化病変とは異なり，中膜平滑筋細胞の変性・壊死に伴う変化であるため，中膜を置換するように進展し，細動脈壁の全周性にみられたり，外膜側へ結節状に突出するようにみられることが特徴である．この病変は，CNIの毒性に比較的特異性が高いため，バンフ分類に hyaline arteriolar thickening (aah) score として，scoring system が導入されているが，Broeckerらの検討[5]でこのスコアーのサンプリングによる再現性の低さが指摘されており，今後，スコアリング方法の検討が必要となる可能性がある．

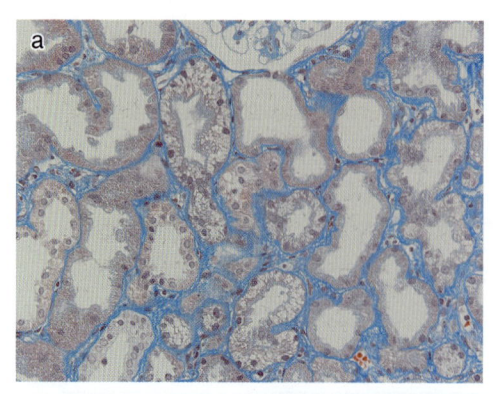

● 図5a ● カルシニューリン阻害薬の急性尿細管毒性
近位尿細管上皮細胞に微細空胞状変性が認められます（Masson染色，対物レンズ20倍）．

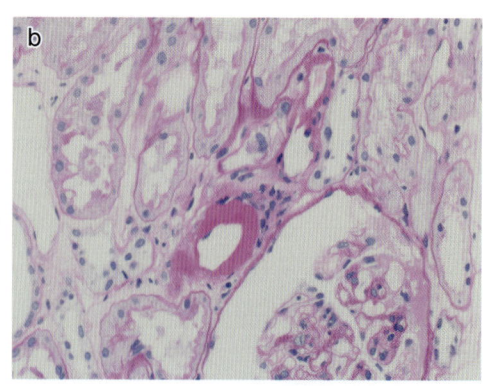

● 図5b ● カルシニューリン阻害薬の慢性血管毒性
細動脈壁に，その全層を置換する全層性の硝子物沈着が認められる（PAS染色，対物レンズ20倍）．

2．BK ウイルス腎症

　BK ウイルス腎症は，ヒトの尿路上皮に常在する polyoma-BK virus の免疫抑制下での再活性化に伴ってウイルス感染が尿細管上皮細胞におよび，腎実質の尿細管間質性腎炎を惹起した状態である．aTCMR の尿細管炎は広義の尿細管間質性腎炎であるため，BK ウイルス腎症は aTCMR の尿細管炎との鑑別がもっとも難しい病変である．組織学的な診断の手がかりとして，ウイルス感染細胞に核の腫大や異型，核内封入体が存在することがあげられる（図 6a）．感染尿細管上皮細胞の核が抗 SV40 抗体と交叉反応を示すことを利用して，SV40 の免疫染色により BK ウイルスの存在を証明することが確定診断である（図 6b）．一般染色のみで PVN と aTCMR の尿細管炎を厳密に鑑別することが困難であるため，移植腎生検の全例に対して SV40 の免疫染色を施行することが推奨されている．

　BK ウイルス腎症は，その組織障害の範囲と時間的経過を盛り込んだ stage 分類が提唱されている[6]．すなわち，SV40 の免疫染色などで BK ウイルスの尿細管上皮への感染が証明されるが，尿細管上皮障害や尿細管炎，間質炎症細胞浸潤などの組織障害がない stage A，BK ウイルス感染尿細管上皮細胞の壊死や融解などの組織障害をきたした stage B，組織障害が進展し，尿細管萎縮・間質線維化病変が切片の 50% 以上に及ぶ stage C である．

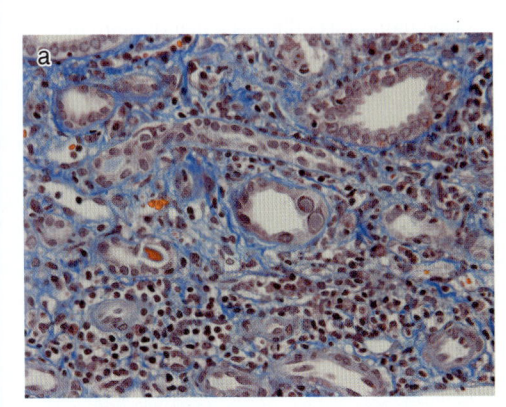

● 図 6a ● BK ウイルス腎症における尿細管上皮細胞の核内封入体

近位尿細管上皮細胞の核に，淡染性の核内封入体がみられる．周辺の間質には稠密な炎症細胞浸潤を伴っている（Masson 染色，対物レンズ 40 倍）．

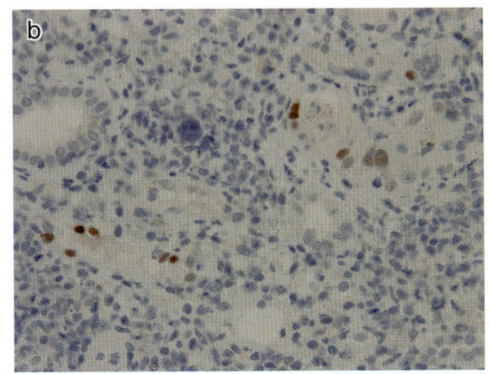

● 図 6b ● BK ウイルス腎症における SV40 の免疫染色像

一部の尿細管上皮細胞の核に陽性像が認められる（40 倍）．

おわりに

　腎移植のバンフ分類は，腎移植の移植片に発生する病変を包括し，この分類に従えば移植腎生検の病理診断ができることを目標として brush up が続けられている．Banff 2013 の時点での未解決問題として，慢性期の尿細管萎縮・間質線維化病変の病因の整理と血管内膜炎のみが組織障害として観察された場合（isolated 'v' lesion と呼ばれている）の取り扱いで，今後のバンフ会議ではこれらが整理されるものと思われる．

文　献

1) Haas M, Sis B, Racusen LC, et al. Banff 2013 meeting report: Inclusion of C4d-negative antibody-mediated rejection and antibody-associated arterial lesions. Am J Transplant. 2014; 14: 272-83.
2) Racusen LC, Solezl Colvin RR, et al. The Banff 97 working classification of renal allograft pathology. Kidney Int. 1999; 55: 713-23.
3) Sis B, Mengel M, Haas M, et al. Banff'09 meeting report: Antibody mediated graft deterioration and implementation of Banff Working Groups. Am J Transplant. 2010; 10: 464-71.
4) Sis B, Jhangri GS, Bunnag S, et al. Endothelial gene expression in kidney transplants with alloantibody indicates antibody-mediated damage despite lack of C4d staining. Am J Transplant. 2009; 9: 2312-23.
5) Broecker V, Schubert V, Scheffner I, et al. Arterolar lesions in renal transplant biopsied. Am J Pathol. 2012; 180: 1852-62.
6) Matsutani K, Shapiro R, Basu A, et al. The Banff 2009 working proposal for polyomavirus nephropathy: S critical evaluation of its utility as a determinant of clinical outcome. Am J Transplant. 2012; 12: 907-18.

〈小池淳樹　服部元史〉

Chapter 12 献腎移植

> **Point**
> ① 献腎移植は腎移植の約1割を占めるにすぎない．
> ② ドナー不足は深刻である．成人では平均待機期間は約16年である．
> ③ 献腎移植を受けるには献腎移植希望登録が必要である．
> ④ 移植施設は待機患者の健康状態を毎年把握しておくことが大事である．
> ⑤ 献腎移植の連絡は突然来る．待機患者も準備しておく必要がある．

はじめに

　不幸にして亡くなった方から腎臓の提供を受ける腎移植を献腎移植という．生体ドナーを必要とし，かつ生体ドナーに侵襲を加える生体腎移植と異なり，生体ドナーを必要としない献腎移植は移植医療の基本である．しかしながら，特に本邦では献腎移植数は非常に少なく，腎移植の約9割を生体腎移植が占めている．その一方で，ヨーロッパ諸国では生体腎移植よりも献腎移植が多く，例えばスペインなどでは腎移植の約8割を献腎移植が占めている．

献腎移植の統計

1. 件数

　2000年以降の献腎移植件数はおおむね年間150〜200件程度であり，ほとんど増加していない（図1）[1]．2010年に改正臓器移植法が施行され献腎移植件数の増加が期待されたが，献腎移植のなかの脳死移植の割合が高まっただけで，残念ながら横ばいの状態が続いている．

12章 献腎移植

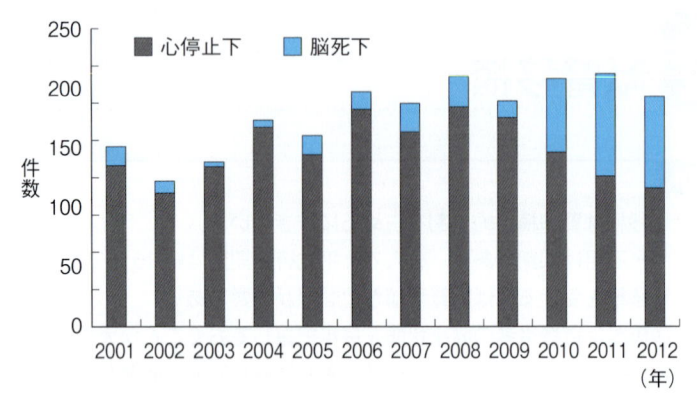

●図1● **献腎移植の件数**（日本移植学会.臓器移植ファクトブック 2013）[1]

Column 増えない臓器提供

　献腎移植を増やすには臓器提供が増えることが必要である．2008年の統計では，スペインは人口100万人あたり約34人の患者が臓器提供をしている．米国では約26人，本邦は0.9人であった（**図2**）[2]．2010年の臓器移植法の改正後も提供者数は微増にとどまっている．2011年に脳死により臓器提供をした患者はたったの32人であり，世界でも最低である．脳死下の臓器提供が世界でもっとも多いスペインではドナーアクションプログラムが実践されていて，主要な救急病院に臓器提供専門のコーディネーターが常駐している．本邦においても今後臓器提供を増やすにはコーディネーターの充実をはじめとしたさらなる整備が不可欠である．

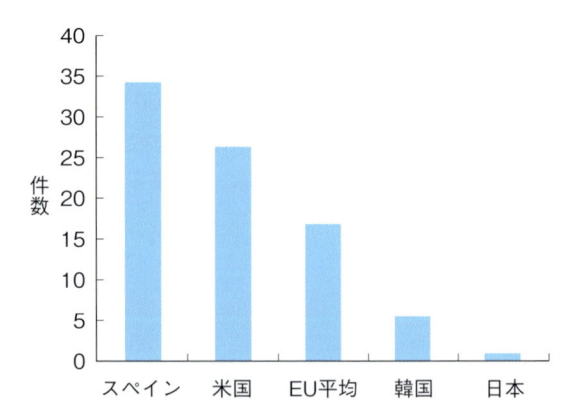

●図2● **人口100万人当たり臓器提供数**
（絵野沢　伸.移植.2009; 44: S221-4）[2]

One Point　2種類の臓器提供：脳死下臓器提供と心停止下臓器提供

　脳死下臓器提供では，臓器冷却のためのカテーテルのカニュレーションを心拍動下に行えるので，記録上温阻血時間は存在せず，心停止下と比較すると格段によい条件で臓器を採取できる．提供可能臓器も，心臓・肺・肝臓・腎臓・膵臓・小腸・眼球と多い．一方，心停止下臓器提供では，心停止後にカニュレーションが行われることに加え，低血圧状態の死戦期などの影響により脳死下と比較すると条件は悪い（ただし，脳死判定が済んでおり家族の同意が得られれば，心停止前のカニュレーションは可能である）．提供可能臓器は腎臓・膵臓・眼球に限られる（図3）．

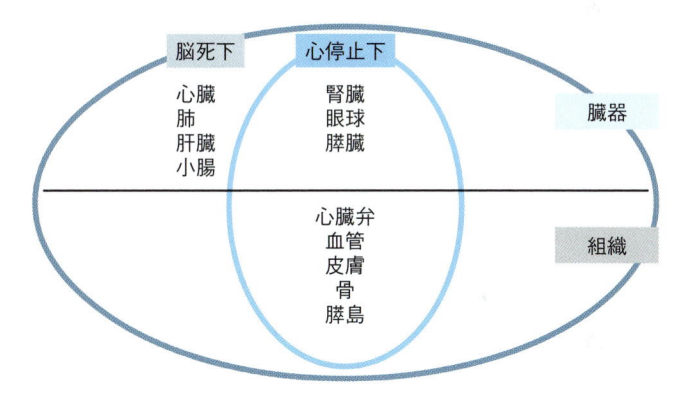

● 図3 ● 提供可能な臓器および組織
（中外製薬．「スライドで学ぶ腎移植療法」より）

2．成績

　献腎ドナーの終末期管理や免疫抑制療法の進歩により，生体腎移植と同様に献腎移植の成績も著明に改善している（図4）．近年の5年生存率および生着率はそれぞれ約9割，約8割となっている[3]．このように献腎移植の成績が改善しているにもかかわらずその件数が伸びず，患者がその恩恵を受けていない状況となっている．

3．待機期間

　2014年9月1日現在，全国で12,469名が献腎移植希望登録をしており，ドナー不足は深刻である．献腎移植を受けるまでの平均待機期間は，16歳以上では約16年，16歳未満では約1年半である．待機期間が長いため，約半数が待機中に死亡したり，その登録を抹消している（図5）．

12章 献腎移植

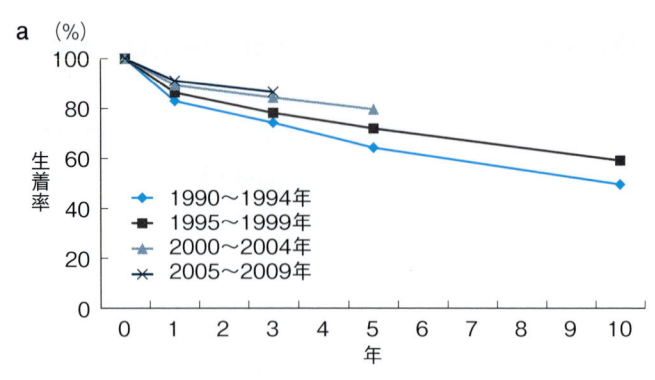

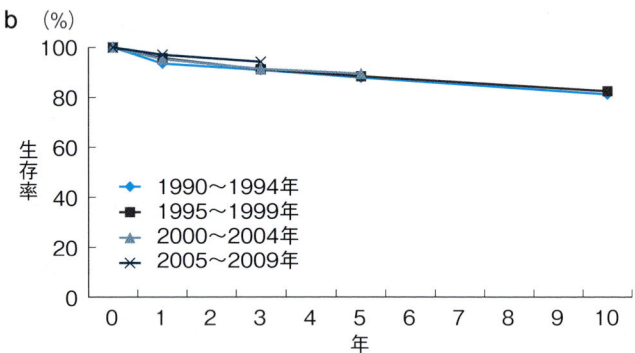

● 図4 ● 献腎移植生着率（a），生存率（b）
（日本移植学会．臓器移植ファクトブック 2013）[1]

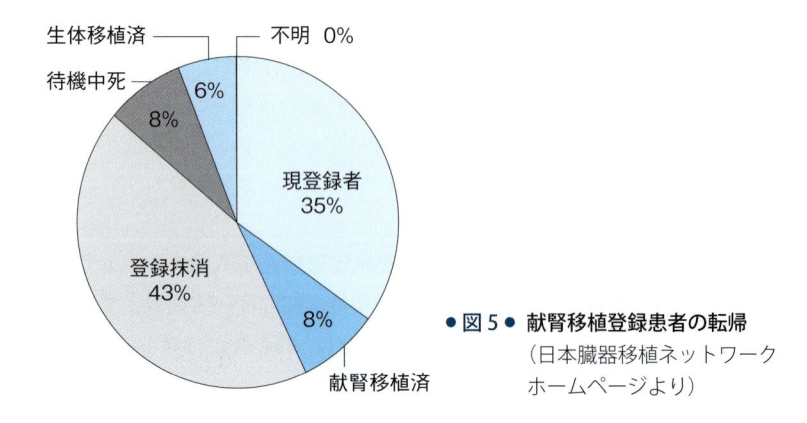

● 図5 ● 献腎移植登録患者の転帰
（日本臓器移植ネットワークホームページより）

One Point　臓器提供の意思表示について

　臓器提供の意思は，インターネットで意思登録をするか意思表示カード・シール，健康保険証や運転免許証の意思表示欄などで示すことができる．以前は本人の意思表示がなければ臓器提供できなかったが，改正臓器移植法により本人の意思が不明な場合でも家族の承諾があれば臓器提供できるようになった．

One Point　親族優先提供について

　改正臓器移植法により親族に対して臓器を優先的に提供することが可能となった．ただし優先提供を受けるにはレシピエントが献腎移植希望登録をしていなければならない．また，提供可能な親族は配偶者，父母，子のみであり，兄弟は提供できないなど提供できる親族にしばりがある．他にも以下のような注意点があり，正確な情報を患者に提供する必要がある．
- 「親族だけに提供し，その他の方には提供しない」や「○○さんだけにしか提供したくない」といった，提供先を限定する意思表示はできない．
- 移植の対象となる親族がいない場合は，親族以外に移植が行われる．
- 自殺の場合には，親族への優先提供は行われない．

登録の実際について

1. 登録の適応

　献腎移植の適応は生体腎移植と同様，末期腎不全である．透析中であれば希望登録自体に絶対的な禁忌はなく，年齢制限もない．ただし，長い待機期間があることと，手術に対する耐用能を十分考慮して登録すべきである．また以前は透析施行中の患者のみ登録可能であったが，現在は1年前後で腎代替療法が必要になると予測される進行性の腎機能障害がある eGFR が 15 mL/min/1.73 m^2 未満の患者も登録可能となっている（先行的献腎移植）（**表1**）．

● 表1 ● 先行的献腎移植登録の基準

1. 申請時から1年前後で腎代替療法が必要になると予測される進行性腎機能障害の場合で，かつ，
2. 19歳以上では，eGFR 15 mL/min/1.73 m^2 未満
3. 19歳未満または，腎移植後で移植腎機能の低下が進行してきた場合で eGFR 20 mL/min/1.73 m^2 未満

2. 献腎移植希望登録の流れ

　臓器移植ネットワークへの登録申請は，地域によって方法が異なるためネットワークへの確認が必要である．透析施設からの紹介状をもとに，移植施設で診察や追加検査を行い，移植の適応を判断する．移植可能と判断されれば，申請用紙を臓器移植ネットワークに送付し，新規登録料3万円の入金確認後に登録される．1年ごとに登録更新の書類が届き，登録を継続するには更新用紙の返信と更新料5千円が必要である．移植候補者に選ばれた際に速やかにリンパ球交差試験を行えるように，血清の送付も必要である．保存血清は毎年交換されるため，年1回採血と血液の送付が必要となる．

One Point　先行的献腎移植の登録

　移植施設から提出された「先行的腎移植希望者の献腎登録判定用データ入力シート」をもとに，先行的献腎移植申請審査委員会で登録の可否が審査される．透析施設から移植施設へ紹介する場合は，円滑な申請のために上記入力シートのデータを含んだ紹介状を作成することが望ましい．登録手続きの詳細やデータ入力シートは日本臓器移植ネットワークホームページより入手できる．しかし現状では先行的献腎移植登録を行っても，実際に透析開始前に献腎移植を施行できる可能性はきわめて低いことが問題である．

● 表2 ● 献腎移植希望登録申請に必要な検査項目と医学的情報

1. 検査項目 　　血液型（A，B，O，AB），Rh（＋，－） 　　感染症（HBs Ag，HCV Ab，HIV Ab，HTLV-1 Ab） 　　HLA型（A，B，DR） 2. 記入すべき情報 　　身長・体重 　　原疾患名 　　透析施設，透析方法 　　既往歴（感染症，悪性腫瘍，心疾患，手術など） 　　合併症（感染症，糖尿病など） 　　輸血歴 　　妊娠歴 　　移植歴

3. 登録申請に必要な検査と医学的情報

　地域によって多少異なる可能性があるが，必要な検査項目および記入すべき医学的情報はおおむね同じである（表2）．これは，腎移植の適応を評価するものではなく，腎提供者が出現した際にレシピエント選択に用いるための情報が主体であり，適応評価には別に検査が必要である（下記）．

レシピエントの評価と検査

　移植前に評価すべき事項は，生体腎移植と同様であり，評価内容は「2章-2．生体腎移植レシピエントの評価」の項を参照されたい．予定手術として計画的に検査を進める生体腎移植と異なり，数年以内に献腎提供を受ける可能性がきわめて少ない本邦では，それらの検査をいつ行うかが問題となる．

　まずはじめに，問診や診察にておおよその患者の状態を把握する．透析患者では透析施設にて定期的に一般的な血液検査，胸部X線，心電図を施行していることが多いので，紹介状を参考にして不要な検査は避ける．移植手術の可否を判断するため，心肺機能の低下が疑われれば心エコー，負荷心電図および呼吸機能検査などによる評価は必須である．またワクチン接種の必要性を確認するために麻疹・風疹・水痘・ムンプスの抗体検査も行う．

献腎移植登録期間中のフォローアップ

　献腎移植は準緊急手術であり，長期透析患者を対象とすることから，合併症および内服薬などの把握は重要である．今まで移植施設による定期的な待機患者の状態把握は十分に行われてこなかったが，定期的な移植施設への受診による状態把握は必須である．

　具体的には，1年に最低1回は移植施設を受診してもらう．定期的に移植チームと献腎待機患者が顔をあわせることはラポールを形成するうえでも重要である．また，抗血小板薬などの内服薬や合併症の把握は，安全性の確保に重要である．抗HLA抗体出現のリスクとなる，輸血歴や妊娠歴も把握する．加齢に伴う身体機能の低下，合併症（感染症・悪性腫瘍・心血管疾患など）の出現や進行，認知症の出現などにより，経過中に献腎移植の適応外となる場合もある．このことは献腎移植登録をする際に説明しておく必要がある．また，本人や家族の移植に対する意識や意志の確認や移植に関する教育も重要である．

12章 献腎移植

● 表3 ● 献腎移植フォローアップ時の検査

心エコー
腹部エコー
胸腹部CT
負荷心電図（必要があれば心臓カテーテル検査）
上部消化管内視鏡
便潜血（陽性であれば下部消化管内視鏡）
腫瘍マーカー：CEA, CA19-9, PSA（男）, CA125（女）

　長い透析生活に慣れてしまっていて，献腎移植の連絡を移植施設から受けた際に，動揺してしまう患者も少なからずいる．待機期間が10年を超えたあたりからは，献腎移植の連絡をきちんと受けられるよう連絡先の登録などを再確認しておきたい．なお，年1回の受診時には画像検査を含む透析施設での検査結果を持参してもらう．そのうえで，検査の重複を避けつつ必要な検査を行う（表3）．定期的な歯科受診，女性には乳がん検診や子宮がん検診も勧める．

レシピエントの選択基準

　臓器提供者が出現し，臓器提供が可能と判断されると日本臓器移植ネットワークによりレシピエントの選択が行われる（章末の資料参照）．ABO血液型不適合は対象とはならず，リンパ球交差試験陰性であることが前提条件となる．①搬送時間，②HLA適合度，③待機日数，④年齢，によって点数が与えられ，合計点数の高い順に選択される（表4）．

● 表4 ● レシピエント選択基準（日本臓器移植ネットワークホームページより）

前提条件
● ABO式血液型の一致および適合の待機者
● リンパ球交差試験（全リンパ球またはTリンパ球）陰性
優先順位
1. 親族（親族優先提供の意思表示がある場合）
2. 血液型：適合より一致を優先
3. 下記の合計点数が高い順
①搬送時間（阻血時間）
②HLAの適合度
③待機日数
④未成年者（16歳未満と，16歳以上20歳未満に加点）

献腎移植手術前後の流れ

献腎移植の候補者として決まると移植施設より電話連絡を受ける．連絡より1時間以内に意思決定を行う必要がある．腎移植を受ける場合には速やかに入院し，血液検査（血算・生化学・凝固・感染症・動脈血液ガス），画像検査などの各種検査を行い，手術可否の最終判断を行う．残念ながら，この段階で手術が受けられないと判明することももちろんある．また同時に，術前の透析の要否も検討する．

献腎ドナーの適応基準（表5）

移植による感染症・悪性腫瘍の伝播を予防することと，移植された腎臓が機能することが要点である．しかし，時間に余裕のある生体腎移植と異なり，準備期間の乏しい献腎移植では必ずしもその判断は容易ではなく，経験豊かな移植医の判断に依存するところも多い．

● 表5 ● 献腎ドナーの適応基準

1. 以下の疾患または状態を伴わないこととする．
    1) 全身性の活動性感染症
    2) HIV抗体，HTLV-1抗体，HBs抗原などが陽性
    3) Creutzfeldt-Jakob病およびその疑い
    4) 悪性腫瘍（原発性悪性腫瘍および治癒したと考えられるものを除く）
2. 以下の疾患または状態が存在する場合は，慎重に適応を決定する．
    1) 血液生化学，尿所見などによる器質的腎疾患の存在
    2) HCV抗体陽性
3. 年齢: 70歳以下が望ましい．

1．活動性感染症

身体所見，バイタルサイン，発熱，CRP上昇などから感染症を疑う．血液培養陽性であれば通常はドナー不適格である．腹部外傷などによる腸管損傷を伴う腹膜炎がある場合も敗血症の可能性が高く，通常，不適格となる．軽度の肺炎や尿路感染症では禁忌とはならない．

2．悪性腫瘍

頸部〜骨盤CT検査や腫瘍マーカー（CEA，CA19-9，PSA，CA125など）によ

り総合的に判断する．消化管内視鏡検査は通常施行できない．

3．腎機能

　血清クレアチニン値の推移，尿蛋白の有無などを参考にする．明確な基準値はないが，血清クレアチニン値は腎機能低下後に遅れて上昇するため，不安定な全身状態では必ずしも正確に腎機能を反映しているわけではない．低血圧や無尿の持続時間も参考にし，特に24時間以上持続する無尿では摘出を見送る場合もある．超音波ドップラーにて腎血流が乏しい場合にも摘出を見送ることが多い．CTによる腎の器質的異常（腫瘍，結石および水腎症など）の評価も重要である．

4．年齢

　70歳以下が望ましいとされているが明確な年齢制限はない．原疾患や既往歴および死戦期の状況などから総合的に判断する．

One Point　マージナルドナー

　移植臓器の見地からすれば，頭部外傷により脳死に至り内臓機能が正常に保たれた健康な若者が，理想的なドナーである．具体例としては，二輪の交通外傷で脳死となった若者である．このため，二輪のヘルメットを義務としていないミネソタ州は冬季に多くの脳死ドナーが発生することもあり，献腎移植登録のブロックとして米国では"人気"がある．しかし，ドナー不足は世界中で深刻であり，"理想的"で

● 表6 ● 移植腎喪失の相対危険度

	年齢	Cr≦1.5 HTN（−）	Cr≦1.5 HTN（＋）	Cr＞1.5 HTN（−）	Cr＞1.5 HTN（＋）
non-CV	0〜9	1.40	1.59	1.52	—
	10〜39	1.00	1.14	1.09	1.24
	40〜49	1.17	1.33	1.28	1.45
	50〜59	1.41	1.60	1.53	1.74
	60〜	1.90	2.16	2.07	2.36
CV	0〜9	1.60	1.82	1.74	1.98
	10〜39	1.14	1.30	1.24	1.41
	40〜49	1.34	1.52	1.46	1.66
	50〜59	1.61	1.83	1.75	1.99
	60〜	2.17	2.47	2.37	2.69

Cr: 血清クレアチニン値（mg/dL），HTN: 高血圧，CV: 脳血管障害による死亡，non-CV: 脳血管障害以外による死亡

はない腎臓も有効活用する必要がある．このような背景から expanded criteria donor（ECD）（マージナルドナーと本邦ではよぶことが多い）が生まれてきた．理想的なドナーと比較して移植腎喪失の相対危険度が 1.7 を超えるドナーが ECD と定義された．その結果，60 歳以上のすべてのドナーと，3 つの危険因子（①高血圧の既往，②評価時の血清クレアチニン値＞1.5 mg/dL および，③脳血管障害による死亡）の 2 つ以上を有する 50〜59 歳のドナーが ECD とよばれている（**表 6**）[4]．このような ECD であっても，腎移植を行えばレシピエントの生命予後は，献腎待機登録患者よりも有意に良好である[5]．なお，マージナルドナーという言葉を生体腎移植ドナーに対しても使用していることを散見するが，本来は献腎ドナーに対して使用する言葉である．

Column 膵腎同時移植について

　膵臓移植は自己のインスリン分泌が枯渇しているインスリン依存型糖尿病（主に 1 型糖尿病）の患者に対して，膵臓を移植することによりインスリン分泌を再開させる治療法である．糖尿病専門医によるインスリンを用いたあらゆる手段によっても，血糖値が不安定であり，代謝コントロールがきわめて困難な症例が適応となる．膵臓移植レシピエントとしての登録には，適応検討委員会による承認が必要である[6]．

　腎移植の適応がありかつ内因性インスリン分泌が著しく低下しており，移植医療の十分な効能を得る上では膵腎両臓器の移植が望ましいと考えられる場合には，膵臓移植登録を積極的に検討する．膵腎同時移植における腎の配分は，HLA-DR 抗原が少なくとも 1 つ一致していれば，膵腎同時移植のレシピエントに優先配分されることになっている．優先分配されるため，膵臓移植（80％は膵腎同時移植が占める）の平均待機期間は 1380 日（約 4 年）と，献腎移植と比較してかなり短い．なお，米国における膵腎同時移植の待機期間は約 400 日とさらに短い．

おわりに

　改正臓器移植法が施行されてから 5 年になる．期待されていた献腎移植の増加はいまのところ認められていない．それには，献腎移植ドナーとなる脳死患者と最も接する機会が多い救急部あるいは集中治療部の医師の協力が不可欠である．欧州では献腎移植が主体となっている国も多い．そのような諸国に学び，献腎移植を増やす努力を続けていくことが重要である．

文 献

1) 日本移植学会. 臓器移植ファクトブック 2013.
2) 絵野沢 伸. ドナー数増加に向けた海外の取り組み. 移植. 2009; 44: S221-4.
3) Saito K, Takahara S, Nakagawa Y, et al. Obstacles of non-heart-beating donor kidney transplantation in Japan to date and future perspectives. Transplant Proc. 2013; 45: 2866-70.
4) Metzger RA, Delmonico FL, Feng S, et al. Expanded criteria donors for kidney transplantation. Am J Transplant. 2003; 3(s4): 114-25.
5) Ojo AO, Hanson JA, Meier-Kriesche H, et al. Survival in recipients of marginal cadaveric donor kidneys compared with other recipients and wait-listed transplant candidates. J Am Soc Nephrol. 2001; 12: 589-97.
6) 移植関係学会合同委員会・膵臓移植中央調整委員会. 膵臓移植に関する実施要綱. 2010 年 12 月改訂.

〈山内淳司〉

腎臓移植希望者（レシピエント）選択基準

1．前提条件
　（1）ＡＢＯ式血液型
　　　　ＡＢＯ式血液型の一致（identical）及び適合（compatible）の待機者を候補者とする。

　（2）リンパ球交叉試験（全リンパ球又はＴリンパ球）陰性

2．優先順位
　（1）搬送時間（阻血時間）

地　　域	点　　数
同一都道府県内（注）	１２点
同一ブロック内	６点

　　＊　移植希望者の登録地域は移植希望施設の所在地（都道府県）とする。

　（2）ＨＬＡの適合度

ＤＲ座の適合 （ミスマッチ数）	Ａ座及びＢ座の適合 （ミスマッチ数）	点　　数
0	0	14
0	1	13
0	2	12
0	3	11
0	4	10
1	0	9
1	1	8
1	2	7
1	3	6
1	4	5
2	0	4
2	1	3
2	2	2
2	3	1
2	4	0

×１.１５点

資料　腎臓移植希望者（レシピエント）選択基準

（3）待機日数
　　　待機日数（N）≦4014日：待機日数ポイント＝N/365 点
　　　待機日数（N）＞4014日：待機日数ポイント＝10＋log1.74（N/365－9）点

（4）未成年者
　　　１６歳未満については１４点を加算する。
　　　１６歳以上２０歳未満については１２点を加算する。

3．具体的選択法
　適合条件に合致する移植希望者（レシピエント）が複数存在する場合には、優先順位は、以下の順に勘案して決定する。

（1）臓器の移植に関する法律第６条の２の規定に基づき、親族に対し臓器を優先的に提供する意思が表示されていた場合には、当該親族を優先する。

（2）ＡＢＯ式血液型が一致（identical）する者を適合（compatible）する者より優先する。

（3）2．の（1）～（4）の合計点数が高い順とする。ただし、これらの条件が同一の移植希望者（レシピエント）が複数存在した場合には、臓器搬送に要する時間、医学的条件に配慮する。

（注1）地域は、原則として、都道府県、ブロック内他都道府県とする。ただし、地域の実情を踏まえ、（社）日本臓器移植ネットワークにおいて複数の都道府県を統合したサブブロックを設置することも可能とする。
（注2）１年以内に移植希望者（レシピエント）の登録情報が更新されていることを必要条件とする。
（注3）Ｃ型肝炎抗体陽性ドナーからの移植は、Ｃ型肝炎抗体陽性レシピエントのみを対象とするが、リスクについては十分に説明し承諾を得られた場合にのみ移植可能とする。
（注4）新ルール実施後１年を目途に新ルールの運用状況について検討を行うとともに、今後新たな医学的知見を踏まえ、PRA 検査の取扱い等について適宜検討を行い、必要があれば、基準の見直しを行うこととする。

資料　つづき

Chapter 13 レシピエント腎移植コーディネーター

> **Point**
> ① レシピエント腎移植コーディネーターは移植医療チームと患者・家族の間の橋渡し的な役割を担い，円滑に患者・家族を支援できるようにコーディネーションを行う．
> ② 術前は，移植に関する正しい情報の提供，精神面も含めた術前の問題点の把握・解決，術後につながる指導，関係部署間のスムーズな調整などを行う．
> ③ 術後は，それぞれの職能を活かした専門的な指導を行い，患者の長期生存・生着率の向上を図る．

はじめに

　腎移植はチーム医療である．腎移植におけるすべての過程において移植医療チームが円滑に患者・家族を支援できる必要がある．このため移植医療チームと患者・家族の間の橋渡しを行う必要があり，そのような背景からレシピエント腎移植コーディネーターが誕生した．その具体的な役割は，患者・家族への情報提供，教育（生活指導・服薬指導），問題点の把握と解決，検査立案，献腎登録手配，各部署との調整など多岐にわたる．ここで強調したいのは腎移植において，術前管理，周術期管理，術後管理が重要であることはもちろんであるが，このような医学的な問題のみならず，精神的な問題が発生することもあり，そのような場合にはレシピエント腎移植コーディネーターを中心に多職種が関与することが重要である．

まだまだ足りないレシピエント移植コーディネーター

　レシピエント移植コーディネーターには日本移植学会による認定制度があり，申請要件（臨床経験による実績や学会・研修会等の参加などの条件）を満たし，書類審査，試験（筆記と面接）に合格すると認定される．日本移植学会コーディネーター委員会・レシピエント移植コーディネーター認定合同委員会よりその理念（表1[1]）が示されている．本邦ではまだすべての移植施設にレシピエント移植コーディネーターがいるわけではない．また当院のようにレシピエント移植コーディネーターが複数いる施設

13章　レシピエント腎移植コーディネーター

● 表1 ● **レシピエント移植コーディネーターの理念**（日本移植学会. レシピエント移植コーディネーターの理念と教育. 2011. p.1-4）[1]

- レシピエント移植コーディネーターは，個々が所有する医療資格に応じ，臓器移植の全過程において移植医療チーム内外を円滑に調整し，医療チームと患者・家族の間に立って両者の支援を行う．
- 臓器移植を希望する患者や家族に対しては，専門かつ総合的医療知識をもとにして，移植医療全般にわたる適切で具体的な情報を提供し，移植医療の選択を考慮する患者や家族の自発的な意思での決定を援助し，患者や家族を擁護する存在として機能し，移植医療の公平性，透明性の向上に資する存在となる．
- 移植待機中や移植実施後の患者に対しては，継続した生活全般の指導と管理ならびに精神的支援を通して患者の全身状態を常に把握し，医師に適切な情報を提供することによって医師と患者や家族の橋渡し的存在として機能することで，移植医療成績の向上に資する存在となる．
- 臓器移植実施に際しては，移植医療チームの要となり，習得した臓器移植の専門知識を活かして臓器移植プロセスの円滑なコーディネーションと移植医療チーム内の円滑なコミュニケーションを促進し，安全な移植医療の実践を支える存在であるとともに，いかなるときでも円滑な臓器移植の遂行が可能となるように常に施設内の体制の整備に力を注ぐ存在となる．
- 臓器移植を受けた患者の管理と精神的援助を通じて，ドナーやその家族による臓器提供の意思を生かす存在となる．

は数少ない．しかし，本来は多職種で構成される複数のレシピエント移植コーディネーターがいることが理想である．当院で行われているレシピエント腎移植コーディネーターの業務について簡単に紹介したい．

Column　米国のレシピエント移植コーディネーター

　米国ではレシピエント移植コーディネーターがいない移植施設はなく，各施設に複数人常駐しており，レシピエント移植コーディネーターを中心に腎移植医療が回っているといっても過言ではない．本邦とはレシピエント移植コーディネーターの業務内容にも差がある．具体的には，米国のレシピエント移植コーディネーターは免疫抑制薬の微調節を行う．また，腎機能悪化時の移植腎生検のセットアップや入院指示も単独で行っている．移植チームの医師はレシピエント移植コーディネーターよりそのような情報を知らされる．本邦においても将来的にそこまでの役割を担うようになるかは現段階ではわからないが，移植大国である米国ではそのようなシステムにしないと移植医療が回っていかないという側面もある．

〈今井直彦〉

術前の役割：生体腎移植希望の場合

生体腎移植希望の場合，患者・家族ともに，初診時に腎移植に関する一般的な説明を行い，基本情報を把握する．そして重要なこととして，意思や理解度を確認しながら時期をみて，スクリーニング検査を行う．スクリーニング検査に問題がなければ，次のステップに進み，クロスマッチ検査，第三者による面談（当院では精神神経科受診），社会福祉士面談，必要であればレシピエント候補者に対してワクチン接種を行う．免疫学的にも精神的，倫理的にも問題がないことが確認されたら，医学的な問題をより詳細に精査・評価するために，評価入院を行う．評価入院後はカンファレンスで問題点を話し合い，必要であれば追加の検査を行い，問題がなければ手術が決定となる（図1）．

他の施設と同様に，レシピエントは日本移植学会のガイドライン[2)]や世界的な基

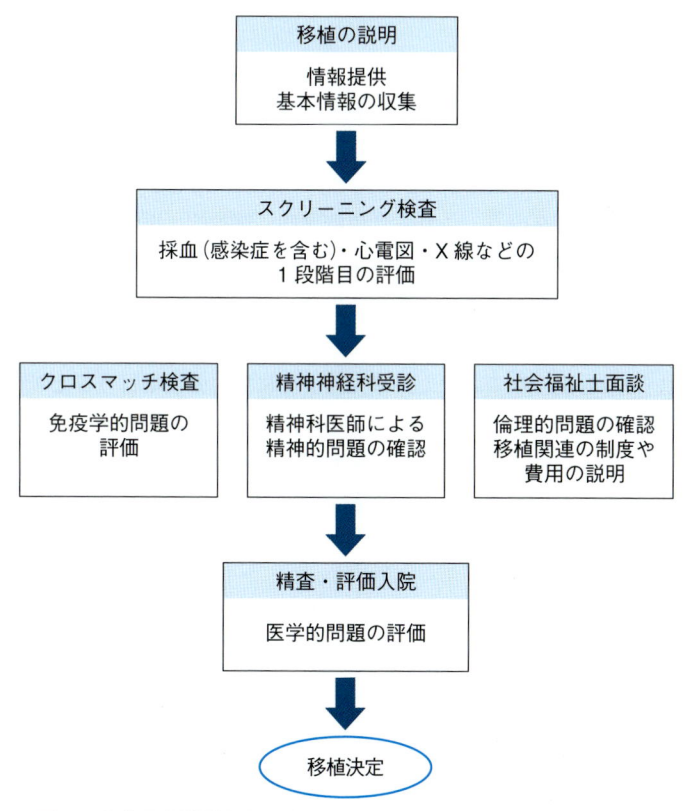

● 図1 ● 生体腎移植希望者の流れ

準[3,4]をもとに，ドナーはアムステルダムフォーラムガイドライン[5]や日本移植学会のガイドライン[6,7]を参考に適応の可否を決めている．コーディネーターは，精神状態や検査の進捗状況を確認しながら，患者とその家族を対象にコーディネーションを行う．つまり，移植に関する正しい情報の提供，面談を通じての患者情報の収集・精神的サポート，検査立案・スケジュール管理，問題点の把握・解決，関係部署内との調整，術後につながる指導などである．

1．情報提供

腎移植希望者には，強い移植の希望と豊富な知識をもつ患者から，移植についての知識がまったくない，もしくは誤っている患者までさまざまである．コーディネーターは，あくまで公平な立場で腎移植についての説明を行い，患者や家族に正しい情報を伝えることが求められる．説明する内容は以下となる (**表2**)．質問を適宜受け，患者背景を確認し，コミュニケーションをとりながら時間をかけて情報を提供する．

2．面談

初診時には家族歴，既往歴，手術歴，アレルギー歴，輸血歴，妊娠歴，生活歴（喫煙歴・飲酒歴），社会背景（家族構成・家族との関係・職場を含めたサポート体制），腎移植・腎提供への思い（患者や家族ともに），自己管理状況（食事・水分・内服薬・体重管理）などの問診を行う．これらは免疫学的，精神的，医学的問題を確認するうえで重要な情報であり，特に時間をかける．さらに，「お薬手帳」を確認し，免疫抑制薬と相互作用の可能性がある薬や抗血小板薬・抗凝固薬の有無など術前に注意が必要な薬やアドヒアランスの確認を行う．

面談において最も重要なことは，外来受診ごとに意思確認を行うことである．移植遂行には家族の総意に基づく同意が必要であり，患者・家族の移植に対する迷いが生じたら，その情報は常にチーム内に伝達・共有し，精神的なサポートを行う．場合によっては延期や中止も検討するなど，患者・家族が安心して腎移植の実施または辞退

● 表2 ● 説明内容

- 腎移植の長所・短所
- 腎移植の種類（生体腎移植，献腎移植）
- 日本と当院の現況（移植数，生着率など）
- 移植に関する費用
- 拒絶反応と免疫抑制薬
- 生体腎移植について（移植までの流れ，適応，検査，手術，移植後の生活）
- 献腎移植について（移植までの流れ，待機年数，選択基準，手術，移植後の生活）

の選択ができることを示す必要がある．

3．検査立案・スケジュール管理

　腎移植を受けるうえで必要な検査項目は，他の診療科領域にも及ぶため，受診すべき診療科は多い（詳細は各章参照）．そのため，患者や家族にその必要性と内容を説明し，精神状況やかかりつけ医での検査状況を確認しながら，各部署と連携を取り，スクリーニング検査や評価入院時の検査を立案する．

　スクリーニング検査や評価入院における検査では，年齢，性別，家族歴，アレルギー歴，かかりつけ医での検査の進捗状況を考慮し，過不足なく，かつ，患者に負担のないように検査が遂行されるように立案する．その際には，自費診療と保険診療が重ならないように日程を調節する必要がある．また，必要であればワクチン接種（B型肝炎ワクチン，肺炎球菌ワクチン，生ワクチンなど）を依頼し，その投与間隔，手術までの投与間隔，抗体価の確認を行う．

　検査スケジュールを把握し，結果は随時確認，カルテに記載し，問題点を把握したうえで，カンファレンス時に問題提起を行う．また，手術の日程が決定した際は，自己血貯血（血液型不適合や先行的腎移植の症例を除く）や免疫抑制薬の処方などのスケジュールも管理する．

4．各部署との調整

　院内の検査室，精神神経科，医事課などや，院外の検査部（ダイレクトクロスマッチやフローPRAなど：施設によって異なる）への連絡・調整を行い，随時結果の確認を行う．

a．クロスマッチ検査

　施設によって異なるが，当院ではHLAタイピング，ダイレクトクロスマッチ，フローサイトメトリー，フローPRAを施行している．これらは完全に自費となるもの，自費ではあるが移植実施後に清算されるものなどがあり，自費検査に関しては必ず患者に説明を行い，同意書を取る．繰り返しになるが，混合診療とならないように各部署と連絡をとり，日程を調節する．結果次第では追加の検査が必要なこともあり，その際も院外の検査室へ連絡している．

b．精神神経科の受診

　特にドナーは自発的意思の確認，金銭授受の有無を第三者により確認する必要があるため必須である．コーディネーターは精神神経科の受診予約の調節，結果の確認を

行う．

　　c．社会福祉士の面談
　ドナーは親族に限定されており，社会福祉士との面談によって戸籍や本人証明の確認，意思確認を行う．また，社会福祉士より移植に関わる費用の説明，利用できる制度の説明も行う．コーディネーターはその面談の立案や結果の確認を行う（先行的腎移植の場合は費用の問題もあり，早期での面談を手配する）．

　　d．医事課への連絡
　施設によって異なるが，当院ではクロスマッチ（移植実施後は一部清算あり），ドナー検査の一部（上部・下部消化管内視鏡，心臓負荷心電図，ブドウ糖負荷試験など），移植が不成立の場合のそれまでにかかったドナーの費用すべて（一部保険適用になることもあり）が自費になる．患者に十分な説明をしたうえで，同意書を必ず取得する．医事課には忘れずに連絡し，自費診療とする．一方，ドナーの検査中に何らかの疾患が発見された場合は，その時点から保険診療となるので，その際も速やかに連絡する．

　　e．カンファレンス
　移植希望患者の検査の進捗状況や問題点について，資料を作成し，多職種によるカンファレンスを行う．追加検査などの必要性があれば次回外来時にその情報を提供する．また，患者の問題点，評価状況，緊急性を考慮して手術の日程を決定する．カンファレンスにて腎移植の実施の可否を判断しかねるものは，病院内の倫理委員会に諮る手続きを行う．

5．患者指導

　術後のメタボリックシンドロームの予防・治療のために食事や運動による改善の必要性を説明し，栄養士や理学療法士と連携をとり，食事指導や運動指導介入を行う．その他，術後の感染症予防，拒絶反応予防，血圧や体重管理，禁煙，避妊，内服管理などの自己管理を中心とした生活指導を行う．また，免疫抑制薬が処方された際には処方監査とともに服薬指導を行い，免疫抑制薬の服用意義，用法用量，副作用，投与開始日，注意点などについて説明する．

術前の役割：献腎移植希望の場合

　献腎移植希望の場合も，初診時に腎移植に関する一般的な説明を行い，基本情報を

13章　レシピエント腎移植コーディネーター

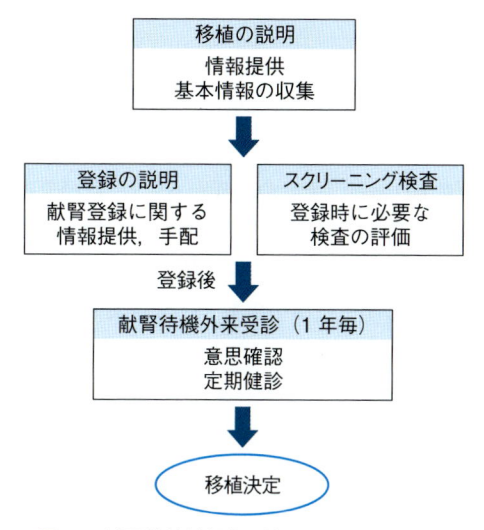

```
┌─────────────────┐
│    移植の説明    │
│     情報提供     │
│  基本情報の収集  │
└─────────────────┘
          ↓
┌──────────────┐  ┌──────────────┐
│  登録の説明  │  │スクリーニング検査│
│  献腎登録に関する│  │  登録時に必要な  │
│  情報提供，手配  │  │    検査の評価    │
└──────────────┘  └──────────────┘
          登録後 ↓
┌─────────────────────┐
│献腎待機外来受診（1年毎）│
│       意思確認        │
│       定期健診        │
└─────────────────────┘
          ↓
       （移植決定）
```

● 図2 ● 献腎移植希望者の流れ

把握する．再診時に，献腎移植への意思に変化がなければ献腎登録手続きに関する説明を行い，必要な検査を施行したうえで，登録を行う．登録完了後に患者には年に1回の献腎待機外来を受診してもらい，その意思を確認しながら必要な検査を施行し，献腎移植時に備える（図2）．

　献腎移植は長期透析患者への緊急手術となり，手術そのものへのリスクが非常に高い．そのため待機年数が上がれば上がるほど，患者情報を把握することが重要であり，そのこともまたレシピエント移植コーディネーターの大切な役割である．その他，情報提供や面談を通じて献腎移植時の不安を軽減すること，検査立案にて移植までに問題点を解決しておくこと，関係部署内との調整などを行う．

1. 情報提供

　腎移植についての理解がない患者もおり，初診時はあくまで生体腎移植希望者と同じ内容で説明を行う．また，献腎移植の待機時間が約16年という実情を踏まえ，登録希望時に年齢が高い場合や，潜在的な生体腎ドナー候補がいる可能性が高い場合は生体腎移植も可能な限り検討する．後日，患者の献腎移植希望が強いならば，選択基準や登録料などの献腎登録手続きに関する説明を行う．

　なお，献腎登録後は，外来受診時に最新の情報を提供する．

2. 面談

初診時と同様，外来毎に，家族歴，既往歴，手術歴，アレルギー歴，輸血歴，妊娠歴，生活歴（喫煙歴・飲酒歴），社会背景（家族構成・家族との関係・職場を含めたサポート体制），腎移植への思い（患者や家族ともに），自己管理状況（食事・水分・内服薬・体重管理）などの問診を行う．透析経験年数が増えると合併症も増加し，それに伴い処方薬も変化する．そのため「お薬手帳」の確認は外来毎に行い，免疫抑制薬と相互作用の可能性がある薬や抗血小板薬・抗凝固薬の有無など術前に注意が必要な薬やアドヒアランスの確認を行う．

献腎登録後は原則，年に1回の外来となる．このため生体腎移植希望者と比べてコミュニケーションや情報をとる間隔が空くため，面談を重視し，意思や精神状況を確認・サポートする必要がある．

3. 検査立案・スケジュール管理

登録時には，登録に必要な主に感染症などのスクリーニング検査の立案やHLA検査の手続き（当院では施行できないため他院へ紹介）を行う．献腎登録後の待機外来受診時には，透析クリニックでの検査の進捗状況を確認し，待機年数に合わせた検査の過不足を確認し，追加の検査の立案やワクチン接種の提案を行う．待機年数が長いため，特にCVDおよび悪性腫瘍のスクリーニングが重要である．検査スケジュールを把握し，結果は随時確認，カルテに記載し，問題点を把握したうえで，カンファレンス時に問題提起を行う．献腎移植時までに必要な定期健診項目を施行し，問題点を解決しておくことが非常に重要なこととなる．

4. 各部署との調整

献腎移植時には腎泌尿器外科医，腎臓内科医，麻酔科医，病棟，透析室，手術室などと連携をとり，患者や家族のサポートを行う．

術後の役割

平成24年度の診療報酬改定において移植後患者指導管理料が新設された（月1回300点．施設基準として，医師，看護師，薬剤師によるチームが設置されていることとされている）．多職種が協力し，それぞれの職種を活かした専門的な指導を行い，患者の長期生存・生着率の向上を図ることが求められていることがわかる．そのため当院では患者の外来受診時に多職種が個別に面談・指導できるような体制をとってい

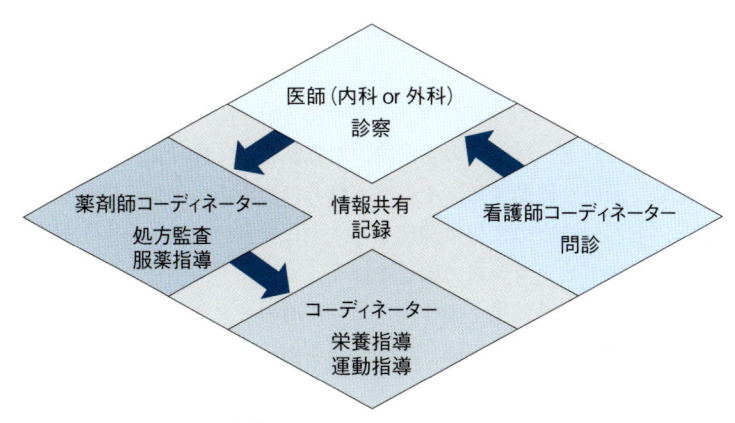

13章　レシピエント腎移植コーディネーター

●図3● 外来受診時の多職種の関わり

る（図3）.

　レシピエントには，感染予防（生活指導，インフルエンザワクチンや肺炎球菌ワクチンなどの予防接種の推奨），発がん予防（紫外線対策，定期スクリーニング），CVD予防（食事や運動指導による血圧・脂質・尿酸・血糖・体重管理，禁煙），拒絶反応予防（早期発見，服薬管理）の指導を行う．また，精神的なフォロー（うつ病や不安症の確認）も行う．

　一方，ドナーはレシピエントと異なり，外来の受診頻度が少なく，また片腎であることについての認識が低いことが多い．しかしドナーにも，レシピエントと同様，自己管理や定期的な外来受診が重要であり，術後の教育・指導（生活・食事・運動・服薬指導）が必要である．本邦では生体腎移植が約9割を占めており，ドナーのフォローも非常に重要である．

1．問診

　看護師コーディネーターは診察前の待ち時間を利用して，身体的・精神的状態，体温・血圧・体重・尿量，食事・運動などの生活状況，アドヒアランスの確認を行い，生活指導を行う．また，問診で抽出された内容や問題点は診察前に医師に伝え，診察がスムーズに進むようにする．

2．医師の診察

　レシピエントおよびドナーは移植内科医と移植外科医の両者にフォローしてもらうことが理想的である．コーディネーターはフォローがどちらかに偏らないようにその予約の調節を行う．また，術前のリスクや問題点を踏まえたうえで定期スクリーニ

グ検査や予防接種の立案を行う．

3．処方監査・服薬指導

　薬剤師コーディネーターは医師の診察後，処方監査にて投与量，用法，投与日数，相互作用，禁忌，適応を確認する．その後，処方の変更点，効果，副作用，注意点を患者に説明し，前回の処方の変化に関連した，主に自覚症状からわかる副作用や効果のモニタリング，アドヒアランスの確認を行う．

　また，外来前には薬剤の効果・副作用・相互作用のモニタリング検査項目の過不足を確認・提案し，前回外来後に評価・計画した薬物治療の提案（薬剤選択，投与量，用法，投与期間など）なども行う．

4．栄養指導，運動指導

　コーディネーターは，体成分分析装置を使い，栄養・運動指導を行う．そして，3カ月に1回，栄養士，理学療法士とともに症例検討を行い，指導内容を確認している．コーディネーターの指導で改善がない場合は栄養士，理学療法士に指導を依頼する．

Column　食事療法について

　内科管理の中心は生活指導と薬物治療である．多くの場合で薬物治療が必要となるが，その前提として十分な生活指導，特に食事療法が指導され実施されていることが重要である．食事療法では，まず必要摂取エネルギー量を計算した後に，摂取エネルギー成分（蛋白制限，脂質・糖質分配），その他（塩分制限，カリウム制限，リン制限など）を検討する．ここでは食事療法の基本であるカロリー制限，蛋白制限，塩分制限について簡単に解説する．

① カロリー制限

　カロリー制限は肥満，糖・脂質代謝異常を有する患者の予防や治療に重要である．薬剤に起因する肥満，糖・脂質代謝異常に対しては，どの程度のカロリー制限が妥当かを十分に検討することは難しいという問題がある．全身状態，栄養状態，腎機能などを総合的に判断しながら試行錯誤していく．一般的な摂食エネルギー量とされる25〜30 kcal/理想体重［身長（m)^2×22］kgを基準に，個々の患者にあわせたメニューを作成する．脂質摂取量はカロリー摂取量の約30％とし，糖質摂取量は総摂取カロリー量から脂質摂取量と蛋白質摂取量分を除くのが一般的な食事療法モデルである．

② 蛋白制限

　腎移植患者の蛋白制限のエビデンスは十分ではない．そのなかで，非糖尿病性腎移植患者において蛋白制限を厳守しなかった群では厳守した群と比較して有意な腎機能の低下が認められたと報告されている[8]．一般的な CKD 患者ではリン制限の意図でも蛋白制限が推奨されるが，腎移植患者では遷延性副甲状腺機能亢進症が存在するため，むしろ低リン血症となりやすい点は大きく異なる．

③ 塩分制限

　蛋白制限と同様，塩分制限のエビデンスは十分ではない．腎移植患者の多くは高血圧を認める．一般的な CKD 患者と同様に 6 g/日未満の塩分制限が妥当である．

④ カリウム・リン制限

　腎移植患者では腎機能低下や薬剤（CNI や ST 合剤など）などの影響により高カリウム血症を認めることも多い．必要に応じて一般的な CKD 患者と同様にカリウム制限を行う．また，リン制限のエビデンスは十分でない．一般的な CKD 患者におけるリン制限は心血管合併症や予後を改善することが示唆されている．腎移植患者は移植後の遷延性副甲状腺機能亢進症から，同程度の腎機能を有する CKD 患者と比べて長期にわたって血清リン値が低値を示す[9]と同時に高カルシウム血症になりやすい．このため一般の CKD 患者とは異なる食事療法が必要となるが明確な基準はない．副甲状腺機能亢進症の増悪や低蛋白食の有効性を考慮すると低リン血症だからといって安易に乳製品摂取を励行することはできないことに注意が必要である．

〈今井直彦〉

おわりに

　レシピエント腎移植コーディネーターの業務について，術前（生体腎移植，献腎移植），術後に分けて概説した．腎移植はチーム医療であり，レシピエント腎移植コーディネーターがその中心的な役割を担う必要がある．そのため，レシピエント腎移植コーディネーターも多職種で構成し，それぞれの役割を分担して業務にあたるのが理想的である．実際には，業務内容は施設によって異なると思われるが，重要なことは患者・家族が安心して移植医療を受けられるように，移植医療チームとの橋渡しを行い，両者の支援を行うことである．

文　献

1) 日本移植学会. レシピエント移植コーディネーターの理念と教育. 2011. p.1-4.
2) 日本移植学会. 生体腎移植ガイドライン.
3) Knoll G, Cockfield S, Blydt-Hansen T, et al. Canadian Society of Transplantation: consensus guidelines on eligibility for kidney transplantation. 2005. p.S1-25.
4) Abbud-Filho M, Adams PL, Alberu J, et al. A report of the Lisbon Conference on the care of the kidney transplant recipient. 2007. p.S1-22.
5) Delmonico F, Council of the Transplantation Society. A Report of the Amsterdam Forum On the Care of the Live Kidney Donor: Data and Medical Guidelines. 2005. p.S53-66.
6) 日本移植学会および日本臨床腎移植学会　生体腎移植ドナーガイドライン策定合同委員会. 生体腎移植のドナーガイドライン. 2014. p.1-6.
7) 日本移植学会. 日本移植学会倫理指針.
8) Bernardi A, Biasia F, Pati T, et al. Long-term protein intake control in kidney transplant recipients: effect in kidney graft function and in nutritional status. Am J Kidney Dis. 2003; 41(3 Suppl 1): S146-52.
9) Kawarazaki H, Shibagaki Y, Fukumoto S, et al. The relative role of fibroblast growth factor 23 and parathyroid hormone in predicting future hypophosphatemia and hypercalcemia after living donor kidney transplantation: a 1-year prospective observational study. Nephrol Dial Transplant. 2011; 26: 2691-5.

〈櫻井裕子〉

索 引

あ行

悪性腫瘍　　　　　　　　　30, 46, 204
　　　スクリーニング　　　　　　211
　　　治療　　　　　　　　　　　212
　　　由来　　　　　　　　　　　205
アザチオプリン　　　　　　　　　103
アドヒアランス　　　　　　　　　107
アフェレシス　　　　　　　　　　 73
アムステルダムフォーラムガイドライン
　　　　　　　　　　　　　　21, 206
アルブミン/クレアチニン比　　　　 25
移植コーディネーター　　　　　　140
移植後患者指導管理料　　　　　　258
移植後骨病変　　　　　　　　　　158
移植後リンパ球増殖症　　　　　　212
移植腎機能障害　　　　　　　　　119
移植腎機能発現遅延　　　　　　　119
移植腎生検　　　　　117, 131, 223, 233
移植待機患者　　　　　　　　　　210
イスタンブール宣言　　　　　　　 13
イヌリンクリアランス　　　　　　 24
医療費助成制度　　　　　　　　　 41
インフォームド・コンセント　　　 40
ウイルス感染　　　　　　　　　　207
エベロリムス　　　　　　　　104, 105
オキサローシス　　　　　　　　　 44
オプション提示　　　　　　　　　 38
親子間移植　　　　　　　　　　　 4

か行

改正臓器移植法　　　　　　　　　 6
ガイドライン　　　　　　　　　　 39
獲得抗体　　　　　　　　　　　　130

カルシニューリン阻害薬
　　　　　　　　89, 97, 110, 125, 234
感染症　　　　　　　　29, 46, 176, 221
既存抗体　　　　　　　　　　　　130
急性T細胞性拒絶反応　　　　　　131
急性拒絶反応　　　　　7, 129, 131, 228
急性抗体関連型拒絶反応　　　　　133
急性尿細管壊死　　　　　　　　　111
拒絶反応　　　　　　　　71, 129, 227
クレアチニンクリアランス　　　　 24
クロスマッチ　　　　　　　52, 80, 255
経口血糖降下薬　　　　　　　　　146
経口避妊薬　　　　　　　　　　　219
血液型不適合腎移植　　　　　　　4, 70
血液透析　　　　　　　　　　　　1, 2
血縁者　　　　　　　　　　　　　 3
結核　　　　　　　　　　　　　　183
血清学的クロスマッチ　　　　　　 54
原疾患　　　　　　　　　　　　　 43
献腎移植　　　　　　　　　　　1, 237
　　　希望登録　　　　　　　　　242
　　　件数　　　　　　　　　　　237
　　　登録期間中のフォローアップ　243
　　　平均待機期間　　　　　　　239
献腎待機外来　　　　　　　　　　257
献腎待機日数　　　　　　　　　　 68
献腎ドナーの適応基準　　　　　　245
顕微鏡的血尿　　　　　　　　　　 25
抗CD25モノクローナル抗体　　94, 95
抗GBM抗体　　　　　　　　　　170
抗HLA抗体検査　　　　　　　52, 57
抗IL-2受容体抗体　　　　　91, 94, 95
高K血症　　　　　　　　　　　　100
高血圧　　　　　　28, 101, 144, 151, 220

263

索引

抗血液型抗体	115, 130
抗体関連型拒絶反応	71, 77, 130, 227
抗ドナーHLA抗体	130
抗ドナー特異的抗体	77
高尿酸血症	154
抗ヒト胸腺細胞ウサギ免疫グロブリン	133
高齢者	64
高齢ドナー	27, 28
呼吸器感染症	181
国民医療費	9
5大がん検診	211
骨髄抑制	102, 105

さ行

催奇形性	222
サイトメガロウイルス	186
再発腎炎	162
細胞性免疫障害	177
サイモグロブリン	132, 133
サルモネラ	184
紫外線予防	210
子癇前症	148, 220
シクロスポリン	89, 97, 99
脂質異常症	153
歯肉増殖	100
社会福祉士の面談	256
若年ドナー	27
周術期死亡	16
重度心身障害者医療費助成制度	10, 41
手術のリスク	15
術前評価	38
授乳	222
主要組織適合性複合体	77
自立支援医療制度	10, 41
腎移植	1, 2
ドナーの絶対的禁忌	22
レシピエント	110
新規発症移植後糖尿病	152
心血管疾患	45

腎結石	25
親族	14
親族優先提供	241
身体障害者1級	41
腎代替療法	1
心停止下腎移植	3
心停止下臓器提供	239
腎予後	15, 17
膵腎同時移植	247
水痘・帯状疱疹ウイルス	185
スクリーニング検査	121
ステロイド	91, 97
ステロイドパルス療法	132
生活習慣病	151
性機能障害	216
生産率	218
精神神経科の受診	255
精神面の健康	147
生存率	66
生体腎移植	1
ガイドライン	40
ドナーの絶対的禁忌	23
ドナー適応ガイドライン	21
生着中の死亡	7, 204
生着率	67
生命保険	19
生命予後	15, 17
0時間生検	113
先行的献腎移植	67, 68, 241
先行的腎移植	37, 60
ガイドラインワーキンググループ	64
早期産	220
臓器提供の意思表示	241
臓器売買	13
巣状分節性糸球体硬化症	166
創部感染症	182
促進型急性拒絶反応	114, 129, 131
組織適合性検査	52, 53

た行

代謝拮抗薬	91, 101, 110
代謝性アシドーシス	101
耐糖能障害	146
タクロリムス	89, 97, 98
徐放性製剤	98
多形性 PTLD	213
脱感作療法	73, 84, 135
多発性囊胞腎	64
多毛	100
単形性 PTLD	213
単純ヘルペスウイルス	185
男性不妊	218
蛋白/クレアチニン比	25
蛋白尿	144, 163
中枢性肥満	29
長期透析患者	117
超急性拒絶反応	114, 129, 131
治療薬物モニタリング	112
デコイ細胞	191
糖尿病	29, 144, 221
特定疾病療養受領証	41
特定疾病療養制度	10
渡航移植	13
ドナー	
交換腎移植	31
自主性の尊重	13
自発性	20
データベース	149
特異的 de novo 抗 HLA 抗体	137
フォロー	139
由来の悪性腫瘍	206

な行

生ワクチン	46
ニューモシスチス肺炎	196
尿毒症	218
尿路感染症	181
妊娠	148
合併症	220
リスク	219
妊娠率	218
妊孕性	216
脳死下腎移植	3
脳死下臓器提供	239
ノカルジア	184
ノンアドヒアランス	42

は行

肺炎球菌	47
配偶者	3
廃用性萎縮膀胱	65
ハイリスクドナー	140, 141, 146
バシリキシマブ	89, 91, 94, 95
発がんの標準化罹患率	208
発がんリスク	207, 208
発がん率	208
バンフ分類	227
非定型抗酸菌	184
ヒトパピローマウイルス	47
避妊カウンセリング	218
肥満	29, 155
肥満ドナー	148
非免疫学的要因	88
貧血	155, 221
夫婦間移植	4
腹膜透析	1, 2
服薬コンプライアンス	65
プレドニゾロン	97
ボーダーライン変化	133

ま行

マージナルドナー	246
マイクロエマルジョン製剤	89
膜性腎症	168
膜性増殖性糸球体腎炎	169
慢性 T 細胞性拒絶反応	136
慢性拒絶反応	7, 129, 228

索引

ミコフェノール酸モフェチル 89, 101, 102
ミゾリビン 104
メチルプレドニゾロン 97
メルカプトプリン 88
免疫学的順応 75, 115
免疫学的要因 88
免疫抑制薬 88
 最適化 132
 副作用 106
免疫抑制療法 91
 維持療法 91
 導入療法 91

ら行

リステリア 182
利他的ドナー 15
リツキシマブ 114, 136
リンパ球クロスマッチ陽性 31
倫理指針 39
ループス腎炎 170
レジオネラ 182
レシピエント
 移植コーディネーター 251
 術前評価 37
 選択基準 244
 評価 243
6-MP 88

わ行

ワクチン 199
 接種 39, 47

A

ABO 適合腎移植 112
ABO 不適合腎移植 114
accommodation 75, 116
ADPKD 26, 64
Alport 症候群 26, 170
AMR（antibody related rejection） 77
ANCA 関連血管炎 44, 169
AUC（area under the curve） 94

B

Banff 2013 134, 228
BK ウイルス 190
 腎症 235
B 型肝炎 47
 ウイルス 193

C

C4d 134, 227
CKD-MBD 156
CMV 186
CNI 89, 91, 92, 97, 100, 125, 234
CNI minimization 210
CVD 146
C 型肝炎ウイルス 193

D

de novo DSA 92, 107, 133
de novo 抗 HLA 抗体 136
death with functioning graft 7, 151, 204
DFPP 115
DGF（delayed graft function） 119
Do No Harm 139
DSA（donor specific antibody） 77

E

EB ウイルス 190
EB ウイルス関連型 PTLD 213
ECD（expanded criteria donor） 140, 247
eGFR 24

H

HBV 193
HCV 193

HLA（human leukocyte antigen） 52, 77
HLAタイピング 79
HSV 185
HUS（hemolytic uremic syndrome） 171

I

IgA腎症 165
Israel Penn International Transplant Tumor Registry 205

M

medical complex donor 149
MHC（major histocompatibility complex） 77
MMF 92, 101, 102, 103
MP 97
MPA 101, 103
mTOR阻害薬 92, 104, 105

N

NODAT（newly onset diabetes after transplantation） 152

NSI（net state of immunosuppression） 176

P

PEKT 37, 60
PEX 115
PSL 97
PTLD 212

Q

QOL 147

R

RAS阻害薬 144

S

Symphony研究 99, 105

T

TDM（therapeutic drug monitoring） 94, 112
T細胞性拒絶反応 130, 227

V

VZV 185

編著者略歴

今井直彦(いまい なおひこ)

1999年	慶應義塾大学医学部卒業
1999年	慶應義塾大学病院内科研修医
2003年	慶應義塾大学腎臓高血圧内科
2005年	米国コロンビア大学セントルークス・ルーズベルト病院内科レジデント
2008年	米国ミネソタ大学腎臓高血圧内科フェロー
2011年	聖マリアンナ医科大学腎臓高血圧内科
2013年	聖マリアンナ医科大学横浜市西部病院腎臓高血圧内科(現職)

【著書・監訳】
『臨床医のための腎移植ポケットマニュアル』(東京医学社)
『極論で語る腎臓内科』(丸善出版)

腎臓内科医のための腎移植の診かた ©
(じんぞうないかい)(じんいしょく)(み)

発　行	2015年 9月15日	1版1刷
	2017年 3月10日	1版2刷
	2019年10月20日	1版3刷

編著者　今井直彦(いまい なおひこ)

発行者　株式会社　中外医学社
　　　　代表取締役　青木　滋

　　　〒162-0805　東京都新宿区矢来町 62
　　　電　話　03-3268-2701(代)
　　　振替口座　00190-1-98814番

印刷・製本 三報社印刷(株)　　〈MS・YT〉
ISBN 978-4-498-22420-9　　Printed in Japan

JCOPY　<(社)出版者著作権管理機構 委託出版物>

本書の無断複製は著作権法上での例外を除き禁じられています．複製される場合は，そのつど事前に，(社)出版者著作権管理機構(電話 03-5244-5088, FAX 03-5244-5089, e-mail: info@jcopy.or.jp)の許諾を得てください．